THOMAS HÜBL

MIT JULIE JORDAN AVRITT

DIE HEILSAME KRAFT UNSERER BEZIEHUNGEN

THOMAS HÜBL
MIT JULIE JORDAN AVRITT

DIE HEILSAME KRAFT UNSERER BEZIEHUNGEN

Trauma transformieren durch die Praxis wahrer Verbundenheit

Aus dem amerikanischen Englisch
übersetzt von Hanna R. Müller

IRISIANA

Die amerikanische Originalausgabe erschien 2023 unter dem Titel
»Attuned. Practicing Interdependence to Heal Our Trauma – and Our World«.

FSC www.fsc.org MIX Papier | Fördert gute Waldnutzung FSC® C014496

Penguin Random House Verlagsgruppe FSC® N001967

2. Auflage 2025
© 2023 der deutschsprachigen Ausgabe by Irisiana Verlag,
einem Unternehmen der Penguin Random House Verlagsgruppe GmbH,
Neumarkter Straße 28, 81673 München
produktsicherheit@penguinrandomhouse.de
(Vorstehende Angaben sind zugleich Pflichtinformationen nach GPSR.)

Projektleitung: Sven Beier
Satz: GGP Media GmbH, Pößneck
Umschlaggestaltung: Jens Nink
Druck und Bindung: GGP Media GmbH, Pößneck
Printed in Germany
ISBN 978-3-424-15449-8

Auf unsere Menschlichkeit.
Mögen wir uns gegenseitig ehren und
unsere Beziehungswunden heilen und
den kollektiven Boden
für das zukünftige Gedeihen
aller fühlenden Wesen bereichern.

Und für meine geliebte Frau Yehudit
und meine Tochter Eliya,
deren Liebe und Großzügigkeit meine Arbeit
an ihrer Basis unterstützen.

Inhalt

Teil 2

Einleitung

Dies ist eine dunkle Zeit, voller Leid und Unsicherheit. Gleich lebenden Zellen in einem größeren Körper, ist es für uns ganz natürlich, das Trauma unserer Welt zu spüren. Habt also keine Angst vor dem Schmerz, den ihr fühlt, vor der Wut und der Furcht, denn diese Reaktionen entspringen der Tiefe eurer Fürsorge und der Wahrheit eures Verbundenseins mit allen Wesen.

– JOANNA MACY UND SAM MOWE

Wir leben in schwierigen Zeiten. Überall auf der Welt sind Nationen zunehmend von Groll und Feindseligkeit erfüllt. Vor dem Hintergrund eines wachsenden politischen Autoritarismus zeichnet sich ein scharfes Bild vertiefter Spaltung und ziviler Unruhen ab. Selbst seit Langem bestehende Demokratien erweisen sich jetzt als anfällig für diese Bedrohungen und den Zerfall. Politische, ethnische, religiöse und sektiererische Konflikte flammen wieder auf oder werden von Neuem ausgetragen, während globale Waffenhändler, regionale Drogenkartelle und sämtliche Plattformen für lokal und international organisiertes Verbrechen weiterhin davon profitieren. Kriegsflüchtlinge, Klimamigranten und erschöpfte Reisende jeder Couleur sind offener Verfolgung und versteckten Demütigungen ausgesetzt. Vielerorts werden die Armen noch ärmer, während indigene Völker weiterhin unterdrückt und erniedrigt, wenn nicht sogar langfristig ausgerottet werden. Stammesgebiete werden geraubt und enteignet, geplündert und zerstört. Alte Riten werden entweiht, Lebensweisen missachtet, die Vorfahren nicht respektiert oder vergessen – und das alles, während die Leben spendenden Wälder unseres Planeten unvermindert abbrennen und die Flüsse und Meere zunehmend vergiftet werden. Es sind traumatisierte Menschen, die traumatisierte Landschaften heimsuchen.

Aber so düster die Realität auch aussehen mag, so muss sie dennoch nicht als Zeichen einer drohenden Apokalypse gedeutet werden. Wir sind Teil eines lebendigen Planeten, ja eines lebenden, pulsierenden Kosmos, der sich selbst organisiert und selbst heilt. Wir Menschen existieren nicht getrennt von der Natur; wir *gehören* zur Natur. Ungeachtet des aktuellen Zustands der Menschheit sind wir niemals wirklich abgesondert, noch existieren wir als einzelne, unabhängige Individuen. Wir sind Teil eines radikalen, sich gemeinsam entwickelnden Ganzen. Als »Perlen in Indras Netz« gehören wir zum »großen Verteilernetz«,[1] hervorgegangen aus einem eleganten kosmischen Geflecht kausaler, wechselseitiger Abhängigkeit (Interdependenz).

Stellen Sie sich Folgendes vor: Da gibt es diese unglaublich zarte Wasserlinse, eine blühende Pflanze, kleiner als ein Reiskorn, wurzellos und freiflutend. Doch sie ist in der Lage, eine Einzige oder Tausende ihrer eigenen Art, aber auch winzige Pflanzen anderer Arten aufzuspüren, um sich mit ihnen zu verbinden und an der Oberfläche eines stillen Ententeichs einen lebenserhaltenden Teppich zu bilden. Und dann ist da dieser einfache, bescheidene Pilz, der seine zarten Myzelienfasern in weit ausholendem Radius tief in den Boden aussendet. Dieser Pilz wirft ein Netz aus winzigen Sondierungsfäden aus, die sich mit den Wurzeln von benachbarten Pflanzen, Bäumen und anderen Pilzen verbinden, sodass sie alle untereinander ein Geflecht bilden. Dieses organische »Internet« produziert einen symbiotischen Mechanismus für Kommunikation, Wasseraufnahme, Nährstoffaustausch und die gegenseitige Abwehr von Infektionen, Schädlingsbefall und Krankheiten. Durch das Vorhandensein der Pilzmyzelien können benachbarte Bäume über Distanzen hinweg miteinander kommunizieren und anderen Bäumen, auch fremder Arten, den Anmarsch eindringender Insekten signalisieren, wodurch die Bildung biochemischer Abwehrstoffe angeregt wird. Auf geradezu magische Weise übertragen Bäume mittels der Myzelien lebenswichtigen Stickstoff, Kohlenstoff und Phosphor. Auf diese Weise erhalten sie nicht nur deren Leben und Gesundheit, sondern unterstützen das gesamte lokale Ökosystem aus Pflanzen, Insekten, Tieren ebenso wie Menschen.

Noch erstaunlicher ist, dass Pilzmyzelien als preiswerte, im Überfluss vorhandene, effiziente und natürliche Sanierungsmittel gegen vielerlei Arten im Boden und Abwasser angesammelter Giftstoffe eingesetzt werden können: Schwermetalle, Erdölkraftstoffe, Pestizide, Herbizide, Arzneimittel, Körperpflegeprodukte, Farbstoffe und sogar Kunststoffe.[2] Pilzmyzelien bauen diese Schadstoffe auf natürliche Weise ab und sorgen so für sauberere, sicherere und *gesündere* Böden und Gewässer.

Wenn eine Lebensform in der Größe eines Stecknadelkopfes (die Wasserlinse), oder eine scheinbar so einfache Form wie ein Pilz, sich mit anderen Spezies in Verbindung setzen kann, um einige oder alle diese Dinge zu vollbringen – sich selbst zu organisieren, miteinander in Kontakt zu treten und zu kommunizieren, zu unterstützen, zu schützen, abzuwehren, zu heilen und sich selbst *wiederherzustellen* – warum sollten wir Menschen dies nicht auch können? Schließlich sind wir auch ein Teil der Natur. Vielleicht sind uns all diese Eigenschaften (und noch viele andere) bereits in die Wiege gelegt – als angeborene Merkmale dafür, was es heißt, auf diesem speziellen Planeten zu leben, der diesen speziellen Stern in dieser speziellen Galaxie umkreist.

Vielleicht ist intelligente Interdependenz unsere natürliche, ja heilige Gabe – eine besondere Fähigkeit, die wir im Dienst unserer eigenen und aller anderen Spezies nutzen, verbessern und stärken können.

Letztendlich hat die Weigerung, unsere wechselseitige Abhängigkeit anzuerkennen und gesunde, nachhaltige Beziehungen untereinander herzustellen, unendlich viel Leid über die Menschheit gebracht. Falls sich die ganze dem Klimawandel zugrunde liegende Problematik (oder ein anderes verhängnisvolles oder systemisches gesellschaftliches Problem) auf ebendiesen Mangel an menschlicher Beziehungsfähigkeit zurückführen lässt – einen Zustand also, in dem wir *nicht im Einklang sind* mit der Natur, mit uns selbst und mit anderen Menschen –, dann behaupte ich, dass es sich um ein grundlegend *spirituelles* Problem handelt – ebenso sehr wie ein Problem ökologischer, wissenschaftlicher, technischer, kultureller, psychologischer, wirtschaftlicher und historischer Art.

Um auf diese Herausforderung eine angemessene, ausreichend innovative Antwort zu finden, müssen wir ganzheitlich denken. Es ist an der Zeit, eine Brücke zwischen Ost und West zu schlagen: Wir müssen die Weisheit unserer uralten, seit Menschengedenken hochgehaltenen spirituellen Traditionen mit den Offenbarungen der modernen Wissenschaft verbinden. In dem Maße, wie wir lernen, die Erkenntnisse neuer wissenschaftlicher Entwicklungen in unserem Umgang mit vorhandenen sozialen Missständen sinnvoll anzuwenden, können wir unsere Fähigkeit erweitern, diese Informationen mit den reichhaltigen Praktiken zum Erwecken des Bewusstseins zu verbinden, die uns die mystischen Traditionen der Welt anbieten. Auf diese Weise werden wir unsere ureigensten biologischen Gaben erwecken und weiterentwickeln können: die Kräfte der Selbstorganisation, Verbundenheit und Kommunikation, des gegenseitigen Unterstützens, Schützens und Verteidigens, sowie die Kräfte der Heilung und Wiederherstellung.

Und noch mehr.

Vielleicht werden wir, statt uns in einer Zeit des exponentiellen, unaufhaltsamen Niedergangs zu wähnen, die Kraft entdecken, um neue, höhere evolutionäre Gaben in uns zu erwecken und einzusetzen. Allerdings glaube ich, dass wir, wenn wir hier etwas erreichen wollen, dies gemeinsam tun müssen – nicht im Alleingang, sondern zusammen.

In ihrem 1997 veröffentlichten Buch *God's Ecstasy: The Creation of a Self-Creating World* beschrieb die Mathematikerin, Philosophin und kontemplative Theologin Beatrice Bruteau die göttliche Ordnung des Kosmos – das, was sie als ursprüngliche Prägung der Schöpfung ansah, als Ausdruck einer »symbiotischen Einheit«[3] (ein Muster, wie es in den Pilzmyzelien zu beobachten ist). Cynthia Bourgeault, eine amerikanische Autorin, Theologin und Episkopalpriesterin, hat diese Eigenschaft als »holografische Wechselwirkung« bezeichnet, bei der »das Ganze und der Teil in einer sich gegenseitig bedingenden Einheit existieren«. Das Ganze, so Bourgeault, sei »keine Substanz, sondern ein *Aktionsfeld*«, das durch den dynamischen, unaufhörlichen Austausch dessen entsteht, was Raimon Panikkar, ein katalanischer katholischer Priester und Befürworter des interreligiösen Dialogs, als »reine Relationalität« bezeichnet.[4]

Im 12. Jahrhundert schrieb Hildegard von Bingen, die deutsche Benediktiner-Äbtissin und visionäre Mystikerin: »Oh Heiliger Geist, du machtvoller Weg, der alles durchdringt, der in die Höhen, in die Erdtiefen, in die Abgründe vorstößt, füge und führe alles zusammen.«[5] Mehr als acht Jahrhunderte später hielt Thomas Berry den gleichen Gedanken mit den Worten fest: »Das Universum ist eine Gemeinschaft von Subjekten, statt einer Ansammlung von Objekten.«[6]

Diese gelehrten Personen artikulierten eine zutiefst mystische Vision vom Wesen der Wirklichkeit. In Verbindung mit der intimen Beziehungsnatur des Quantenuniversums oder, wie der verstorbene theoretische Physiker John Wheeler es nannte, dem »partizipatorischen Universum«, gelangen wir zu grundsätzlich kompatiblen Ontologien.

Brigid Brophy, Romanautorin und Sozialreformerin, äußerte sich 1968 über das seltsame und unvergleichliche Genie des englischen Illustrators Aubrey Beardsley, der im 19. Jahrhundert lebte. Sie bemerkte zu Beardsleys einzigartigem Talent: »(…) Er dramatisiert nicht die Beziehungen zwischen Persönlichkeiten, sondern die reine, geometrische Essenz von Beziehung.«[7] Und genau um dieses Ziel geht es uns hier: *die reine, geometrische Essenz von Beziehung.*

Wie ein höchst verfeinertes alchemistisches Destillat, oder ein primärer Quellcode, schließt die Architektur echter menschlicher Beziehung das Persönliche irgendwie ein, geht aber gleichzeitig darüber hinaus; Interdependenz ist gleichzeitig zutiefst intim und höchst universell. Echte Beziehungsmomente erreichen uns an der Wurzel, berühren das, was wir in Wirklichkeit sind, und heben zugleich die Möglichkeit dessen, was wir durch sie werden können, auf eine höhere Ebene. Die heilige Geometrie einer aktiven Wechselbeziehung ermöglicht uns den Zugang zu allem, was wir je als Individuen und unserer Abstammung nach waren, öffnet uns aber gleichzeitig das Tor zu einem viel größeren, künftigen Potenzial als menschliche Spezies. Es ist ein heiliger Akt der Vereinigung (Kommunion), uns diese Zukunft gemeinsam erfahrbar zu machen, ein natürlicher Ritus »symbiotischer Einheit«.

Wir sollten aber nicht mit realitätsfremdem Optimismus an diese Dinge herangehen. Um auch nur zum kleinsten Schimmer am fernen Horizont unseres Werdens zu gelangen, haben wir eine historische dunkle Nacht durchquert. Nun blicken wir dem

Abgrund ins Auge und müssen darin mit der Möglichkeit unserer eigenen Auslöschung rechnen. Um zu überleben, geschweige denn, uns weiter zu entfalten, müssen wir uns unserer grundlegenden Interdependenz bewusst werden und zu neuen Formen lebendiger, dauerhafter Beziehungen erwachen.

Ich habe mich der spirituellen Praxis verschrieben und widme mein Leben und meine Arbeit dem, was ich *die innere Wissenschaft des Bewusstseins* nenne. Das Terrain des Bewusstseins kann durch Praktiken wie Meditation, Studium, Gebet, Bewegung, Stille und in der Kontemplation des Selbst und der Natur erforscht und verstanden werden – doch ebenso in der Kontemplation der Beziehungsdynamik, die zwischen uns selbst und anderen im gewöhnlichen Alltagsleben von heute (oder dem, was ich den *Marktplatz* nenne) besteht. In den Jahren meiner persönlichen Praxis und beruflichen Tätigkeit als Prozessbegleiter (*Facilitator*) habe ich gesehen, auf welch vielfältige und tiefgreifende Weise solche Praktiken in uns wachsen und uns weiterentwickeln, unser Leben bereichern und unser Verstehen fördern. Und was mich am meisten fasziniert hat, ist die Kraft verschiedener Beziehungsübungen zur Transformation, die ihr Licht durchscheinen lässt.

In Teil 1 dieses Buches stelle ich eine zentrale Achtsamkeitspraxis vor, die ich *transparente Kommunikation* nenne. Diese Praxis dient nicht bloß dazu, unsere Kommunikationsfähigkeit zu verbessern, obwohl sie genau das bewirkt. Als kontemplative Übung ist die transparente Kommunikation dazu gedacht, uns tiefer in die »reine Relationalität« zu führen. Als praktisches Hilfsmittel weitet diese Arbeit unseren Sinn für die Beziehung zu uns selbst, stärkt unser Gefühl der Verbundenheit und Zugehörigkeit mit anderen und verbessert die Art und Weise, wie wir in der Familie und in der Gemeinschaft leben. Sie kann sogar die Art und Weise verbessern, wie wir an der Kultur teilhaben und sie mitgestalten, indem sie uns ein höheres Maß an sozialem Bewusstsein und Engagement vermittelt, was die Grundlage für eine resiliente Demokratie ist. Im Grunde besteht der Sinn und Zweck transparenter Kommunikation darin, unsere Beziehung zum Leben an sich zu vertiefen.

In Teil 2 des Buches werden wir die Grundlagen der transparenten Kommunikation auf den therapeutischen Kontext für individuelle, ahnenbezogene sowie kollektive Heilung anwenden. Transparente Kommunikation ist keine für sich allein stehende Praxis, die sich auf Einzelbeziehungen beschränkt, sondern bildet das Herz einer bewussten Beziehungsgestaltung – mit uns selbst, in unseren Familien, mit unseren Vorfahren und untereinander in immer größeren Gruppen.

In besonders herausfordernden Momenten des heutigen Lebens wird unser Bewusstsein oft eingeengt und begrenzt. In Zeiten von Schwierigkeiten und Stress neigen wir dazu, die Wahrnehmung des größeren Energiefeldes zu verlieren, da sich unser Gewahrsein auf uns selbst verengt. Wir werden dann automatisch stark auf uns selbst fokussiert. Infolgedessen sind wir weniger verfügbar; wir verlieren den Zugang zu den Ressourcen, die es uns ermöglichen, mit anderen mitzufühlen und ihre Gefühle sogar unmittelbar zu erspüren. Inmitten schwieriger Meinungsverschiedenheiten in der Familie oder einer Beziehung, oder in der Hitze eines Konflikts am Arbeitsplatz, verstärkt sich das Gefühl des Getrenntseins, und dann ist es schwierig, präsent zu bleiben. Daran ist aber nichts verkehrt; es ist einfach eine evolutionäre Funktion, die das Überleben sichert – eine Anpassung mit biologischem Nutzen.

Tief in unserem Nervensystem verankert sind diese uralten, meist Jahrmillionen alten Überlebensmuster, die wir von unseren Säugetiervorfahren übernommen haben. Im Gegensatz dazu bietet die transparente Kommunikation eine evolutionäre Öffnung des Bewusstseins. Neben ähnlichen Praktiken erscheint sie nun in einer Zeit, in der es weltweit zu tiefen Spaltungen und Konflikten kommt, und liefert uns Werkzeuge, mit denen wir Schwierigkeiten besser bewältigen, unsere Verfügbarkeit in der Gegenwart verbessern und unser Bewusstsein erweitern können, um Raum, Energie und feinstoffliche Strukturen, die in uns und unserer Umgebung wirksam sind, einzubeziehen.

Dieses *Beziehungsfeld* ist eine unendlich große Energiematrix – Information in Bewegung –, die in uns, um uns herum und zwischen uns existiert. Die transparente Kommunikation hilft uns, von diesem Feld Zeugnis abzulegen. Es geht mehr um »sich beziehen« als um »Beziehung«; es ist eher ein Verb als ein Substantiv, eher ein Vorgang als eine Sache. Je mehr wir uns in transparenter Kommunikation üben, desto mehr erweitert sich unser Gewahrsein, und wir beginnen, nicht nur die fließenden und klaren Aspekte des Beziehungsfeldes zu beobachten und zu unterscheiden, sondern auch jene Aspekte wahrzunehmen, die starr, eingefroren, blockiert, abgespalten oder im Schatten sind. Und so lernen wir auch, die Auswirkungen von individuellem und kollektivem Trauma auf das Beziehungsfeld zu erkennen. Die transparente Kommunikation hat das Potenzial, dieses Feld zu erhellen und seine Seitenwege und Zwischenräume mit dem Licht und der Klarheit des Gewahrseins zu durchdringen. Auf diese Weise heilt und erneuert sie das Kollektiv.

Wenn ich bei einer Veranstaltung vor Gruppen oder einem Publikum spreche, genügt es nicht, wenn ich dort aufkreuze und weiß, was ich sagen will. Um effektiv zu sein, muss ich mit dem Ganzen im Dialog sein, das heißt, die ganze Gruppe oder das Publikum als ein dynamisches System wahrnehmen. Es reicht nicht aus, nur zu bemerken, was in mir abläuft; ich muss auch in der Lage sein, mich präzise in die Bedürfnisse der Zuhörenden einzufühlen und ihnen anzugleichen. Ich muss den Grad der Verfügbarkeit und Neugier der Teilnehmenden deutlich spüren, um erkennen zu können, ob und wann ich gehört und empfangen werde, oder was vielleicht sonst noch nötig oder im Raum vorhanden sein könnte. Die Klärung der Beziehungsmatrix geht mit einem erweiterten Bewusstsein einher und bietet eine Beschleunigung unseres In-Beziehung-Tretens. Dies ist das A und O, die wichtigste Voraussetzung für Kommunikation und Führung und verlangt von allen ein vertieftes Gewahrsein des intersubjektiven (zwischenmenschlichen) Raumes.

Im Verlauf dieses Buches werden Sie neben der Erforschung mystischer und wissenschaftlicher Theorien auch Möglichkeiten zur geführten Kontemplation finden. Eine konsequente Praxis in jedem künstlerischen oder anderen Bereich führt schließlich zu Kompetenz, möglicherweise sogar zu Spitzenleistungen. Als engagierte kontemplative Praxis verhält es sich in der Kunst der transparenten Kommunikation nicht anders. Hingabe wird mit Meisterschaft belohnt.

Wir können unser Alltagsleben in eine tiefgehende, kontinuierliche Übung zur Erlangung höherer Beziehungsqualitäten umwandeln, indem wir darauf hinarbeiten, diese Fähigkeiten zu meistern:

- sich die Qualitäten von Stille und Bewegung zu eigen machen;
- die Funktionen und Formen der Wahrnehmung erkennen;
- überholte Gewohnheiten überwinden;
- das Beziehungsfeld erhellen und es mit Bewusstsein füllen;
- die Kunst der Einstimmung, des Spürens und der Präsenz erlernen.

Um der Komplexität, Ungewissheit, Unbeständigkeit und Mehrdeutigkeit unserer Zeit mit Weisheit begegnen zu können, müssen wir uns klarer ausrichten, eine tiefere Übereinstimmung (Kohärenz) herstellen und unsere Verbindung wahrhaftiger gestalten – mit uns selbst, untereinander, mit der Natur und dem Kosmos. Um den Weg dafür zu ebnen, gibt es einiges zu lernen und zu üben. Das Buch will ich ganz in den Dienst dieses Weges stellen.

Ich bemühe mich in diesem Buch stets um eine geschlechtergerechte und diskriminierungsfreie Sprache; neben der neutralen Ansprache verwende ich bewusst abwechselnd die weibliche und männliche Form, um zu signalisieren, dass ich alle Lesende ansprechen möchte. Sollte ich doch einmal nur die maskuline Form benutzen, geschieht dies rein aus Gründen der besseren Lesbarkeit des Textes.

Teil 1

In Teil 1 des Buches erforschen wir die mystischen Prinzipien, die der Entwicklung des Menschen und unserer Verbindung miteinander zugrunde liegen: Wie jede Seele sich verkörpert und entwickelt – durch den Ausdruck ihres Willens und unterstützt durch präsente, einfühlsame Bezugspersonen und geliebte Menschen. Diese Entwicklung wird stets durch die universellen Antriebe von Sein und Werden, Zugehörigkeit und Autonomie – Ballast und Segel – vorangetragen und geleitet, die sowohl für Stabilität als auch Richtung sorgen. Verbundenheit steht als Dreh- und Angelpunkt im Zentrum: Beinahe alles in unserer menschlichen Geschichte ist abhängig von der Qualität unserer Beziehungen untereinander.

In einem Buch über Einstimmung, Verbundenheit und Erwachen zur wechselseitigen Abhängigkeit müssen wir uns zwangsläufig mit dem Sand im Getriebe befassen: Das ist einerseits der hemmende Einfluss von nicht geheiltem und bewusst gemachtem Trauma auf die weitere menschliche Entwicklung – und andererseits die fragmentierende Auswirkung von Trauma auf die Fähigkeit, mit sich selbst und anderen in Beziehung zu sein. Doch man sagt auch: *»In der Wunde liegt die Medizin.«* Wenn ein Trauma den Beziehungsprozess unterbricht, kann uns die bewusste Einstimmung helfen, innere und äußere Kohärenz herzustellen, das Nervensystem bewusst zu regulieren, toxischen Stress zu verarbeiten, uns präsenter im Körper und stärker mit anderen verbunden zu fühlen. Übungen zur Einstimmung erweisen sich als heilende Instrumente im Umgang mit traumatischen Auswirkungen, sowohl bei einzelnen Menschen als auch in ganzen Gemeinschaften – und eine dieser heilsamen Übungen ist die transparente Kommunikation.

1

Uralte Prinzipien, evolutionäre Erkenntnisse

Das Universum und der Beobachter existieren als Paar.
Ich kann mir keine schlüssige Theorie des Universums vorstellen,
die das Bewusstsein ignoriert.

– ANDREI LINDE

Seelenpflege beginnt mit der Beobachtung, wie sich
die Seele manifestiert und wie sie funktioniert.

– THOMAS MOORE

Der renommierte Physiker John Wheeler hat einmal gesagt: »Ein Phänomen ist kein echtes Phänomen, außer, es ist ein beobachtetes Phänomen.«[1] Das war kein Scherz, er meinte das wörtlich. Wheelers sonderbare Beobachtung wurde nicht sofort mit allgemeinem Beifall begrüßt, natürlich nicht. Wirklich radikale Ideen sind oft schwer zu begreifen, und eine vorherrschende Ordnung braucht ihre Zeit, bevor sie der nächsten weicht.

In der klassischen Physik geht es um Objekte. Planeten, Asteroiden und Moleküle haben nachgewiesene Eigenschaften und erkennbare Merkmale, und im Allgemeinen tun sie genau das, was man von ihnen erwartet. Wenn klassisch-physikalisch ein

Baum im Wald fällt und keiner da ist, der es hört, ist das dem Baum egal; ein umstürzender Baum erzeugt beim Aufprall auf den Boden eine Flut von Schallwellen. Doch in der sonderbaren Welt der Quantenmechanik ist unser »Baum« ein subatomares Teilchen, und paradoxerweise gilt dort: *Ein Teilchen ist eine Welle ist ein Teilchen.* Das Teilchen/die Welle existiert überall und nirgendwo gleichzeitig, sozusagen als wahrscheinlichkeitstheoretisches Phänomen. Noch sonderbarer ist, dass ein Quantenbaum nur dann als eigenständige Einheit erkennbar mit Merkmalen, Standort und Verhalten auftaucht, wenn es jemanden gibt, der seine Bemühungen beobachtet – d. h. er tritt in dem Wald erst dann *in Erscheinung*, wenn jemand anwesend ist, der ihn fallen hört.

Nach der neuen Erzählung der Quantenwissenschaft (wie John Wheeler sie beschreibt) ist Bewusstsein die Voraussetzung, dass überhaupt etwas passieren kann. Sonderbar, in der Tat. »Je tiefer wir in den Weltraum hineinschauen«, schreibt der Wissenschaftler Robert Lanza, »umso mehr erkennen wir, dass wir die Natur des Universums niemals vollständig werden begreifen können, indem wir Spiralgalaxien untersuchen oder ferne Supernovas beobachten. Das Ganze reicht viel tiefer. Es betrifft unser eigenes Selbst.«[2]

Nach dem Aufkommen der Aufklärung (d. h. irgendwann zwischen René Descartes und Werner Heisenberg) haben die Physiker – und mit ihnen die meisten anderen rational Denkenden – eine Sichtweise akzeptiert, die zum vorherrschenden Glauben wurde: nämlich, dass unser Universum objektiv, materiell und empfindungslos sei und irgendwo »dort draußen« existiere. Irgendwie, so vermuteten die Experten, sei dieser gewaltige physikalische Kosmos mit einem *Knall* entstanden und habe dann über Jahrmilliarden mehr oder weniger beständig vor sich hingedümpelt, bevor so etwas wie der Trilobit oder Triceratops oder

der Wolf oder der Mensch ihn seine Heimat nannte. So lautet die allgemein gültige kosmologische Entstehungsgeschichte, die heute überwiegend für wahr gehalten wird.

In fünf stark verkürzten Schritten lässt sich diese Geschichte etwa so darstellen:

1. Zuerst tauchten, durch irgendein unbekanntes Ereignis, *Dinge* auf – wie etwa Sterne und Gase und Felsen und Mineralien und Berge.
2. Viel später, und ebenso unerklärlich, tauchte *Leben* auf. Anfangs war das Leben furchtbar einfach, aber dennoch sonderbar, angesichts der sonst leblosen Ordnung der Dinge.
3. Im Laufe der Zeit wurde das Leben unbeabsichtigt durch viele zufällige Mutationen immer komplizierter. Es lernte, das Sonnenlicht zu verwerten und breitete einen grünen Teppich über den Planeten aus: Moose, Farne, Blumen, Bäume und so weiter.
4. Erst später, nachdem das Leben noch *sehr viel* mehr Mutationen vollzogen hatte, gelang es ihm, seine Komplexität erheblich zu steigern, beispielsweise in Form von Nervensystem, Wirbelsäule, Federn, Fell und so weiter. Und egal, ob einfach oder komplex, das wichtigste Ziel des Lebens war es immer, lange genug zu überleben, um sich erfolgreich fortzupflanzen und dadurch seine Gene zu verbreiten, für die Nachwelt.
5. All das setzte sich zügig fort, bis das Leben erneut komplexer wurde und – *Bumm!* – plötzlich auf zwei Beinen umherlief, mit Feuer spielte, Getreide anbaute, Kriege führte, Stadtstaaten errichtete und sich mit komplizierten religiösen Praktiken selbst das Leben schwer machte (wiederum für die Nachwelt). Ehe man

> sich's recht versah, hatte das Leben die Erde umsegelt, Eisenbahnlinien und Autobahnen angelegt, Sonden in den Weltraum entsandt und das Internet erfunden, installiert und zum Surfen genutzt! Und nun ist das Leben sogar damit beschäftigt, Rezepte für ein *künstliches* Leben zu kreieren.

Es ist natürlich unmöglich, diese unglaubliche Kosmologie in so wenigen Worten zu vermitteln. Es genügt zu sagen, dass gerade in dem Moment, als die Menschheit anfing, das materielle Universum – die Welt der Körper und Planeten und Bowlingkugeln – und seinen umfassenden Evolutionsprozess zu verstehen, eine weitere, radikale Erkenntnis über das Wesen von so ziemlich allem zu dämmern begann.

Jede Epoche hat ihren Kopernikus, ihren Galilei – jemanden, der dreist genug ist, das Buch *»Von dem, was wir wissen, dass es absolut wahr ist«* in die Hand zu nehmen und es in der Luft zu zerreißen (oder zumindest anzufangen, ein kühnes, neues Kapitel zu schreiben). So geschah es auch 1927, als zwei amerikanische Physiker, Clinton Davisson und Lester Germer, am vorherrschenden wissenschaftlichen Paradigma rüttelten. Mit ihrem berühmt gewordenen Doppelspaltexperiment haben Davisson und Germer die Bedeutung eines Beobachters (oder, wenn man will, eines Bewusstseins) für den Zustand der Dinge nachgewiesen. Ihr Experiment zeigte wiederholte Male, dass ein subatomares Teilchen oder ein Lichtquant, das in Richtung zweier paralleler Schlitze geschossen wird, genau das tut, was man von ihm erwarten würde. Es scheint durch den einen oder den anderen Schlitz hindurchzugehen und trifft auf die dahinterliegende Oberfläche oder Wand, genauso wie es eine gewöhnliche Kugel oder ein Baseball tun würde. Wenn aber niemand zuschaut, während das Teilchen abgefeuert wird, verhält es sich wie eine Welle, die alle Wahrscheinlichkeiten repräsentiert – und auf mysteriöse Weise durch beide Schlitze gleichzeitig hindurchgeht.

Gegen Ende des 20. Jahrhunderts hat ein weiterer Paradigmen-Sprenger, der an der Universität Genf arbeitete, die Geschichte noch weiter verändert und das, was wir gemeinhin als Realität bezeichnen, für immer auf den Kopf gestellt. Im Jahr 1997 gelang dem Physiker Nicolas Gisin ein radikales Experiment, mit dem er eine Theorie bewies, bei der nicht einmal Einstein durchgeblickt hatte. In seinen Experimenten war Gisin in der Lage, zwei verschränkte Photonen (Lichtteilchen) um eine Entfernung von sieben Meilen voneinander zu trennen, indem er sie entlang einer optischen Faser jeweils in die entgegengesetzte Richtung schickte. Wenn eines der Photonen des Paares auf einen Zweiweg-Spiegel traf, registrierten Teilchendetektoren, ob es zufällig durch den Spiegel hindurchging oder von ihm zurückprallte. Das Welterschütternde daran war: Unabhängig davon, welche Aktion das Proton ausführte, führte sein verschränkter Zwilling gleichzeitig exakt die komplementäre Aktion aus – sieben Meilen davon entfernt. In gespenstischer Weise erschien es, als hätten diese verschränkten Photonen über diese Entfernung hinweg unmittelbar miteinander kommuniziert.[3] Es ist aber nicht notwendigerweise so, dass eine Nachricht von hier nach dort »reiste«, und das mit vielfacher Lichtgeschwindigkeit. Vielmehr scheint die Newtonsche räumliche Trennung (Bedingungen im Makrobereich) die Quantenrelationalität (Bedingungen im Mikrobereich) nicht zu verhindern.

In den folgenden Jahren wurde Gisins Experiment erfolgreich repliziert und bewies damit eine der seltsamsten Theorien, die die Quantenmechanik hervorgebracht hat. Die zentrale Erkenntnis: Ob verschränkte Teilchen eine Distanz von sieben Meilen oder die Länge mehrerer Galaxien weit auseinander sind – sie sind niemals wirklich getrennt. So sind Gisin und andere inzwischen der

Ansicht, dass die bei verschränkten Quanten stattfindende Kommunikation auch bei Objekten im makroskopischen Bereich auftreten kann,[4] möglicherweise sogar bei solchen, die mit bloßem Auge sichtbar sind.

Im Quantenzeitalter gelangen wir kollektiv zu einer ganz und gar seltsamen Erkenntnis, die Gautama Buddha allerdings schon vor rund 2400 Jahren geahnt hat: So vieles vom Wesen der Realität hängt vom Bewusstsein ab. Natur und Bewusstsein sind korrelativ, ineinandergreifend, *relational*. Und der Beobachter ist von Grund auf mit dem Universum verwoben, dessen Zeuge er ist.

Wenn wir die Hoffnung auf eine bessere Welt hegen, liegt es also auf der Hand, unsere Aufmerksamkeit auf die Essenz des Beobachters zu richten und das Bewusstsein selbst in den Fokus zu nehmen. Wir wollen daher als Nächstes die mystischen Prinzipien erkunden, die den verblüffenden Erkenntnissen der Quantenwissenschaft zugrunde liegen – Prinzipien, die uns schon seit Jahrtausenden begleiten.

DIE MYSTISCHEN PRINZIPIEN

Im Laufe der Zeit und über alle Kulturen hinweg haben die großen mystischen Traditionen der Welt immer wieder auf eine Reihe zentraler, universeller Erkenntnisse hingewiesen. Ob beim Studium der Yoga-Traditionen des Hinduismus, im Sufismus des mystischen Islam, im Vajrayana und anderen Formen des Buddhismus, den kabbalistischen Schulen des Judentums oder den kontemplativen Traditionen des mystischen Christentums: Überall stößt man dort auf eine Reihe wiederkehrender essenzieller Wahrheiten. Dazu gehören Prinzipien, welche die zentralsten Eigenschaften der Existenz beschreiben: Stille, Bewegung und Bewusstsein.

Das Prinzip der Stille kann durch die Beruhigung des Geistes gefunden werden. Wenn wir uns in Stille üben, kann ein tiefes Gefühl von innerer Weite entstehen. Dieser innere Raum ist die erste Ebene der Stille. Dank dieser Weite können wir uns in die Tiefen formloser Stille fallen lassen, ins kausale Bewusstsein, die Leere, »So-heit«, das Nichts.

Durch die Verbindung mit größerer Stille erhöht sich unsere Aufnahmefähigkeit, und es entsteht das Gefühl einer tieferen, wachen Präsenz. Mit zunehmender Übung vertieft sich unsere Erfahrung der Stille, Weite und Präsenz und lässt uns die alltäglichen Abläufe als achtsamer Zeuge erleben. Alle kontemplativen Praktiken dienen als Leitfaden für die Erweiterung unseres Bewusstseins, denn es gibt so vieles, das verborgen ist oder außerhalb der Reichweite der gewöhnlichen Wahrnehmung liegt.

Im Yoga ist die Körperstellung (*Asana*) des *Savasana* (Totenstellung) im Grunde eine Übung der Stille. In der Rückenlage fokussieren sich die Yogapraktizierenden zum Abschluss ihrer Körperübungen einfach nur darauf, Körper und Geist zur Ruhe zu bringen, indem sie eine Muskelgruppe nach der anderen bewusst entspannen. Ein Gefühl des Friedens durchflutet den Übenden, während Geist und Körper lernen, loszulassen und still zu sein. Diese Übung der Stille baut Stress ab, fördert die innere Weite und erzeugt ein Gefühl von Wohlbehagen.

Man kann leicht ausbrennen, wenn das Leben ständig hektisch und stressbeladen ist, wenn man von einer Aufgabe zur nächsten rennt und ein Ziel oder Problem nach dem anderen zu bewältigen sucht. Unser Organismus ist überfordert, wenn wir unsere inneren Ressourcen erschöpfen. Ein Leben auf diese Weise ist auf die Dauer nicht durchzuhalten. Der Mensch braucht Zeit und Raum, um sich zu entspannen, zu erholen, Körper und Geist zu regenerieren – um sozusagen die Batterien wieder aufzuladen. Wenn wir uns regelmäßig Zeit nehmen, um über unsere Erlebnisse zu reflektieren, Druck abzubauen und unsere Energien wieder aufzufrischen, können wir die Inhalte unseres Lebens besser verarbeiten und werden dann effektiver, präsenter und gelassener sein, wenn wir uns ihm wieder ganz zuwenden.

Auch in dieser Hinsicht verstärkt eine Stille-Praxis unser Gefühl für den inneren Raum. Der Grad an innerer Weite, den wir dabei erreichen, steht in direktem Bezug zu unserer Fähigkeit, mit Komplexität umzugehen. Was der verstorbene Oliver Wendell Holmes jun. »die Einfachheit jenseits der Komplexität«[5] nannte, bezieht sich wunderbar auf diesen Gedanken. Doch wenn wir nicht genug »Luft« haben, kann die Komplexität für uns erdrückend werden und ein Gefühl von Bedrängnis hervorrufen. Unsere Anpassungsfähigkeit an die Komplexität ist davon abhängig, ob wir in uns genug Raum haben und Zeuge sein können – und ob wir das richtige »Gefäß« haben: die innere Struktur beziehungsweise den Behälter, in dem wir neue Informationen aufnehmen und verarbeiten können.

Durch Meditation können wir erkennen, dass wir *Raum sind.* Wir lernen, uns auf die Stille einzustimmen, die wir bewohnen, und den Innenraum auszudehnen, den wir einnehmen. Und wir lernen, von dort aus tief zu lauschen – auf unsere innere und äußere Umgebung, gleichermaßen auf uns selbst und andere. Mit einer stärkeren Verbindung zur Stille sind wir aufnahmefähiger und haben mehr Kapazitäten, um mit voller Präsenz unsere Welt aufnehmen zu können. Wir können uns darauf einstimmen und besser zuhören, uns tiefer damit verbinden. Mit erhöhter Verfügbarkeit werden Sie nicht nur in der Lage sein, das aufzunehmen, was ich Ihnen mitteile, sondern mich sozusagen als Gast in Ihr Inneres einzuladen. Wenn Sie sich aber von den Anforderungen des Lebens überwältigt fühlen, wird Ihr Gefühl für Stille, Weite und Offenheit vermindert oder geht verloren, und Ihre Fähigkeit, andere in sich zu *»beherbergen«*, wird reduziert sein. Sie werden dann für andere Menschen nicht mehr vollkommen präsent sein können. Aus diesen Gründen ist die Fähigkeit, sich mit der Stille zu verbinden, eine Schlüsselkomponente unserer Beziehungsfähigkeit.

In einer Geschäftsbesprechung, bei zufälligen Begegnungen mit Bekannten oder inmitten einer intensiven Familiendiskussion können Sie spüren, wie offen eine andere Person für Sie ist. Erreichbar zu sein ist die Grundlage für ein offenes Gespräch auf Augenhöhe; das eine setzt das andere voraus. Ihre Fähigkeit, einem anderen Menschen spontan und authentisch zu antworten, hängt sehr davon ab, wie erreichbar Sie gerade sind. Wenn Sie sich gestresst oder überfordert fühlen, sind Sie weniger ansprechbar und nicht in der Lage, anderen aus Ihrem Inneren heraus zu begegnen. Stress erzeugt eher Reaktivität als Ansprechbarkeit. Bei erheblichem Stress fühlen Sie sich möglicherweise in die Enge getrieben, bedroht oder unter Druck gesetzt. Dann haben Sie das Gefühl, dass andere »zu viel« von Ihnen verlangen oder dass Ihnen die Ressourcen fehlen, um auf deren Bedürfnisse einzugehen. Stress gibt uns das Gefühl, nie genug Raum oder Zeit zu haben.

Ob bei der Erledigung Ihrer beruflichen Arbeit, beim Zusammensein mit der Familie und mit Freunden, beim Sex mit dem Partner oder bei der Zeit, die Sie mit Kindern verbringen: Ihre Fähigkeit, sich voll und ganz einzubringen, hängt von der Beschaffenheit Ihres inneren Raumes ab, und damit von der inneren Verfügbarkeit, die Sie mitbringen. Denken Sie darüber nach: Wenn Sie mit Ihren Kindern ganz präsent und erreichbar sind, entsteht unmittelbar eine fühlbare Intimität. Dann können Sie eine tiefe Verbundenheit spüren, und Ihre Kinder blühen in Ihrer Gegenwart sichtlich auf. Wenn Sie jedoch weniger verfügbar sind, leiden Ihre Kinder – und Sie selbst ebenfalls.

Angesichts des unglaublichen Tempos des modernen Lebens und der schieren Menge an Informationen, mit denen wir täglich konfrontiert werden, stellen wir nur allzu leicht fest – oft erst im Nachhinein –, dass wir für unsere Kolleginnen, unsere Partner und unsere Kinder nicht genügend ansprechbar sind. Da wir täglich Dutzende von E-Mails, Anrufe und Textnachrichten erhalten, die unsere Aufmerksamkeit fordern, ist es umso wichtiger, die Stille zu üben. Wir fühlen uns nahezu klaustrophobisch, wie in einem Glaskasten eingepfercht; wir bekommen nicht genug *Raum*. Wenn es zu einer Meinungsverschiedenheit mit einem vertrauten Partner oder einem nahen Kollegen kommt, fühlen wir uns noch mehr eingeengt. Es fühlt sich an, als sei unser innerer Raum geschrumpft oder völlig verschwunden. Vielleicht hören wir uns sogar selber sagen: »Dafür habe ich jetzt keine Zeit!«

Treffen wir aber auf jemanden, der völlig bereit ist, uns zuzuhören und ganz für uns präsent zu sein, fühlt sich das sehr gut an. Allein die Anwesenheit des Gegenübers scheint unserer Erfahrung mehr Weite zu verleihen. Wenn eine andere Person auf diese Weise wirklich zur Verfügung steht, kann sie ihre ganze Intelligenz in die Interaktion einbringen. Dann wird der Raum zwischen uns – der intersubjektive Raum – zum heilenden Boden.

In der jüdischen Tradition wird der Sabbat zu Ehren des biblischen siebten Tages gefeiert, an dem sich der Schöpfer laut dem Buch Genesis ausruhte. Der Sabbat steht für die Heiligkeit der Stille und damit für Raum, Offenheit und Präsenz des Seins. Und er verweist uns auf die stille Achtsamkeit, mit der wir diese Qualitäten in uns selbst ehren und nähren dürfen. Wenn wir uns darin üben, entdecken wir, dass diese Ressourcen tatsächlich immer in Hülle und Fülle vorhanden sind. Die Stille ist zeitlos. Und der Raum, wie auch die Zeit, ist grenzenlos.

Wenn Stille Sein ist, ist Bewegung Werden. Aus der kausalen Stille entsteht alles – und im Grunde ist jedes »Ding« in unserem Kosmos Energie. Demnach ist Bewegung der Fluss von Energie, Information und Kreativität. Sie ist die Übertragung von Licht, Wärme, Elektrizität, Magnetismus, Schwerkraft und allen Vorgängen des Lebens und der Materie. Sie ist Emotion, Gedanke, Überzeugung, Inspiration, Innovation und Kreativität. Energie ist Intelligenz in Aktion; Leben ist Bewegung.

Ob wir es nun Information, Daten, Intelligenz, Vitalität oder Energie nennen, das Leben trachtet immer, sich auszudrücken – sich zu bewegen und zu fließen, so wie ein Fluss in Bewegung und im Fluss sein muss. Wenn wir von den Anforderungen unseres Lebens überwältigt werden, neigen wir dazu, unseren Stress als Nebenerscheinung eines Defizits wahrzunehmen – eines Mangels an Zeit, Unterstützung, Ruhe oder anderen Ressourcen. Angesichts dieses vermeintlichen Mangels scheinen uns unsere Pflichten zu erdrücken. Doch aus mystischer Sicht geht es bei diesem Gefühl einfach um Reibung.

Reibung entsteht immer dann, wenn zwischen einer bestimmten Struktur und dem Fluss von Energie oder anderen Ressourcen ein Widerstand auftritt. Stellen Sie sich die Rohre vor, die das Wasser in Ihr Haus bringen. Wenn die Rohre für den Wasserdruck zu eng oder wenn sie verstopft sind, gibt es ein Problem. Wir können dann sagen, dass diese Struktur für die Leitung der Energie (in diesem Fall, des Wassers) ungeeignet ist. Es müssen Anpassungen des Wasserdrucks oder Reparaturen an den Leitungen vorgenommen werden, um alles wieder in Ordnung zu bringen.

Wenn die energetische Intelligenz irgendwo im Körper stockt oder blockiert wird, dann ist die vitale Lebenskraft gehemmt, und es entsteht ein Gefühl von Spannung und Druck. Anfänglich erleben wir dies als Stress oder Unbehagen, aber schließlich kann es zu Krankheit und allerlei Beschwerden führen. Manche Blockaden sind so stark, dass sie die Entwicklung verzögern und das Potenzial hemmen, was die Entfaltung unserer individuellen Bestimmung verhindert. Diese Auswirkungen werden nicht nur im Körper spürbar, sondern auch in den Gefühlen und Gedanken.

Die menschliche Seele drückt sowohl Stille als auch Bewegung aus; Sein und Werden gehören zum Wesen der Seele. Diese Ausdrucksformen der Seele gehören zu dem, was ich als die *drei angeborenen, unveräußerlichen Menschenrechte* bezeichne: das Recht auf *Sein*, das Recht auf *Werden* (die Entfaltung des Potenzials) und das Recht auf *Zugehörigkeit* (das Recht, gesunde zwischenmenschliche Beziehungen aufzubauen und sich als Teil einer Gemeinschaft zu erleben). Wenn diese grundlegenden Ausdrucksformen der Seele ignoriert oder missachtet werden, lösen sich die zwischenmenschlichen Bindungen auf, und die menschlichen Systeme, seien es Familien oder Regierungen, zerbrechen.

Das Ziel der transparenten Kommunikation besteht darin, diese Ausdrucksformen der Seele wiederzubeleben und die menschliche Verbundenheit zurückzugewinnen. Wenn wir uns in transparenter Kommunikation üben, entwickeln wir die Fähigkeit, innere Weite, Präsenz und Erreichbarkeit zu spüren und zu erweitern und die Rechte des Seins, des Werdens und der Zugehörigkeit zu würdigen.

Die Praxis der transparenten Kommunikation bringt uns tiefer in Berührung mit dem, was außerhalb von uns existiert – den Menschen und Umständen unserer Umgebung, ebenso wie mit dem, was innerhalb von uns existiert. Durch Achtsamkeit und Übung lernen wir, die Wahrnehmung, die sich nach außen in die Umwelt bewegt, mit dem Bewusstsein, das sich nach innen, in uns hinein bewegt, in Einklang zu bringen. Wir können sogar lernen, das, was im Inneren eines anderen vorhanden ist, mit größerer Klarheit und Kompetenz zu sehen, d. h. präsent zu machen. Kommunizieren bedeutet, meinen Fluss mit Ihrem Fluss zu verbinden. Transparente Kommunikation macht es möglich, unseren gemeinsamen Fluss wahrzunehmen, sodass wir unsere gegenseitige Verbundenheit mit größerer Klarheit erfahren können.

Indem ich lerne, mein Leben vollständiger zu fühlen und zu erleben, den Fluss meiner Emotionen und Gedanken, körperlichen Empfindungen und Sinneswahrnehmungen, meiner Vergangenheit und meiner Gegenwart bewusst wahrzunehmen, bin ich besser in der Lage, *mit* Ihnen und *für* Sie und andere zu fühlen. Was auch immer unterschwellig und verborgen in mir schlummert, wird transparenter, verfügbarer, präsenter. Meine Fähigkeit zur Empathie vertieft sich, meine Achtsamkeit in Beziehungen erweitert sich, und ich fange an, die lebendigen Züge der gegenseitigen Verbundenheit zu spüren, unser Miteinander-Verwobensein. Wie der Philosoph, Linguist und Dichter Jean Gebser so treffend schrieb: »Unser Anliegen ist es, alles, was ›hinter‹ und ›vor‹ der Welt latent vorhanden ist, transparent zu machen – unseren Ursprung, unsere gesamte menschliche Vergangenheit, aber auch die Gegenwart, die bereits die Zukunft enthält.«[6]

VON DER STARRHEIT ZUM FLOW

Ein weiteres, wesentliches mystisches Prinzip, das es zu betrachten gilt, ist das der Gewohnheit. Gewohnheit ist die Organisation von Energie (d. h. die Bewegung von Daten oder Intelligenz), sodass sie zu kodiertem Wissen wird und somit immer zugänglich ist, auch automatisch. Durch die wiederholte »Verdrahtung« oder Wiederherstellung von Energiemustern *werden Gewohnheiten zu Strukturen*. Stellen Sie sich vor, Sie müssten jeden Morgen nach dem Aufwachen neu lernen, wie man geht, spricht oder Auto fährt! Solange die neuronalen Strukturen nicht beschädigt werden, sind diese Vorgänge »automatisch« und laufen gewohnheitsmäßig ab.

Im Laufe von Hunderttausenden von Jahren der Evolution hat sich der Mensch alle möglichen nützlichen Gewohnheiten angeeignet. In Momenten echter oder vermeintlicher Gefahr schüttet unser Körper präzise Hormone aus, sodass er auf die Bedrohung reagiert, ohne dass wir nachdenken müssen: Wir fliehen vor der Gefahr oder wehren einen Angriff ab. Wir müssen das als Kinder nicht lernen, genauso wenig, wie wir lernen müssen, Anziehung oder Verlangen nach einem Partner zu empfinden – wir tun es einfach. Wenn alles einigermaßen gut läuft, hat der menschliche Körper das Bedürfnis, Nahrung und Wasser zu finden, sich fortzupflanzen sowie Schmerzen und Gefahren zu vermeiden, indem er Sicherheit und Verbundenheit sucht. Das alles sind fest verdrahtete evolutionäre Strukturen, also Gewohnheiten.

Natürlich sind nicht alle Gewohnheiten naturgegeben; viele werden erlernt. Einige sind kulturell bedingt, andere wiederum ergeben sich aus den Anforderungen des heutigen Lebens. Die unendlich vielen verschiedenen Arten, wie wir einander anreden, ob und wie wir Gottesdienst feiern oder wie wir in zahllosen kulturell geprägten Szenarien interagieren, setzen etwas mehr Nachdenken und Lernen voraus, aber auch diese werden schließlich zu Gewohnheiten. Allerdings sind viele unserer persönlichen oder sozialen Gewohnheiten so fest verankert, dass es mitunter schwierig sein kann, sie zu verändern, wenn neue Entwicklungen dies nahelegen. Gewohnheitsmäßige Strukturen setzen zwar die Energie frei, die wir zum Denken, Lernen und zur Bewältigung neuer Probleme benötigen, sie können uns aber auch daran hindern, die Energie abzurufen, die wir brauchen, um Veränderungen anzugehen.

Das Geschenk einer engagierten kontemplativen Praxis besteht darin, dass wir uns durch die Erweiterung unseres inneren Raumes sowie durch die größere Erreichbarkeit und Präsenz sogar der eingefahrensten Gewohnheiten bewusst werden. Wir können mit unserer Intelligenz herausfinden, welche Strukturen uns dienlich sind und welche von einer gewissen Umgestaltung profitieren würden. Wenn in unserem Leben alles automatisch abläuft, einfach »wie gewohnt«, dann neigen wir dazu, sämtliche Signale zu übersehen oder zu ignorieren, die uns auf notwendige Veränderungen hinweisen – bis wir uns schließlich mit einer Krise konfrontiert sehen.

Jeder von uns weiß, wie schwierig es sein kann, auch nur eine einzige Gewohnheit zu ändern. Die Energie der Gewohnheit hat sich kristallisiert, wurde vom Gehirn verdrahtet und als physischer, mentaler und sogar emotionaler Signalweg fest verankert. Wenn Sie einen Metallstab, eine starre Struktur, biegen wollen, müssen Sie ihn erhitzen, d. h. schnell fließende Energie zuführen. Und wenn Sie eine feste Gewohnheit aufweichen wollen, müssen Sie sie mit neuer Energie und neuem Bewusstsein durchfluten. Das schafft mehr Raum für Präsenz und Achtsamkeit. Wir bekommen mehr mit, und dieses bewusste Miterleben ist eine subtile Form der Einflussnahme. Als bewusste Zeugen sind wir mehr auf die Veränderungen eingestimmt, die sich um uns herum und in uns selbst ereignen, und so können wir die Veränderungen, die in einer intimen Partnerschaft oder in einem Kind stattfinden, leichter wahrnehmen. Wir fangen an, feinere Qualitäten und subtilere Details oder Übergänge wahrzunehmen, die uns sonst vielleicht entgangen wären.

Gewohnheiten sind wesentlich für unser Leben und sogar nützlich für unser Überleben, aber ohne es zu merken, können wir starr und verknöchert werden, reagieren abwehrend und nicht resilient auf Veränderungen. Doch mit Achtsamkeit und

Präsenz können wir leichter aus der Starre in den Fluss kommen, indem wir erkennen, wann neue Energie gebraucht wird, um überholte Gewohnheiten anzupassen und den Wandel zu begrüßen.

Wir tun also gut daran, Praktiken anzuwenden, die uns dabei helfen können. Betrachten Sie die folgenden Beispiele: Der berühmte Quantenphysiker Werner Heisenberg ging gerne spazieren, wenn er zu lange am Schreibtisch oder im Labor gearbeitet hatte. Bei diesen Spaziergängen konnte er am besten nachdenken, und oft kam ihm dabei eine plötzliche Eingebung. Auch der Dichter William Wordsworth, die Schriftstellerin Virginia Woolf und die Autoren Charles Dickens, C. S. Lewis und Henry David Thoreau waren Geher, während Aristoteles, Einstein und Salvador Dalí ihre Inspirationen bei einem Nickerchen empfingen. Unzählige andere Kunstschaffende und Genies bevorzugen das Gärtnern, Segeln, Stricken, Kochen, die Meditation oder einfach eine heiße Dusche, aber all diesen Dingen ist eines gemeinsam: Sie tragen dazu bei, unser Raumempfinden zu erweitern. Mit mehr Raum entsteht auch mehr Offenheit und Präsenz, sodass Licht (bewusste und körperliche Wahrnehmung) und Inspiration einströmen können.

Wenn wir jedoch zu lange mit einer bestimmten Aufgabe beschäftigt sind, baut sich irgendwann ein Gefühl von Spannung und Druck auf. Wir müssen uns bewegen oder ausruhen oder unsere Anstrengungen auf irgendeine andere Weise abschütteln. Es ist wichtig, sich Zeit zum Aufladen zu nehmen, damit neue Energie, höhere Inspiration und frische Kreativität wieder Einzug halten können. Nur von einem offenen Raum der Erneuerung aus können wir auf das *Entstehen* oder den Zustrom neuer Potenziale und Zukunftsperspektiven zugreifen. Ohne Erholungsphasen sind wir auf unsere Routine und die gewohnten Strukturen der Vergangenheit angewiesen.

Wenn wir irgendeinen Bereich unseres Lebens zu gewohnheitsmäßig oder unbewusst leben – vielleicht ertappen wir uns dabei, wie wir negative Beziehungsmuster wiederholen oder unsere tiefste Bestimmung und Berufung verleugnen –, dann entstehen energetische Blockaden, und wir fühlen uns schließlich nicht mehr wohl. So äußert sich *evolutionärer* Druck: Unsere Gewohnheiten und Strukturen sind zu eng geworden für das Licht, das durch uns hindurchfließen will. Auf irgendeiner Ebene können wir immer die Notwendigkeit einer Veränderung spüren. Und wir wissen ja, dass lang anhaltender Widerstand eine Krise geradezu einlädt, in der dann die »Rohre« bersten und wir aufgesprengt werden. Wenn wir aber auf die evolutionäre Spannung achten, können wir sie nutzen und einen Weg zum Wachstum finden. Oft sagt uns die Spannung, dass wir unsere Gewohnheiten einmal für einen Moment aufgeben und uns auf das Unbekannte, das Neue, einlassen sollten, auf den Grenzbereich, in dem etwas Neues auftauchen kann.

Wenn wir mit diesem Grenzbereich in Berührung kommen, entsteht oft ein Gefühl von Licht, das hereinströmt. Wir haben das alle schon einmal erlebt, vielleicht während einer heilenden Therapiesitzung, in dem Moment, als ein entscheidender Durchbruch erzielt wurde: Plötzlich sehen wir alles anders, mit neuer Erkenntnis und voller Staunen. Oder wir haben erlebt, wie in einem schwierigen Gespräch oder einem konfliktreichen Moment eine neue Qualität von Verstehen hervortritt und es sich anfühlt, als würde der Raum plötzlich ganz weit werden, um Gnade, Frieden und Licht hereinzulassen. Oder wir hatten, nach langem und intensivem Bemühen um die Lösung eines hartnäckigen Problems, ganz plötzlich ein »Aha-Erlebnis«. Das sprichwörtliche »Licht« ist uns aufgegangen und erhellt uns mit neuer Erkenntnis und Energie. In solchen Momenten findet ein Zuwachs an Wahrnehmungsfähigkeit statt, eine Anhebung des Bewusstseins.

Wenn ich hingegen gestresst oder verschlossen bin – also zerstreut, geistig abwesend oder distanziert –, dann finde ich in mir weniger Spielraum und einen reduzierten Zugang zu meinem inneren Zeugen. In diesem Zustand der Verkrampfung ist es leicht möglich, dass ich mich zu sehr mit meinen eigenen Gedanken und Emotionen (Gewohnheiten) identifiziere oder durch die Empfindung von körperlichem Schmerz oder Unbehagen eingeengt werde. Das Zuhören, Kommunizieren und Lösen von Problemen wird dann schwierig. Ich fühle mich »überarbeitet«, anstatt produktiv zu sein, und antworte eher reaktiv als verständnisvoll. Dann funktioniere ich eher nach festgefahrenen Gewohnheiten (aus meiner Vergangenheit), als dass ich kreativ (und meinem Potenzial entsprechend) handle.

ÜBUNG:
ERFASSEN DER INNEREN KÖRPERLANDSCHAFT

Wenn man uns fragt: »Wie fühlst du dich?«, antworten wir meist gewohnheitsmäßig, ohne innezuhalten, um nachzudenken oder nach innen zu spüren. Wir sagen vielleicht: »Mir geht's gut«, egal, ob wir uns wirklich gut fühlen oder nicht. Sehr oft gibt es keine Übereinstimmung zwischen dem, was wir körperlich empfinden und dem, was sich gerade emotional oder mental in uns abspielt. Wenn wir uns dieser Inkohärenz bewusst werden, beginnen wir, die eigenen Bereiche, in denen wir uns körperlich unbehaglich, angespannt oder distanziert fühlen, zu bemerken. Dann können wir diese Inkohärenz bald auch bei anderen Menschen wahrnehmen. Vielleicht kannst du es spüren, wenn eine Person in deiner Umgebung mit ihrem Körper gar nicht in Kontakt ist, so als wäre sie in ihrer physischen Form nicht vollständig anwesend.

Um mehr Raum, Präsenz, und damit Kohärenz, in unserem Körper herzustellen, können wir eine einfache kontemplative Technik anwenden. In dieser Übung geht es darum, unseren Körper von innen her bewusst wahrzunehmen und uns auf seine Energien und Empfindungen einzustimmen. Schon während du dies liest, kannst du deinen Körper durchchecken und dabei darauf achten, welche Bereiche sich präsenter und leichter zugänglich anfühlen. Vielleicht gibt es an diesen Stellen mehr verfügbare Informationen oder Lebendigkeit.

Beobachte dann zum Vergleich, welche Körperstellen sich weniger leicht zugänglich und verfügbar anfühlen. Achte auf den Unterschied zwischen den Bereichen, die sich lebendiger und präsenter anfühlen, und jenen Stellen, auf die du dich stärker fokussieren musst, um etwas zu spüren. Was geschieht, wenn du deine Aufmerksamkeit auf die weniger zugänglichen Bereiche richtest? Welche Bilder, Gedanken oder Gefühle tauchen in dir auf?

Nach dem Erspüren der Körperbereiche, die offen und zugänglich sind, kannst du versuchen, deinen momentanen Stresspegel einzuschätzen. Wo würdest du deinen Stress derzeit auf einer Skala von eins bis zehn einstufen? Achte auf die Empfindungen, die du als »Stress« bezeichnest, und schau, ob du sie leichter annehmen kannst, wenn du dich in sie hinein entspannst. Schau mal, ob du das Gewahrsein gleichzeitig auf deine körperlichen Empfindungen *und* den Stress richten kannst. Das versetzt dein Nervensystem in die Lage, einen Teil der Stressenergie zu integrieren und sie dem Energiefluss im Körper und der Entspannung zuzuführen.

Übe dich täglich im Erfassen deiner inneren Körperlandschaft, indem du die Empfindungen deines Körpers und alle anderen Informationen, die er dir gibt, konsequent beobachtest. Bei regelmäßiger Übung wirst du mehr Kohärenz zwischen dem physischen, emotionalen und mentalen Körper feststellen. Du wirst auch immer besser Zeuge sein und *mit*fühlen können, was in einem anderen Menschen vorgeht.

Ein innerer Konflikt oder eine Polarisierung von Gefühlen, Überzeugungen oder Ideen lässt sich nicht von der Ebene der Einschränkung (d. h. von den Extremen) her lösen. Hier bedarf es eines größeren Spielraums, um zu fühlen und somit den Konflikt bewusst wahrzunehmen und diese Energien aufzulösen. In der Heilungsarbeit ist die innere Welt der Therapeutin, des Prozessbegleiters oder der Heilerin ein Raumangebot für die innere Welt des Klienten, wodurch dessen Bewusstseinsraum erweitert wird. Der innere Raum ist das Wesentliche bei jedem Transformationsprozess.

Die Praxis der transparenten Kommunikation ist eine dialektische Art des Zusammenseins in absoluter Klarheit mit allem, was gerade vorliegt. Mit entsprechender Übung und Bewusstheit können wir ein Gleichgewicht zwischen Stille und Bewegung herstellen. Auch können wir bewusst auf unsere Gewohnheiten achten und die Qualität unserer mentalen, emotionalen und physischen Strukturen entsprechend anpassen und verändern. Die transparente Kommunikation bewirkt eine Vertiefung des »Ich« und des »Wir« und führt uns die intrinsische wechselseitige Abhängigkeit vor Augen.

Auf unserem Lebensweg, so sagen die Kabbalisten, können wir das Leben nur in dem Maße wahrnehmen, wie wir über ein klares Instrument der Wahrnehmung verfügen. Ohne das Fernrohr hätte es die moderne Astronomie nie gegeben. Ebenso wäre die Quantenphysik, wie wir sie kennen, ohne das Elektronenmikroskop vielleicht nie entstanden. Bei der Praxis der transparenten Kommunikation geht es im Wesentlichen darum, unser Instrument so zu verfeinern, dass wir lernen, auch die subtilsten Qualitäten mit immer höherer Auflösung wahrzunehmen. Unser Instrument ist der menschliche Körper-Geist-Komplex, einschließlich der emotionalen Ebene, und in ihm steckt das Potenzial für zahlreiche subtile Strukturen und Fähigkeiten der Wahrnehmung. Dazu gehört auch das Nervensystem, ein biologisches und energetisches Netz von erstaunlicher Komplexität und Weisheit.

Im nächsten Kapitel werden wir uns eingehender mit dem menschlichen Nervensystem befassen, doch sei schon jetzt gesagt, dass es sehr viel mehr beinhaltet, als wir auf einer typischen physiologischen Ebene begreifen können. Das Nervensystem verbindet uns mit einer vollständigen Datenbank, einer riesigen inneren Bibliothek, die alle unsere Erfahrungen eines ganzen Lebens enthält. In der Tat ist es das menschliche Nervensystem, *das uns untereinander verbindet*. Durch die Praxis der transparenten Kommunikation lernen wir, dieses evolutionäre Werkzeug im Dienst einer tiefgreifenden Beziehungsintelligenz einzusetzen.

Eine weitere kabbalistische Lehre ist die des *Tikkun*, was so viel bedeutet wie »Reparatur der Welt«[7] oder »göttliche Reparatur«. Es gibt viele Kabbalisten, die sich für die Reparatur oder Heilung sowohl des Einzelnen als auch der Welt einsetzen. Die transparente Kommunikation ist ein geeignetes Instrument für *Tikkun*, und wir werden lernen, dieses nicht nur für unsere individuelle Lebenspraxis zu nutzen, sondern auch als Ressource für kollektive Weisheit, Heilung und Integration.

Dazu brauchen wir ein fundiertes Wissen über Trauma, und zwar aus mystischer ebenso wie physiologischer Sicht, sowie Erkenntnisse darüber, wie und warum das Trauma die menschliche Entfaltung behindert und unsere Kommunikation beeinträchtigt. Wir werden zuerst einen Blick auf die grundlegenden Prozesse der menschlichen Entwicklung werfen, die wir im nächsten Kapitel erörtern.

2

Grundlegende Prinzipien der menschlichen Entwicklung

Wenn etwas wirklich Neues um uns herum zu keimen beginnt, sind wir außerstande, es zu erkennen – aus dem guten Grund, dass es nur im Lichte dessen, was sein wird, zu erkennen wäre.

– PIERRE TEILHARD DE CHARDIN

Um die Auswirkungen von Trauma auf unsere Entwicklung und unsere Beziehungen zu verstehen, müssen wir uns als Erstes die mystischen und die heutigen wissenschaftlichen Erklärungen dafür ansehen, wie Menschen wachsen, reifen und sich verbinden – ein Prozess, der mit der Inkarnation beginnt.

Aus mystischer Sicht könnten wir sagen: Das Licht verkörpert sich selbst. Was wir als Licht wahrnehmen, ist an sich eine Ausstrahlung von Energie und Intelligenz – von Neugier, Sehnsucht und Verlangen oder Wille. Wir könnten dieses Licht den »evolutionären Antrieb« nennen – ein Begriff, der erstmals von dem französisch-österreichischen Psychologen Paul Diel verwendet wurde. Hier bezeichnen wir das »Licht« einfach als die menschliche Seele.

Wenn das Licht der menschlichen Seele in seiner gegenwärtigen Inkarnation ankommt, hat es Schicht um Schicht um

Schicht der Zeit durchlaufen: Hunderttausende von Jahren der menschlichen Geschichte und *Milliarden* von Jahren des Lebens auf der Erde. Auf ihrem Weg durch unzählige Zeitschichten hat die Seele eine unermessliche, unüberschaubare Menge an Datensätzen aufgezeichnet, gesammelt und weitergetragen: eine riesige lebende Bibliothek, in der die gesamte Datenmenge enthalten ist, die ihrem neuen menschlichen Leben vorausging. Und wenn die Seele nun auf die Welt kommt, wird sie die Kleider dieser reichen Bibliothek wie Gewänder tragen, gewebt aus einer großen genetischen Geschichte, die jetzt in Muskeln und Sehnen und Faszien kodiert ist und ihre Adern und Nerven und neuronalen Netze durchzieht, bis hinein in ihr Mark und ihr Gedächtnis und ihre Gefühle.

Die Seele an sich ist reine Energie, und Energie braucht einen Kanal, ein Behältnis. Die Keimzellen zweier lebender Menschen – der Eltern – enthalten die Gebrauchsanleitung für die Seele, um Form anzunehmen. Diese Form ist natürlich der physische Körper, der sich zum Gefäß der Seele für den ganzen Verlauf ihrer Inkarnation entwickeln wird.

Die Leute äußern sich heute oft über den Geburtsvorgang, als wäre er von Natur aus etwas Medizinisches oder irgendwie Gestörtes; auch sprechen sie von ihrem »verdrängten Geburtstrauma« und grübeln darüber nach, ob es einen Zusammenhang mit ihrem aktuellen Leiden gibt. Aber wir könnten den Geburtsprozess auch als eine Art Einweihung, einen Übergangsritus ansehen, der die Energie einer Seele mit ihrem menschlichen Gefäß verbindet. Es kann zwar sein, dass eine medizinisch schwierige Entbindung auf mögliche körperliche, emotionale oder psychische Faktoren zurückzuführen ist – in manchen Fällen auch auf Störungen der Eltern-Kind-Beziehung und -Bindung[1] –, aber an sich ist der Geburtsvorgang physisch und spirituell etwas Natürliches – und für die neu inkarnierende Seele ist er ein *Schwellenübergang*.

Was sich bei der Ankunft der Seele ereignet, ist genauso wichtig wie die genetische Struktur, die sie erbt. Wenn die Mutter, der Vater oder die erste Bezugsperson das neugeborene Kind berührt, umarmt, streichelt und ihm in die Augen blickt, wird die Energie seiner Seele weiter in den Körper eingeladen. Am Anfang ist die Seele des Kindes reine Energie; die Eltern sind die Struktur oder der Kelch, durch den die Energie des Kindes hervortritt und Gestalt annimmt. Wenn dieser Prozess in heilsamer Weise ablaufen kann, entsteht ein sicherer, erdender *Beziehungsrahmen* zwischen Eltern und Kind, und auch dieses bildet ein entsprechendes strukturelles Gefäß, einen Kelch. Nach etwa drei

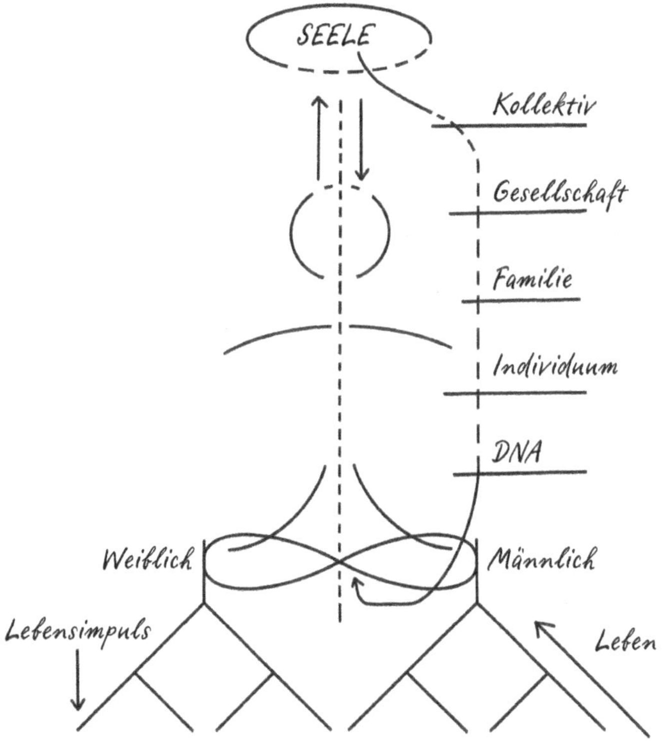

Die menschliche Seele verbindet sich mit dem Körper und durchläuft die systemischen Schichten des Karma-/Familien-Rasters.

Monaten beginnen sich die feinstofflichen Schleier allmählich zu schließen, sodass sich die Seelenenergie mit der Frequenz und Form ihres physischen Lebenssystems stärker verankern kann. Anlage und Umwelt sind sich gegenseitig durchdringende Einflüsse.

Die Seele an sich ist ein Impuls – ein Antriebspfeil von Energie, Verlangen und Wille. So gibt der menschliche Wille seit Hunderttausenden von Jahren seinem Verlangen nach Zugehörigkeit Ausdruck: Die befruchtete Eizelle »heftet« sich an das größere Gefäß der Gebärmutter, die sie umfängt – und sichert damit ihre Zugehörigkeit. Wenn danach alles gut läuft, macht sich der vollkommen entwickelte Fötus schließlich bereit, die Gebärmutter zu verlassen – und so wird in der nächsten Phase ein winziges Menschenleben geboren und in die Arme seiner Mutter gelegt. Und auch hier findet es Zugehörigkeit. Aber alle Seelen besitzen noch einen anderen Antrieb: den Drang, sich auszudehnen, zu erforschen und zu wachsen, um ihre Neugier und Entdeckungslust zu befriedigen. Dieses zweifache Verlangen des Willens – nach Zugehörigkeit *und* Freiheit, nach Gemeinschaft *und* Autonomie – bildet ein orchestriertes Adagio in Achterschleifen.

DIE INDIVIDUATIONSSCHLEIFE

Der Drang des Säuglings zu krabbeln, beginnt als ein Impuls der Neugier, als Ausdruck des Willens. Diesem Instinkt folgend, stellt sich das Baby zunächst auf seine vier Gliedmaßen und schaukelt vor und zurück. Schon bald strebt es mit seinem Körper vorwärts, immer und immer wieder. Bei jedem Krabbelversuch verankern das sich entwickelnde Gehirn und Nervensystem des Babys den Code für »Krabbeln« in den Strukturen von Gehirn und Körper. Das neuronale Gerüst für diese neue Fähigkeit durchzieht, ähnlich den Wurzeln eines Baumes, den ganzen Körper und wird so in die Form eingebettet. Je klarer und konkreter die Struktur wird, desto mehr Raum entsteht im Körper-Geist. Gleichzeitig beginnt das Kind, sich zunehmend Raum in der Außenwelt zu erobern. Es krabbelt eine kurze Strecke von der Mutter weg und hält dann inne, um zurückzuschauen. So lernt es allmählich den Raum – im dazwischen liegenden Abstand – und auch die Zeit kennen: *Wie lange brauche ich zurück zu Mama? Wie schnell kann ich wegkrabbeln?* Die Aktivität des Krabbelns nimmt eine Art Rhythmus an: zwischen Lust und Bewegung, Raum und Wiederholung, bis das Krabbeln eine erlernte Fähigkeit geworden ist. Sobald sie sich gefestigt hat, kann ein neuer Impuls, und damit eine neue Fähigkeit, zur Entfaltung kommen. Bald wird das Kind aufstehen, um zu gehen – und dann zu laufen.

Auf diese Weise lernt das Baby (die neue Seele) ständig mehr über Raum, Zeit und Rhythmus (RZR). Jeder Prozess, jedes neue Lernen, jede neue Fähigkeit beinhaltet RZR. Wenn die Mutter auf ihr Baby eingestimmt ist, wird sie den RZR-Prozess des Kindes spüren und das Baby weder zu schnellem Lernen drängen, noch wird sie es zurückhalten, sobald es dazu bereit ist. RZR ist das zentrale Element des Entwicklungsprozesses.

Weiter vom mystischen Blickwinkel aus betrachtet, können wir uns den Antrieb der Seele, oder ihren Willen, als Energie vorstellen, die in eine Struktur kanalisiert wird und sich im Körper dreidimensional verwirklicht. Während wir lernen und uns entwickeln, verkörpert sich die Energie, bzw. die neue Information, in Form neuer Kompetenzen. Wir lernen zu krabbeln, laufen, zählen, singen, schreiben, führen und so weiter – und entwickeln dabei immer komplexere Formen. Mit jeder neuen Fähigkeit, die wir entwickeln, wird *Raum* für neues Wachstum geschaffen – ein Ort, von wo wir unser Wachstum bezeugen; so wird es ein bewusster Prozess. Damit stehen uns immer neue Potenziale zur Verfügung, und der Prozess kann von Neuem beginnen, auf einer höheren, komplexeren Ebene. Das ist der universelle Entwicklungsweg vom Antrieb über die Verkörperung zum Zeugenbewusstsein. Die gesamte Entwicklung kann als eine Schleifenbewegung von der Energie zur Struktur betrachtet werden: als grundlegender Tanz der Entwicklung, den ich *Individuationsschleife* nenne.

Sie und ich und alle Menschen, die wir kennen, setzen die Schritte dieses Entwicklungstanzes immer weiter fort, auch als Erwachsene. Jede neue Stufe des Lernens, Wachsens und Bewusstwerdens schafft Raum für neue Einsichten und Inspirationen, Raum für die Entfaltung neuer Fähigkeiten.

Wenn ein Kind anfängt, die Welt zu erkunden, folgt es dem Antrieb der Seele, um Neugier und Freiheitsdrang zu befriedigen. Das Baby greift nach etwas, um es zu berühren, zu schmecken, zu sehen – und kehrt zurück. Es geht ein wenig weiter und kehrt zurück. Immer und immer wieder geht es los und kehrt zurück. Jedes Mal wird das Kind von der Neugier, seine Umgebung zu erkunden, nach außen getrieben – und vom Gefühl der Unsicherheit oder Furcht wieder in die elterliche Sicherheit und Geborgenheit zurückgeholt. Rausgehen, zurückkehren, rausgehen, zurückkehren: Freiheit und Zugehörigkeit. In dieser Pendelschleife drückt sich der rhythmische Wandel von der Energie zur Struktur aus.

Begegnet dem kleinen Kind in seiner Umgebung etwas Erschreckendes oder Beängstigendes, so kehrt es schnell in den sicheren Schoß von Mama oder Papa zurück. Die Eltern spüren die Angst des Kindes, nehmen es in die Arme und versichern ihm durch Streicheln oder auf andere Art: Alles ist in Ordnung, kein Grund, dich zu fürchten! In diesem Prozess bestätigen Mutter und Vater, dass sie eine sichere Anlaufstelle für die Ängste des

Kindes sind, und lösen sie auf. So unterstützen Eltern oder betreuende Personen unmittelbar die Gehirne und Nervensysteme ihrer Kinder durch emotionale Ko-Regulation, die letztlich zu emotionaler *Selbst*regulierung führt.

Als Erwachsene neigen wir oft dazu, Angst generell als etwas Negatives oder Destruktives zu betrachten. Häufig erzeugt Angst Blockaden in unserem subjektiven Erleben. Dies ist die Folge von unbewältigten Befürchtungen, Sorgen oder Stress – also von Ängsten, denen nicht angemessen begegnet wurde, in einem geborgenen Rahmen von Sicherheit und Beruhigung. Angst an sich ist ein wichtiger emotionaler Impuls, nicht nur für unser Überleben, sondern auch für unsere Beziehungen und Bindungen. Wird der Angst des Kindes in seiner Entwicklung stets Beruhigung und Geborgenheit entgegengebracht, dann kann sich die Seele als zugehörig erleben, und die entsprechenden neurologischen und emotionalen Körperstrukturen können sich gut entwickeln und entfalten. Eine gesunde Bindung hilft, um innere und äußere Kohärenz zu entwickeln – und noch darüber hinaus: mehr Raum.

Irgendwann treibt der Impuls der Neugier das sich entwickelnde Baby weiter weg als bisher, und diesmal hat die kleine Krabblerin keine Angst. Als der Vater sie zurückruft, weigert sie sich stolz: »Nein!« Erneut ruft er sie zurück, und wieder protestiert sie: »Nein!« Damit widersetzt sie sich dem Elternwillen und macht ihren eigenen Willen geltend. So entsteht eine völlig neue innere Struktur: ein Gefühl von sich selbst, von *Ich* – das Kind macht einen Schritt in die Individuation. Das kleine Mädchen bringt sein neu entstehendes Bedürfnis nach Autonomie zum Ausdruck und beginnt sich aus dem engen Kokon der Eltern-Kind-Beziehung zu lösen, in dem zwar grenzenlose Sicherheit, aber wenig Freiheit herrscht. In einem neuen Spiel von Widerstand und Opposition beginnt die Seelenenergie die ersten

Strukturen ihrer inneren Dimension zu kristallisieren: das innere *Ich*.

Dies ist nur möglich, wenn das Kind bereits eine ausreichend gesunde innere Struktur aufgebaut hat. Sich zu wehren und das Neinsagen zu üben, stärkt diese Struktur und hilft, Autonomie aufzubauen. (Zum Springen brauchen wir festen Boden unter den Füßen.) Tatendrang, Zorn und Widerstand sind wichtige Aspekte in dieser Entwicklungsphase.

Um seine Autonomie zu beanspruchen, wird das Kleinkind irgendwann darauf bestehen, seine Zähne selbst zu putzen und sich allein, ohne Hilfe, anziehen zu dürfen. »Nein, lass mich das machen!« – ein Satz, der in Haushalten mit Kleinkindern oft zu hören ist. Und es ist auch enorm wichtig, dass die Eltern diese ersten mutigen Schritte in die Unabhängigkeit unterstützen. Wenn es den Erwachsenen nicht gelingt, den Wechsel vom Beschützen zur Autonomie zu vollziehen, wird das Kind natürlicherweise seine Wut zum Ausdruck bringen und seinen eigenen Raum und seine Freiheit einfordern. Die Seele muss schließlich ihrem eigenen Prozess des Werdens treu bleiben. Wenn aber das Kind für solche Äußerungen regelmäßig oder gar streng bestraft wird, kann es in seiner Psyche zur Spaltung zwischen Autonomie- und Bindungsbedürfnissen kommen, (d. h. zwischen dem Willen zu *werden* und dem Wunsch, wichtige Bindungen beizubehalten – *zugehörig zu sein*).

Ein heranwachsendes Kind braucht irgendwann mehr Platz im Familiensystem (ein größeres Territorium, wenn Sie so wollen), was für manche Eltern schwierig sein kann. Die Kunst der Elternschaft besteht darin zu wissen, wann Unterstützung nötig ist und wann sie Freiraum (ohne Abkopplung) geben sollten. Die richtige Balance zwischen diesen beiden Aspekten unterstützt die natürliche Entwicklung des Kindes und fördert seine Beziehungsfähigkeit.

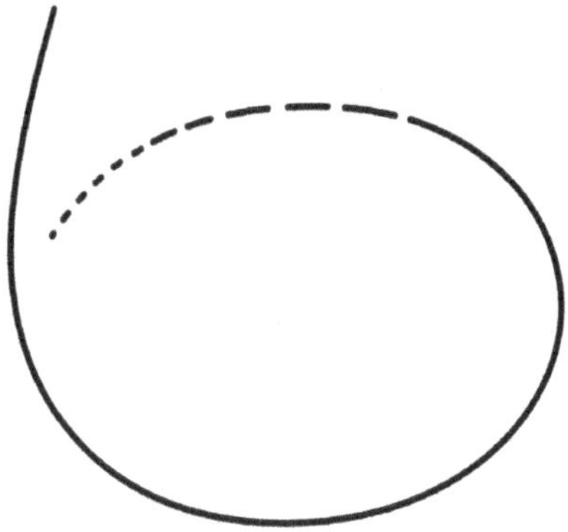

Individuationsschleife: der Prozess, durch den Energie zu Struktur kodiert wird.

HORIZONTALE UND VERTIKALE ENTWICKLUNG, DAZUGEHÖREN UND WERDEN

Die Individuationsschleife der Entwicklung beruht auf einer vertikalen und einer horizontalen Achse. Stellen Sie sich einmal vor, ein feiner Faden würde wie von einer Nadel vom Scheitel Ihres Kopfes nach oben gezogen. Der Faden kommt einem Strom aus Licht, Energie und Information gleich, der entlang Ihrer Wirbelsäule nach unten verläuft. Er verbindet Sie vertikal mit der genetischen Linie Ihrer Eltern und fließt abwärts, durch die verzweigten Wurzeln immer weiter nach unten, über zahllose Generationen hinweg. Die Wurzeln des Fadens setzen sich immer weiter nach unten fort, bis in die genetische Linie unserer frühesten natürlichen Vorfahren, und noch weiter abwärts über die Primaten, Säugetiere, Wirbeltiere und vielzelligen Lebewesen. Die Wurzeln reichen noch viel weiter zurück, bis zu den frühesten einzelligen Lebensformen, zurück in den Körper der Erde selbst. Sie reichen bis in die frühesten Bestandteile des Planeten – die Salze und Mineralien –, und noch weiter bis zur Ankunft des Wassers, zurück bis zum Kohlenstoff – und tiefer, bis zur Geburt und zum Tod der Sterne – bis zum Ursprung des Universums selbst.

Unsere Kinder, wenn wir welche haben, erscheinen vor uns in dieser vertikalen Linie; sie sind die Erfüllung eines uralten evolutionären Wunsches, zu werden, dazuzugehören und wieder neu zu werden. Auf diese Weise verkörpern die Kinder die Spitze eines evolutionären Impulses, der aus uns aufsteigt, zum Randbereich des zukünftigen Lichts hinstrebt und auf unser evolutionäres Potenzial verweist.

Senkrecht zur vertikalen Achse verläuft der horizontale Faden, dessen Nadel sich von uns weg bewegt – nach außen und nach innen, nach außen und nach innen – in einem Prozess immer größerer Entfaltung, wobei unser individuelles Leben jeweils in das Geflecht des gemeinschaftlichen, gesellschaftlichen, globalen und kosmischen Lebensteppichs eingewoben wird. Dazu gehört zum Beispiel auch, dass das Kind bei seinem ersten Schuleintritt ein neues Gefühl von Sicherheit und Zugehörigkeit entwickeln muss, das über die von der Familie gebotene Sicherheit hinausgeht. Sobald dieses neue Gefäß etabliert ist, kann sich das Kind als Teil der Schulgemeinschaft fühlen. Jetzt erfährt es Zugehörigkeit daheim im Kreis der Familie *und* in der Schule. Auf wunderbare Weise bilden die Eltern das Sicherheitsnetz, von dem ausgehend das Kind lernt, sich sicher zu bewegen. Wenn es in der Schule oder in der Gemeinschaft auf Schwierigkeiten stößt, bieten die Eltern im Idealfall Schutz, Trost und Sicherheit, sodass ihr Kind seine Erfahrungen integrieren und sich immer wieder mutig hinauswagen kann.

Jeder von uns hat den angeborenen Wunsch, zur Welt zu gehören, so wie jede Zelle des Körpers zum Körper gehört. Während ein Kind zum Erwachsenen heranwächst, sucht es nach Sicherheit und Zugehörigkeit – zuerst bei seinen Eltern, dann bei anderen Familienmitgliedern und Bezugspersonen, dann in der Schule und im sozialen Umfeld, und so weiter. Zugehörigkeit bedeutet Ähnlichkeit, Verbindung, Gegenseitigkeit, Verwandtschaft, Gemeinschaft. Überall dort, wo wir Zugehörigkeit finden, können wir *werden*. Wir können wachsen und uns weiterentwickeln, unser kreatives, aufblühendes Wesen immer offener zum Ausdruck bringen. Zugehörigkeit ist eine Funktion der horizontalen Entwicklung, das Werden eine Funktion des vertikalen Wachstums. Beide entfalten sich auf natürliche Weise als Erweiterungen der gesunden Individuationsschleife.

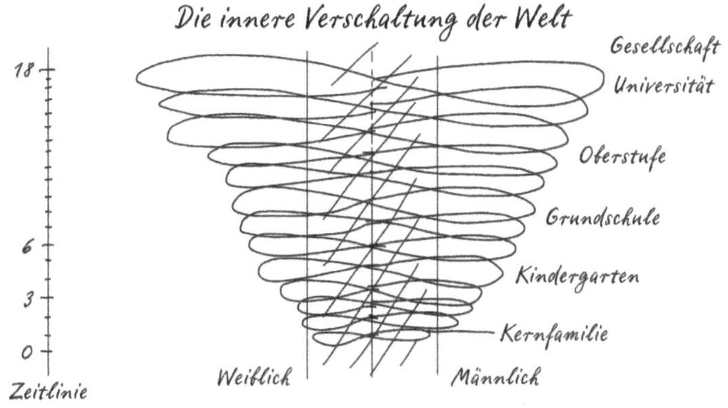

Während das Kind heranwächst, die Schule besucht und Teil der Gesellschaft wird, entstehen immer größere Bereiche sozialer Zugehörigkeit.

DIE NEUROBIOLOGIE DER BEZIEHUNG

Wenn wir die mystische Individuationsschleife durch die Linse der heutigen Wissenschaft betrachten, finden wir eine verblüffende Symmetrie. Die Verzweigungen und Wurzeln des zentralen und des peripheren Nervensystems regulieren die Lebensfunktionen des Körpers und ermöglichen es uns, die Welt zu spüren, wahrzunehmen und entsprechend auf sie zu reagieren –

und dadurch zu wachsen. Das Nervensystem dient aber auch als zentrale Vermittlungsstelle für Verbindung, Beziehung und Zugehörigkeit. In ihm treffen sich die vertikale und die horizontale Achse.

Der Vagusnerv, der längste und komplexeste Hirnnerv unseres Körpers, verläuft vom Stammhirn bis zum Dickdarm. Diese leistungsfähige neuronale Autobahn überträgt wichtige Informationen zwischen Gehirn und Körper und vermittelt lebenswichtige sensorische, motorische und parasympathische Funktionen, damit Herz, Lunge, Hals und Darm gut funktionieren können.[2] Doch er kann noch viel mehr. *Vagus* leitet sich vom lateinischen Wort für »Wanderer« ab, und wie der Name schon sagt, spielt dieser Wandelstern des Nervensystems eine wichtige Rolle im sozialen Miteinander.

Wir alle kennen die primären Überlebensreaktionen des Nervensystems, die sofort einsetzen, wenn wir starkem Stress oder einer lebensbedrohlichen Situation ausgesetzt sind. Dabei handelt es sich natürlich um die Kampf-, Flucht- oder Erstarrungsreaktion des Sympathikus und die Erstarrungs- oder Ohnmacht-Reaktion des Parasympathikus (wobei die Erstarrungsreaktion eine Kombination aus sympathischer und parasympathischer Aktivierung ist).[3] Aber dann präsentierte 1994 der US-amerikanische Neurowissenschaftler Dr. Stephen Porges, Leiter des Trauma-Forschungszentrums am Kinsey Institut, die *Polyvagal-Theorie*, ein einleuchtendes Modell des Nervensystems, das auf einer verblüffenden Verbindung zwischen diesen ebenso eleganten wie primitiven Überlebensreaktionen und dem menschlichen Sozialverhalten beruht. In der Tat identifizierte Porges eine separate Überlebensreaktion, die zum Nervensystem gehört, aber direkt mit dem sozialen Umfeld verknüpft ist. Er prägte für diesen Mechanismus den Begriff *Social Engagement System* (SES) (System für soziales Engagement).[4]

Unter normalen Umständen tendieren wir dazu, uns eher beruhigt und sicher zu fühlen, wenn man uns mit Augenkontakt und einem freundlichen Lächeln begegnet. Wir erleben Freude beim Singen, Küssen oder beim Stillen eines Babys. Diese und andere soziale Verhaltensweisen vermitteln uns ein Gefühl von Sicherheit, Geborgenheit, Bindung und Zugehörigkeit – alles Dinge, die wir brauchen, um uns entfalten zu können.

Interessanterweise sind unsere Gehirne und Nervensysteme so verdrahtet, dass sie selbst die leichtesten, fast unmerklichen Veränderungen in unserem sozialen Umfeld erkennen und entschlüsseln können. Wir lernen, die wechselnden Impulse in der Mimik anderer Menschen wahrzunehmen, sie in ihren minimalen Gesten, im Klang und Tonfall ihrer Stimme, in der Intonation der Sprache, in der Körperhaltung, Bewegung und vielen anderen Dingen zu erkennen und zuzuordnen. Dieser soziale Mechanismus dient uns dazu, fast augenblicklich einschätzen zu können, ob unsere Umgebung sicher und bejahend ist, oder ob sie für uns eine Bedrohung darstellt.

Als Passagierin, die zum ersten (oder x-ten) Mal ein Flugzeug besteigt, könnten Sie zum Beispiel ein bisschen nervös sein. Falls die Maschine in schwere Turbulenzen gerät, wird sich Ihre Nervosität augenblicklich steigern, und Sie bekommen Angst. Dann werden Sie wahrscheinlich als Erstes, ganz automatisch, ohne darüber nachzudenken, einen Blick auf Ihre in der Nähe sitzenden Fluggäste werfen. Schon ein kurzer Blickwechsel unter Fremden kann Ihnen das Gefühl vermitteln: *Wir sitzen im selben Boot*, und hilft Ihnen, die Ruhe zu bewahren. Geteilte Emotionen, der Austausch eines Lächelns, ein gemeinsames Lachen der Erleichterung oder auch Verzweiflung – all das gehört zum freundschaftlichen Verhalten (*Tend-and-Befriend*,[5] »sich kümmern und anfreunden«) und ist Ausdruck des natürlichen, menschlichen Instinkts, sich in Zeiten von Stress zusammenzutun. Im Zusammenhalt fühlen wir uns sicherer, ruhiger, einfach besser.

Im Grunde zeigt die Theorie von Porges auf, welch wichtige Rolle soziale Bindungen für uns spielen, um Stress zu bewältigen und uns selbst von so großen Widrigkeiten wie Traumata wieder zu erholen. Tatsächlich korreliert unsere Fähigkeit, die subtile Sprache des sozialen Umfelds zuverlässig zu interpretieren, mit erhöhter Widerstandsfähigkeit, Gesundheit, Wohlbefinden und positiven Bindungen in Beziehungen. Bei den meisten Menschen ist das System des sozialen Engagements (SES) schon von den ersten Interaktionen an im Nervensystem kodiert und verankert und wird im Laufe unserer Entwicklung und unseres Wachstums weiter gestärkt. Auch hier findet der schleifenartig sich wiederholende Tanz statt, in dem Energie zu Struktur oder Intelligenz zu Körper wird. Wird dieser Prozess der Ko-Regulation jedoch in irgendeiner Weise behindert oder verkrüppelt, ist Leiden vorprogrammiert. Wir sind dann weniger in der Lage, uns selbst zu regulieren, weniger in der Lage, uns sicher oder zugehörig zu fühlen. Dies kann die Folge früher Beziehungsverletzungen sein, wie sie bei Entwicklungs- oder Bindungstraumata auftreten, in denen die Eltern-Kind-Bindung durch Verwahrlosung, Vernachlässigung oder Misshandlung geschädigt wird (was das unbewusste Vorhandensein eigener unbewältigter Traumata bei den Eltern einschließt). Wenn eine Bezugsperson nicht imstande ist, ihre Stimmungen, Emotionen und Energien zu regulieren, kann das Kind Gefühle von Schrecken, Angst und Ungewissheit erleben und weiß dann nicht, wohin es sich wenden kann, um Trost und Beruhigung zu finden. In einem solchen Fall kann sich das SES-System weder zu Hause noch draußen in der Welt richtig etablieren.

Wenn das Nervensystem sich nicht richtig entwickelt und entfaltet, kann sich die Seelenenergie nicht vollständig und klar verkörpern. Stattdessen löst sie sich in irgendeiner Weise vom Körper, spaltet die Gefühle ab und zeigt sich durch mentale oder psychische Fragmentierung. In diesem Zustand gelingt es der Seelenenergie nicht, einen kohärenten Selbst- oder Fremdsinn aufzubauen und zu verankern. Wenn Körper, Gefühle und Geist dissonant und inkohärent sind, gerät der Rhythmus von Energie-zu-Substanz aus dem Takt.

Um nun besser zu verstehen, wie und warum dies geschieht, müssen wir das Phänomen des Traumas genauer betrachten.

ECHTZEIT VERSUS TRAUMAZEIT

In dem Moment, in dem ein traumatisches Erlebnis eintritt, wird sozusagen ein lebendiger »Schnappschuss« aufgezeichnet, der die gesamte Energie und Information des Ereignisses bis hin zu den feinsten Empfindungen und Reaktionen des Körpers erfasst und diesen Schnappschuss vom Lebensstrom abspaltet. Da sich das Zentralnervensystem laserartig darauf konzentriert, das Trauma zu überleben, wird der Schnappschuss oder dieses Fragment im Unterbewusstsein abgespeichert, um zu einem günstigeren Zeitpunkt bearbeitet zu werden. Inmitten eines lebensverändernden Ereignisses ist keine Zeit zum Nachdenken *(»Ach ja, während diese lebensbedrohliche Sache passiert, fühle ich mich gerade so und so.«)*; hier findet eine evolutionäre Anpassung statt: Während sämtliche Systeme mit Überleben beschäftigt sind, wird eine Momentaufnahme der Lebensenergie im Unterbewusstsein gespeichert und irgendwo im Körper verborgen abgelegt.

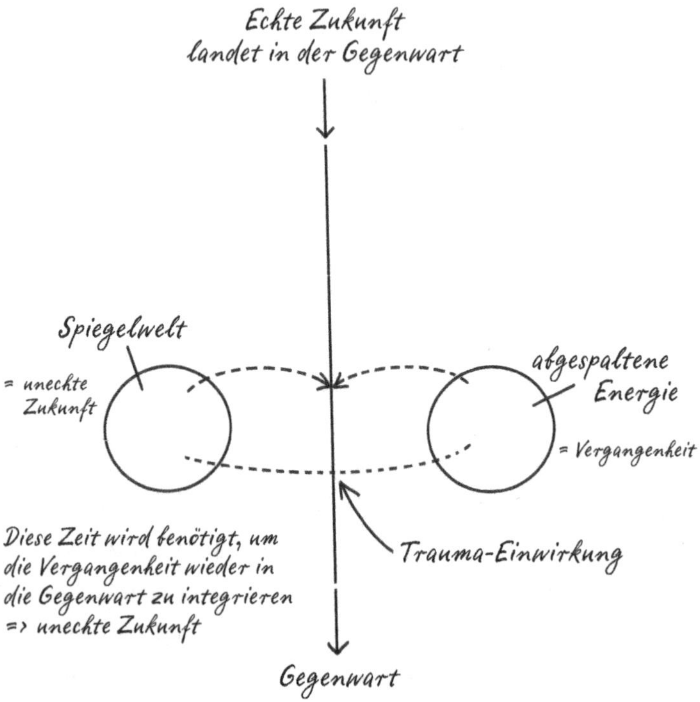

Fragmentierte Energie bleibt in der Vergangenheit stecken (rechte Seite), indem sie die Mittellinie, oder Gegenwart, aufspaltet. Das erzeugt eine falsche Spiegelwelt/unechte Zukunft (links dargestellt).

Stellen Sie es sich als eine bioenergetische Aufzeichnung vor, die die unverdaute Energie des Traumas enthält. Es handelt sich um ein flüchtiges »Teilstück« des Selbst in der Raumzeit, das eingefroren oder festgehalten wird und sich abspaltet. Das heißt aber nicht, dass es *verschwindet* – das kann es nicht. Solange dieser Trauma-Aspekt noch unverdaut ist, bleibt ein Teil der Seelenenergie in der Zeit eingefroren, im Schatten gefangen und im Körper begraben. Ähnlich wie dunkle Materie ist auch der Schatten des Traumas mit bloßem Auge nicht sichtbar; er kann nur durch seine Auswirkungen auf das umgebende System wahrgenommen werden. Wird diese dunkle, unverdaute Substanz zu lange verdrängt, kann sie in Form von Unbehagen, Störungen, Krankheiten oder Leiden wieder zum Vorschein kommen. Die Hauptsache, die wir feststellen – egal, ob wir den Körper, die Psyche oder die Seele studieren – ist, dass ein ungelöstes Trauma zu fehlregulierten Emotionen und unausgewogenen Reaktionen auf die unmittelbare Umgebung und die Menschen darin führt. Wir bezeichnen diese als *posttraumatische Symptome*, und sie manifestieren sich an den extremen Polen eines Kontinuums.

Auf der einen Seite finden wir die Übererregung (*Hyperarousal*): die Steigerung der Kampf-, Flucht- oder Erstarrungsreaktion. Eine Person, die sich in diesem Zustand befindet, kann erhöhte Angst, Reizbarkeit und/oder Aggression oder eine Tendenz zu Hypervigilanz (Überwachsamkeit, z. B. ständiges Absuchen der Umgebung nach potenziellen Gefahren) verspüren. Hier scheint die angeborene sympathische Reaktion des Nervensystems auf Stress oder Gefahr »gehackt« oder gekapert worden zu sein, sodass sie immer »an« (aktiviert) ist.

Am anderen Ende des Spektrums finden wir die Untererregung (*Hypoarousal*). Hier wird die parasympathische Abschaltreaktion des Nervensystems ausgelöst, sodass der Betroffene im Gefolge des Traumas einfach »abschaltet«, dissoziiert oder wie betäubt wirkt. Die Person kann apathisch und distanziert erscheinen, möglicherweise leidet sie unter Depressionen. Dieselbe Person kann zu verschiedenen Zeiten oder in verschiedenen Lebensbereichen sowohl Symptome von Hyper- als auch Hypoerregung zeigen. Ein Trauma ist wie eine verrückte Szene in einem Film, der plötzlich auf stumm geschaltet wird. Das Drama läuft noch, aber der Ton ist weg. Dann schnappt sich jemand den Fernseher und wirft ihn ins Meer. Langsam versinkt er in der Dunkelheit (im Unbewussten), wo sich die gleiche Szene endlos wiederholt.

Wie bei jedem Kontinuum zeigen die Extreme allein nicht das ganze Bild. Unvorhergesehene Umstände oder Signale in der Umgebung können bei ein und derselben traumatisierten Person plötzlich beide Reaktionsweisen aktivieren oder »triggern« (auslösen) – und zwar wiederum auf unterschiedliche Weise und zu unterschiedlichen Zeiten. Für jeden, der mit einem ungelösten Trauma zu kämpfen hat, kann die Fehlregulation des Nervensystems und der Emotionen das Aufrechterhalten gesunder Beziehungen, auch zu sich selbst, erschweren. Dies ist vielleicht die schwerwiegendste Folge eines Traumas: seine Auswirkungen auf die Fähigkeit, sich zu verbinden und in Beziehung zu treten, sich sicher und zugehörig fühlen und somit Gemeinschaft erleben zu können – und damit, sich weiterzuentwickeln.

Posttraumatische Aktivierungen können aber auch auf eine andere Weise betrachtet werden. Wenn eine Person als Reaktion auf die Umwelt plötzlich getriggert wird, kann der ursprüngliche energetische Schnappschuss eines unverdauten Traumas wieder hochkommen, und zwar nicht nur, weil eine Verletzung vorliegt, sondern um dem Nervensystem eine Chance zu geben, noch eine andere evolutionäre Funktion zu realisieren, nämlich, die unverdaute Energie wieder in das lebende System einzubringen. Darin besteht die Selbstheilungsfunktion der *Integration.*

Wenn wir in diesen Prozess das Zeugenbewusstsein (*Witnessing*) einbringen, entdecken wir noch höhere evolutionäre Fähigkeiten, die uns bei der Wiederherstellung helfen. Insbesondere erwecken wir so die angeborene Fähigkeit jeder Seele, anderen bei der Heilung zu helfen.

WIEDERHERSTELLUNG DER NACHZEIT

Wenn Sie beim Frühstück eine Meinungsverschiedenheit mit Ihrem Partner oder Ihrer Partnerin hatten, werden Sie sich bei Ihrer Arbeit weniger präsent fühlen, bis Sie die Gelegenheit bekommen, sich hinzusetzen und das Erlebnis zu verdauen. Auf der Fahrt ins Büro und im Laufe des Tages werden Sie wahrscheinlich die Momente des morgendlichen Konflikts in Ihrem Kopf erneut durchspielen. Vielleicht fühlen Sie sich zerstreut, abgekoppelt oder sogar beunruhigt. Sie tragen immer noch unverdaute Informationen vom Vormittag mit sich herum, als wäre Ihr Server zu überlastet gewesen, um sie in der Zeit zu verarbeiten, als es passierte. Diesen Zustand nenne ich »Nachzeit« (*Aftertime*). Im Nachhinein fühlt es sich an, als ob der Inhalt des morgendlichen Konflikts aus mehreren Gepäckstücken besteht, die man so lange überallhin mit sich herumschleppen muss, bis man ihren Inhalt sortiert hat. Wenn eine Hälfte von Ihnen mit diesem Gepäck beschäftigt ist, können Sie nicht voll und ganz in der Gegenwart sein – Sie sind halb in der Vergangenheit.

Hier geht es aber um viel mehr als um bloße Meinungsverschiedenheiten bei Toast und Kaffee. Es kann sein, dass jemand aufgrund persönlicher, noch nicht verarbeiteter Traumata mit erheblicher Verspätung reagiert und deshalb nicht in der Lage ist, in der Nachzeit voll präsent zu sein. Ebenso können Gemeinschaften, ja ganze Gesellschaften tiefe kulturelle Wunden ungeheilt mit sich herumtragen, die in der Folgezeit lange nachwirken und große Spaltungen verursachen, die uns über Generationen hinweg belasten. *Aftertime* oder Nachzeit bezeichnet eine Energie aus der Vergangenheit, die nicht vollständig gelebt bzw. verarbeitet werden konnte und sich deshalb bis in die Gegenwart belastend auswirkt. In ihrer Umkehrung wird die Nachzeit zur Gegenwärtigkeit. Nicht integrierte Geschichte ist Vergangenheit, integrierte Geschichte ist Gegenwart.

Jede menschliche Seele ist Ausdruck der Energie, die sich entlang des Entwicklungspfades in vertikaler bzw. horizontaler Richtung bewegt. Doch jede menschliche Seele wird hineingeboren in sich gegenseitig durchdringende und überlagernde Felder von Ahnen- und Kollektivtraumata. Die menschliche Matrix, oder das kollektive Feld, enthält ein derart hohes Maß an Instabilität, Dissonanz und Entfremdung, dass wir alle in irgendeiner Weise von diesen Spannungen geprägt sind. Auch das beinhaltet der Begriff Nachzeit. Doch die vielleicht schwerwiegendste Folge dieses Ungleichgewichts ist das anhaltende Phänomen des Getrenntseins.

In der Nachzeit fühlen wir uns nicht nur voneinander getrennt, sondern auch der eigenen Seele und unserer Quelle entfremdet. Außerdem fühlen wir eine zeitliche Spaltung: Ein Teil von uns verliert sich im ständigen Wiederholen der Vergangenheit, während ein anderer Teil von einer künstlichen Zukunft besessen ist. Doch nur in der Fülle der Gegenwart sind wir befreit. In der Präsenz spüren wir eine größere Einstimmung mit dem Körper. Wir erleben ein Gefühl von Flow und Leichtigkeit. Wir werden klarer, wacher, sind stärker verbunden. Mit Präsenz gibt es mehr Raum, mehr Bewegung, mehr Licht. Mit Präsenz bringen wir die Vergangenheit wieder ins Lot und richten uns in Raum und Zeit neu aus.

Wenn jemand, den Sie kennen, durch ein vergangenes Trauma getriggert wird, können Sie lernen, sich in die Intelligenz seines Nervensystems mit Ihrem eigenen einzufühlen. Im Wesentlichen können Sie das soziale Nervensystem (SES, *Social Engagement System*) bewusst einsetzen, um den Schmerz eines anderen wahrzunehmen, sich damit zu verbinden und vielleicht sogar zu seiner Heilung beitragen.

Wenn beispielsweise eine Freundin, ein Mitarbeiter oder eine therapeutische Klientin plötzlich und in unangemessener Weise ängstlich, feindselig wird, sich zurückzieht oder verkrampft, können Sie sich in aller Ruhe zurücklehnen und registrieren: *Oh, da ist auf einmal ein verletztes vierjähriges Kind in der Energie präsent!* Manche Psychologen bezeichnen dies als Regression, aber das Auftauchen des Vierjährigen gibt einen genaueren Hinweis auf den Zeitpunkt, an dem das ursprüngliche Trauma stattfand. Die beängstigende, unverdaute Erfahrung des Vierjährigen wurde in einer eigenen »Zeitzone« bewahrt, vom aktiven Ich getrennt. Und Sie können sie lokalisieren, als wären Sie ein futuristischer Zeitreisender. Und dabei fällt Ihnen auf, dass dieser Aspekt des Vierjährigen in den Vordergrund getreten ist, damit etwas von dem unverdauten Schmerz, den das Kind einst erlebte, nun miterlebt werden kann und man ihm mit Sicherheit und Beruhigung begegnet.

Was wir für Schicksal halten, ist in Wahrheit die nicht assimilierte Vergangenheit. Ein Trauma bleibt nie begraben. Was auch immer ungelöst geblieben ist, wird rekapituliert werden. Es war der Philosoph George Santayana, dem der Satz zugeschrieben wird: »Wer sich nicht an die Vergangenheit erinnern kann, ist dazu verdammt, sie zu wiederholen.«[6] Diejenigen, die die Vergangenheit nicht vollständig verdauen und integrieren können, werden sie wieder und wieder erleben. Solange die Scherben des Traumas nicht wieder zu einem Ganzen zusammengefügt sind, wird die Vergangenheit einfach recycelt. Die mystischen Traditionen des Ostens bezeichnen diesen Prozess als *Karma*, was aus dem Sanskrit stammt und »Wirkung« oder »Schicksal« bedeutet. Wenn wir jedoch die heutigen wissenschaftlichen Erkenntnisse mit der alten Weisheit verbinden, sehen wir, dass Karma die Restenergie von unverarbeitetem Leiden ist.

Darüber hinaus ist die Existenz unverarbeiteter Traumata so mächtig, dass sie unsere Selbst- und Fremderfahrung verletzt und unsere Wahrnehmung von Raum und Zeit verzerrt. Wie ein Standbild überlagert und verfälscht seine Anwesenheit den Bildschirm der Realität, sodass die Emotionen, Wahrnehmungen und Überzeugungen, die wir auf diesen Bildschirm projizieren, durcheinandergeraten und gestört werden. Ohne Integration – die Einbeziehung vergangener Fragmente des Selbst in das Ganze – lauern die Schatten und Schattierungen der Vergangenheit überall um uns herum, blockieren das Licht und entstellen unsere Erfahrung der Gegenwart.

Unabhängig davon, ob wir persönlich ein Trauma erlebt haben oder nicht, wird jeder von uns in ein Feld hineingeboren, das durch die Folgen des Leidens unserer Vorfahren, unserer Kultur und unserer Geschichte verdunkelt ist. Die massive Überdrehtheit (Hypererregung) und Verdrossenheit (Hypoerregung), die wir in der heutigen Gesellschaft beobachten, sind Symptome einer nicht integrierten Vergangenheit – aber nicht im abstrakten Sinne, sondern ganz konkret. Diese vorhandenen Kräfte zersplittern unsere Perspektive und verzerren die Wahrnehmung von uns selbst, den anderen und der Welt, weil sie unsere Beziehungsfähigkeit und Vernetzung, unsere zeitliche und räumliche Synchronisierung beeinträchtigen und uns daran hindern, kohärent und vollkommen präsent zusammen zu sein. Viele von den Folgen eines unbewältigten Traumas werden als »normal« angesehen: *»So ist nun mal die Gesellschaft, so sind die Menschen, so ist das Leben …«* – Sie sind aber alles andere als normal!

Die gute Nachricht: Es ist möglich, uns selbst zu heilen und unsere Gemeinschaften wiederherzustellen – und das kann viel einfacher und wirkungsvoller sein, als wir es erwarten würden. Im nächsten Kapitel erforschen wir die Praxis der Präsenz, die Fähigkeit zur Einstimmung und die feinstoffliche, energetische Kompetenz, uns in Zeit und Raum zu synchronisieren. Wenn diese Praktiken gestärkt werden, bilden sie eine stabile Grundlage für wahre Heilung in den persönlichen, ahnenbezogenen und gemeinschaftlichen Bereichen, die wir miteinander teilen.

ÜBUNG: EINSCHÄTZUNG UND REDUKTION VON STRESS

In diesen turbulenten Zeiten können Einstimmungspraktiken helfen, die Symptome von Stress zu erkennen und zu verarbeiten. Ziel dieser Übung ist es, dich zu erden und tiefer in dein inneres Gleichgewicht zu bringen, sodass du für deine äußeren Erfahrungen besser präsent sein kannst. Ohne inneres Gleichgewicht könnte dich das, was außen passiert, leicht überfordern. Vielleicht möchtest du dir eine Tonaufnahme der laut gesprochenen Einstimmungsübung machen, die du jederzeit abspielen kannst, wenn du üben willst. (Du kannst dir auch Tonaufnahmen von Thomas auf Englisch anhören, mit denen er dich durch die Meditationsübungen geleitet – unter: attunedbook.com.)

Nimm dir einen Augenblick Zeit, um deine Aufmerksamkeit in den Körper zu lenken. Verbinde dich in ein paar Atemzügen mit den Empfindungen, die sich in diesem Moment am lebendigsten anfühlen. Vielleicht fühlt sich der Stuhl unter dir fest an, du spürst deine kalten Hände oder den vollen Bauch.

Richte nun deine Aufmerksamkeit auf jeglichen Stress, den du im Körper spürst. Sind deine Schultern ein wenig angespannt? Nimmst du Unruhe in dir wahr, oder ein unbehagliches Gefühl im Bauch oder in der Brust? Fühlt sich dein Geist ruhelos oder überaktiv an? Scanne jeden Bereich des Körpers, z. B. den Solarplexus, Brustkorb, Hals und Nacken, und nimm einfach den aktuellen Stresspegel deines Körpers wahr. Ist er hoch, mittel oder sehr niedrig?

Fokussiere dich nun wieder auf deinen Atem. Atme einfach in jene Stellen, wo du Stress bemerkt hast, hinein und wieder heraus, und erlaube diesen Körperbereichen, mit jedem Atemzug weicher zu werden. Wenn du auf diese Weise atmest, beginnt sich dein Nervensystem allmählich zu regulieren, sodass der Körper den Stress, den er in sich trägt, verdauen und integrieren kann.

Wenn du dich durch den Stresspegel in deinem Körper beim Üben überfordert fühlst, wende dich an jemanden, dem du vertraust, der dich durch Ko-Regulation unterstützen kann.

3

Die Kunst der Einstimmung

Einstimmung kann einfach definiert werden als Fokus der Aufmerksamkeit auf die Innenwelt. Zwischenmenschliche Einstimmung ist das Fokussieren wohlwollender Aufmerksamkeit auf die innere subjektive Erfahrung eines anderen.

– DR. DAN SIEGEL

Wären die Pforten der Wahrnehmung gereinigt, erschiene den Menschen alles, wie es ist: unendlich.

– WILLIAM BLAKE

Eine Grundprämisse der transparenten Kommunikation besagt, dass jeder Mensch aus einer riesigen lebenden Bibliothek besteht, die mit allen erdenklichen Informationen gefüllt ist – nichts ist ausgelassen worden. Die Weisheit unserer Urahnen ist in unserer DNA und in jeder Zelle unseres Körpers, unseres Gehirns und unseres Nervensystems enthalten. Diese lebendige Datenbank ist nach den komplexen Strukturen all dessen aufgebaut, was das Leben in unzähligen Jahrtausenden gelernt hat – in etwa so, wie Ihr Webbrowser eine Chronik von sämtlichen Internetseiten enthält, die Sie heute und an allen anderen Tagen besuchten, seit Sie das letzte Mal den Verlauf gelöscht haben. Wenn Sie alles darüber wissen wollten, wie Sie Ihr

Leben verbracht haben, von welchen Menschen und Ereignissen Sie geprägt wurden und in welcher Form, müssten Sie nur einen Blick in Ihre innere Bibliothek werfen. Nichts wird je gelöscht, alles ist in Ihnen gespeichert: der Augenblick Ihrer Empfängnis, der Tag, an dem Sie geboren wurden, Ihr erstes Krabbeln und die ersten Gehversuche, Ihr erster Kuss und ebenso der letzte – alles, was Sie jemals gelernt, gefühlt und erlebt haben, ist dort sicher abgespeichert.

Diese Bibliothek enthält viele Ebenen und Schichten, wo das Wissen und die Weisheit gespeichert sind, die Sie in jeder Phase Ihrer physischen und psychischen Entwicklung erworben haben, sowie alles, was von Ihren Vorfahren an Sie weitergegeben wurde. Wenn Sie mit einer Person in Verbindung sind, die über einen hohen Grad an Einstimmung verfügt – jemand, der aufmerksam, offen, interessiert und bewusst ist –, wird er viele der in Ihnen gespeicherten Daten auslesen und überprüfen können: Sind Sie intellektuell? Sind Sie äußerst sozial bzw. ein geselliger Mensch? In welcher Hinsicht sind Sie intuitiv? Haben Sie mit drei Jahren ein Kindheitstrauma erlebt? Oder vielleicht mit zehn Jahren, als Ihre Eltern sich scheiden ließen? All das lässt sich auf der subtilen Ebene ablesen, und zwar an Ihrem feinstofflichen Körper, Ihrer Energiebibliothek.

Einstimmung (*Attunement*) ist ebenso wie Zuhören eine wesentliche Voraussetzung für authentische Beziehungen. Indem Sie üben, sich auf andere einzustimmen, wächst Ihre Beziehungsweisheit – die Fähigkeit, andere klarer zu sehen, sie tiefer (und *mit* ihnen) zu fühlen und insgesamt auf eine umfassendere, authentischere Weise in Verbindung zu treten.

Um das Bild von der Bibliothek zu erweitern, stellen Sie sich mal Bücher in einem Regal vor. Wenn Sie auf der Suche nach einem bestimmten Buch alle Regale im Eiltempo entlanglaufen, werden Sie Mühe haben, auch nur einen einzigen Buchtitel zu erkennen. Um das richtige Buch zu finden, müssen Sie langsamer werden und sich »eintunen«, um die entsprechende Information aufnehmen zu können. Das Gleiche gilt, wenn Sie versuchen, eine Verbindung zu einer anderen Person herzustellen. Eine reife Beziehungsfähigkeit verlangt, dass Sie Ihr Tempo verlangsamen und sich einstimmen. Es geht darum zu lernen, Ihr Tempo dem der anderen Person anzupassen, damit Sie sich besser begegnen und eine Verbindung herstellen können. Es geht darum, die Fähigkeit zu entwickeln, Ihre eigene Frequenz auf die Frequenz des Gegenübers abzustimmen, Ihre Wahrnehmung mit seiner Wahrnehmung, Ihr Biofeld mit seinem Biofeld.

Jeder Mensch, dem wir begegnen, hat seine spezielle Bewegung oder Anordnung von Energie, wie ein Musikstück. Nur durch vertieftes Zuhören – durch Einstimmen und Empfangen – können wir unser eigenes Bewegungstempo anpassen, um den Anderen tiefgehend und gut zu verstehen.

VERBINDUNG DURCH EINSTIMMUNG

Kürzlich saß ich mit einem einjährigen Kind zusammen, das nur wenige Tage zuvor einen Unfall erlebt hatte und sich noch in einem gewissen Schockzustand befand. Die Mutter des Kindes war natürlich sehr besorgt. Während ich dasaß und mit dem Kind spielte, stimmte ich mich ein und passte meine Energie an seine Energie an, etwas, das keine Worte erfordert. Bewusst verlangsamte ich meine eigene Bewegung, um mich der seinen anzunähern, sodass wir zusammen in einem Raum der Verbundenheit *sein* konnten.

Der Moment, in dem sich unsere Energien synchronisierten, war eindeutig: Zwischen uns floss nun eine subtile Elektrizität, als hätten wir ein gemeinsames Nervensystem geschaffen. Jetzt konnte ich Muster von energetischen Spannungen im Feld des

Kindes wahrnehmen, die durch den Schock des Unfalls entstanden waren. Es gab ein präzises Gefühl von Kontraktion in Verbindung mit Schmerz und Angst, als hätte das Kind seine Energie ganz eng in seinen Körper hineingezogen – eine Überlebensreaktion – und diese Anspannung noch nicht wieder losgelassen, obwohl es nicht mehr gefährdet war.

Dadurch, dass ich in meinem Körper geerdet war, konnte ich dem Kind meine Präsenz und Einstimmung zur Verfügung stellen und meine Schwingung mit der seinen genau abstimmen. So konnte mein Nervensystem ein wenig von seiner erworbenen Resilienz (Widerstandskraft) an das verletzliche, noch in Entwicklung befindliche Nervensystem des Kindes übertragen. Ich fühlte einfach *mit* ihm und übermittelte eine Energie der Entspannung in den Raum zwischen uns. Dadurch konnte das Kind einen Teil der Angst verarbeiten, an der es noch festgehalten hatte, wodurch diese in Bewegung kam und sich löste, sodass das Kind sich allmählich entspannen konnte. Bereits nach etwa zehn Minuten wurde es aufgeweckter, neugieriger und beteiligte sich stärker. Auch hier waren keine langen Diskussionen nötig – wie sich der Unfall angefühlt habe und was das Ganze zu bedeuten hatte. Einfach die Präsenz, meine Einstimmung und subtile Anpassung setzten den angeborenen Mechanismus der Ko-Regulation in Gang.

ÜBUNG: INNERE KÖRPEREINSTIMMUNG

Diese Übung lädt dich dazu ein, deinen Körper zu erforschen, indem du deine Aufmerksamkeit nach innen lenkst, um deine Fähigkeit zu stärken, dich einzustimmen. Auf dieser Reise wirst du deinen Körper mehr von innen wahrnehmen und eine tiefere Beziehung zu ihm gewinnen. Auf diesem Weg wirst du deinen »inneren Röntgenblick« entwickeln oder verstärken, und dein ganzer Körper wird sich dir als lebendiges Informationsfeld erschließen.

Setze dich bequem hin und richte deine Aufmerksamkeit auf die Bewegung deines Atems.

Immer wenn du ausatmest, entspanne dich. Genieße es, einfach auf dem Stuhl, auf dem Kissen oder auf dem Boden zu sitzen. Werde dir deiner Körperhaltung bewusst. Achte auf jegliche Empfindungen von Gewicht oder Druck.

Ruhe einfach in der Schönheit dieses Sitzens.

Während du dich nach innen sinken lässt, lege den Fokus auf das, was du im Körper spürst. Bemerke, wie dein Körper dir immer mehr Informationen und Einzelheiten offenbart. Deine Aufmerksamkeit wird feiner; du nimmst alles wie durch eine höhere Auflösung wahr.

Registriere jede Verspannung, die sich in dir festgesetzt hat. Spüre die Empfindungen (oder deren Abwesenheit) in den Beinen, im Becken, im Bauch, an den Schultern, in den Armen, im Kopf. Nach und nach formt sich ein Bild deiner inneren Körperlandschaft.

Welche Bereiche fühlen sich präsenter an, leichter zugänglich? Welche Teile fühlen sich dunkler an, wie abgekoppelt oder kaum vorhanden? Manche Bereiche erscheinen lebendiger, bewegter, empfindsamer, andere sind vielleicht schwerer zu spüren oder kaum wahrnehmbar. Vielleicht musst du dich bei den dunkleren Bereichen mehr konzentrieren.

Es ist gut, alles einfach nur zu registrieren, ohne es zu beurteilen. Du musst überhaupt nichts verändern. Übe einfach, deine Aufmerksamkeit so zu verfeinern, dass deine Wahrnehmung eine höhere Auflösung erreicht.

Wenn es dir schwerfällt, dich mit dem Körper zu verbinden, respektiere das. Du musst dich nicht unter Druck setzen. Nimm es einfach nur wahr.

Jetzt stimme dich noch genauer ein. Nimm wahr, dass da Knochen in deinem Körper sind. Wie fühlt sich so ein Knochen an? Suche dir einen aus, zum Beispiel im Oberschenkel, und dann stimme dich ein und lausche. Empfange, was der Knochen an dich aussendet. Wie ist seine Beschaffenheit? Was für visuelle oder andere sinnliche Eindrücke bekommst du, während du dich auf den Oberschenkelknochen fokussierst?

Geh mit all den subtilen Informationen, die du empfängst, spielerisch um.

Richte jetzt deinen Fokus auf einen Muskel – etwa einen vorderen oder hinteren Oberschenkelmuskel. Wie entspannt oder angespannt fühlt er sich an? Wie lebendig oder distanziert? Und wenn du den Fokus weiter auf diesem Muskel hältst, taucht irgendein inneres Bild, ein Eindruck, eine Körperempfindung auf?

Als Nächstes lenke deine Aufmerksamkeit auf ein Organ, die Leber zum Beispiel, oder das Herz. Schau mal, ob du dich mit diesem Organ auf ähnliche Weise verbinden kannst. Erscheint ein inneres Bild, während du in diesen Bereich des Körpers hineinspürst? Eine Empfindung? Ein Gefühl von mehr oder weniger Energie oder Lebendigkeit? Nimmst du Entspannung oder Kontraktion wahr?

Sieh mal, ob du erkennen kannst, wie dieses Organ mit seiner Umgebung kommuniziert. Empfindest du es als isoliert oder verbunden? Achte auf deine intuitiven Eindrücke: Wirkt das Organ gestresst oder in offenem Fluss?

Wir alle kennen den Spruch: »Zwei Köpfe sind besser als einer.« Er ist auch auf die höhere Intelligenz der Einstimmung anwendbar, die einen Eckpfeiler der Beziehungsweisheit darstellt. Unabhängig davon, ob Sie es bemerken oder nicht, wird jedes Mal, wenn Sie jemanden treffen – eine Fremde, einen Kollegen, eine guten Freundin – eine ganzkörperliche Energieübertragung (Information) zwischen Ihnen ausgetauscht.

Über das Körper-Geist-System trete ich mit anderen Menschen und mit meiner Welt in Beziehung; es ist mein Instrument. Indem ich die subtilen Möglichkeiten meines Instruments entwickle, lerne ich, mich einzustimmen auf die in mir selbst und in anderen noch nicht aufgelösten Energien – wie etwa die Schock- und Angstgefühle des kleinen Kindes, von dem weiter oben die Rede war –, sie zu hören, zu fühlen, zu spüren, zu sehen. So war es mir möglich, diese Energien im Körper des Kindes zu lokalisieren, indem ich in meinen eigenen Körper hineinspürte und die Informationen abrief, die er mir übermittelte.

Das alles geschieht sanft, subtil und leise, doch bei der anderen Person erzeugt es ein starkes Gefühl von »Gesehenwerden« – oder, wie Dr. Daniel Siegel, klinischer Professor für Psychiatrie an der UCLA School for Medicine und Begründer des Zweigs der interpersonalen Neurobiologie, es beschrieben hat, von »sich gefühlt Fühlen«.[1] Es entspricht dem Wesen der Kinder (und aller Menschen), dass das Gefühl, von anderen gefühlt zu werden, als eine sehr positive Bestätigung erlebt wird. Sich »gefühlt zu fühlen« ist eine Voraussetzung für das Erleben von Beziehungssicherheit und Zugehörigkeit und ermöglicht dem heranwachsenden Kind, sich zu öffnen und noch stärker zum Ausdruck zu bringen, wer es seinem Wesen nach ist. Einfach ausgedrückt ist das Gefühl, gesehen zu werden, eine Ermutigung für den menschlichen Willen, oder die Seele, sich weiter zu entfalten und aufzublühen.

EINSTIMMUNG IN BEZIEHUNGEN ENTWICKELN

Wir übertragen unseren innerlichen Zustand unmittelbar auf unsere Umgebung. Jemand, der sich in einem entspannten, geerdeten Zustand befindet, wird auch eine entspannte, geerdete Energie auf seine Umgebung übertragen. Das können die anderen spüren. Wenn wir in diesen Zustand eintreten, empfängt unser Nervensystem unmittelbar diese Übertragung, was meistens eine entspannende, erdende Wirkung auf uns hat, wie eine warme Decke der Geborgenheit. Wir können natürlich so sehr mit uns selbst beschäftigt sein, dass uns diese Übertragung entgeht, doch wenn wir präsent und eingestimmt sind, ist der Austausch offensichtlich. (Auf Menschen zu treffen, die *präsent* sind, und mit ihnen zu interagieren, vermittelt einem ein wunderbares Gefühl.)

Je mehr Sie »verkörpert« und erreichbar sind, desto klarer sehen Sie die Welt. Eine gesteigerte Wahrnehmung ist die Folge von Präsenz, und sie birgt Entwicklungspotenzial in sich. Viele erfolgreiche Geschäftsleute sind vor allem deshalb erfolgreich, weil sie auf die Entwicklungen in ihren Unternehmen sehr gut eingestimmt sind. Häufig haben sie ein gutes Gespür für das, was auf sie zukommt, manchmal drei Schritte im Voraus. Im Beziehungsbereich funktioniert Präsenz in ähnlicher Weise. Wer präsent, zugänglich und auf andere eingestimmt ist, dessen Sinneswahrnehmungen werden schärfer und klarer. Man wird dadurch intuitiver.

Wenn wir die transparente Kommunikation praktizieren, hören wir anderen mit unserem ganzen Körper intensiv zu und können selbst die subtilsten Hinweise, Impulse und Fäden aufgreifen, sobald sie auftauchen. Das Wort »transparent« bezieht sich auf diese subtilen Fäden und Schichten von Energie und Information, die uns über die intersubjektive und transpersonale Dimension, den feinstofflichen Raum zwischen uns, zugänglich sind.

Stellen Sie sich zwei Menschen vor – wir wollen sie Peter und Adele nennen: Sie gehen gemeinsam in ein Café, bestellen sich jeder Kaffee und setzen sich einander gegenüber, um zu reden. Vielleicht verbringen sie so eine Stunde, sitzen bei dampfenden Tassen und plaudern. Schließlich fängt Adele an, eine heikle Geschichte aus ihrer Vergangenheit zu erzählen. Wenn Peter eingestimmt ist und genau hinhört, werden ihm schon die kleinsten Momente auffallen, in denen es sich anfühlt, als wäre Adele aus dem Raum verschwunden, während sie redet. Es ist, als würde sie bei der Erwähnung eines Aspekts ihrer Vergangenheit eine Sekunde lang nicht mehr da sein, so als hätte sie ihren Körper und den gegenwärtigen Augenblick verlassen. Vielleicht gibt es einen kurzen Moment, in dem ihre Augen weit in die Ferne zu schweifen scheinen, so als würde sie nicht mehr Peter, sondern etwas weit weg sehen, und ihre Stimme hört sich irgendwie hohl an. Peter kann Adele zwar immer noch reden hören, aber es ist, als ob die Verbindung abreißt und Adele nicht mehr erreichbar ist.

Solche Unterbrechungen passieren andauernd in unseren täglichen Beziehungen. Die Energie einer Person kann sich plötzlich zurückziehen – vielleicht unbewusst, als eine vermeidende oder dissoziative Reaktion. So zeigen sich Symptome, die von einem Verbindungsabbruch, einer früheren Verletzung, Isolation oder einem Trauma herrühren – etwa so wie bei einem kleinen Kratzer auf der Schallplatte, oder wenn die Nadel hängen bleibt.

Wenn Peter diese subtilen Hinweise übersieht, kann es sein, dass er nach sechs Monaten oder einem Jahr Beziehung völlig perplex ist, wenn er erfährt, dass Adele in der Vergangenheit ein Trauma erlebte, und dass ein Großteil der Energie immer noch davon besetzt ist, die ihr sonst für die Beziehung zur Verfügung stehen könnte.

Häufig ist es ein unbewusstes, gegenseitiges Erkennen ihrer Wunden, das zwei Menschen in einer Liebesbeziehung vereint. Der unerlöste Schmerz des einen Partners ist wie ein Schlüssel, der perfekt in das Schloss passt, das dem unerlösten Schmerz des anderen entspricht. Ein solches Paar spürt oft eine intensive, geradezu überwältigende Verbindung und stürzt sich Hals über Kopf in eine romantische Beziehung, ohne dass ihnen ihre traumatische Verstrickung bewusst ist. Nach sechs Monaten oder einem Jahr, wenn die Beziehung problematisch und schmerzhaft wird, fühlen sich beide Partner oft völlig überrumpelt. Wie konnte es sein, dass sie sich so wahnsinnig ineinander verliebten, um dann so schnell wieder enttäuscht zu werden? (Allerdings könnten wir die Ehe auch als einen Lernprozess begreifen, in dessen Verlauf uns all das bewusst wird, was wir in unserer ersten Verliebtheit beim Partner nicht wahrnehmen konnten.)

Oft kommt es vor, dass ein Klient oder eine Klientin sich hinsetzt und sofort anfängt, mir eine emotionsgeladene Geschichte seiner/ihrer Beziehungsdynamik zu erzählen. »Hör zu, Thomas, ich hatte einen Streit mit meiner Frau«, könnte ein Mann sagen, »und dabei ist Folgendes passiert …« Und sogleich legt er los mit den dramatischen Details, wie *er* sie sieht, aber in der Regel rekapituliert er nur, wer »richtig« und wer »falsch« lag. Wenn ich dabei nicht völlig präsent und gut eingestimmt bin, könnte ich von seiner Geschichte hypnotisiert werden, sodass ich die berichteten Verhaltensweisen seiner Ehefrau für gut oder schlecht halten könnte. Wenn ich aber auf einer tieferen Ebene, mit meinem ganzen Körper zuhöre, wird es mir wahrscheinlich auffallen, dass seine Energie bei der ausführlichen Schilderung des Beziehungsdramas gar nicht in seinen Beinen und Füßen präsent ist, so als würden die Füße keinen Bodenkontakt haben. Im unteren Körper ist keine Energie, und der Mann hat den Kontakt zu seinen Körperempfindungen verloren. Wenn ich meine Einstimmung vertiefe, spüre ich seine Verspannungen im Oberkörper oder im Kopf und ich nehme wahr, dass er angstvoll aus einer Verteidigungshaltung heraus reagiert, als ob es um sein Überleben ginge. Es ist also die Energie der Angst, die dieser Mann vermeidet oder abschneidet (*Absencing*) – vielleicht um sich stark und weniger verletzlich zu fühlen. Und wenn irgendwo im Körper ein Mangel an Lebenskraft auftritt, ist auch das Gewahrsein dort vermindert. Dieser Teil von ihm ist dann für ihn nicht wahrnehmbar. Kurz gesagt: Dieser Mann empfindet seine Beziehungssaga als derart bedrohlich, dass er nicht mehr genug Bodenhaftung hat, um sie zu verarbeiten.

Wenn das Energiezentrum an der Basis unserer Wirbelsäule schwach ist, sind wir nicht geerdet. Uns fehlt die Verbindung zur Erde unter unseren Füßen, und andere könnten uns als ruhelos, distanziert, orientierungslos oder unnahbar erleben. Das Hinfallen ist der elementarste biologische Angstinstinkt; alle gesunden Säuglinge machen diese Erfahrung. Wir verkrampfen uns und entziehen der Basis unsere Energie, als Reaktion auf eine (oft uneingestandene und unverarbeitete) Angst vor einer Bedrohung unseres Überlebens. Es ist wichtig, dass wir uns bewusst machen, wann wir »den Boden verlassen«, denn der Körper gibt damit ein Signal, dass etwas dringend unserer Aufmerksamkeit bedarf. Um als reife, gesunde Erwachsene voranzukommen, müssen wir uns mit dieser Angst auseinandersetzen. Unabhängig davon, ob die Angst in uns selbst oder in anderen auftaucht, ist es ein Akt des Mitgefühls, einfach präsent und eingestimmt zu bleiben, und es nicht als »falsch« abzustempeln. Eine nicht urteilende Haltung macht es uns möglich, die verkörperte Beziehung behutsam zurückzugewinnen.

INNERE UND ÄUSSERE KOHÄRENZ HERSTELLEN

Kohärenz, abgeleitet von dem lateinischen Verb *cohaerere* (zusammenhängen, verbunden sein), bezieht sich auf das Herstellen eines geeinten Ganzen; Integration ist somit ein Akt der Kohärenz. Jeder von uns ist ein dynamisches Zusammenspiel zwischen den physischen, emotionalen und mentalen Aspekten des Selbst. Wenn wir innere Kohärenz (oder Synchronisation) in allen drei Aspekten zum Ausdruck bringen, werden wir präsenter und können unsere Umgebung klarer spüren, wahrnehmen und uns auf sie einstimmen. Beim Praktizieren von transparenter Kommunikation fokussieren wir uns darauf, den Grad der Ausrichtung und des Flusses zwischen Körper, Geist und Gefühlen – bei uns selbst und anderen – zu verstehen und zu beobachten, wie diese Bewusstseinszentren mit unserer äußeren Umgebung in Verbindung treten.

Können Sie sich an einen Moment erinnern, in dem Sie mit jemandem gesprochen haben und bemerkten, dass seine Worte im Widerspruch zu seiner Körpersprache zu stehen schienen? Die Menschen sagen oft das eine, fühlen aber etwas anderes. Mit kontemplativer Praxis werden Bereiche, die scheinbar widersprüchlich sind, klarer und deutlicher. Dabei ist es natürlich Ihre Aufgabe, die Energie einfach zur Kenntnis zu nehmen, ohne sie zu bewerten. Eine transparente Kommunikation ermöglicht es uns zu erkennen, wann, wo und wie innere und äußere Unstimmigkeiten auftauchen. Es geht darum, die Sprache der Kohärenz zu lernen.

Durch die Praxis der höheren Einstimmung gelingt es uns, einen bewussten Beziehungsraum herzustellen, in dem wir Anzeichen von Inkohärenz oder Verbindungsabbruch schneller erkennen und fühlen können. Indem wir uns einfach bewusst machen, was gerade vorliegt, können wir diesen Symptomen mit Präsenz und Mitgefühl begegnen.

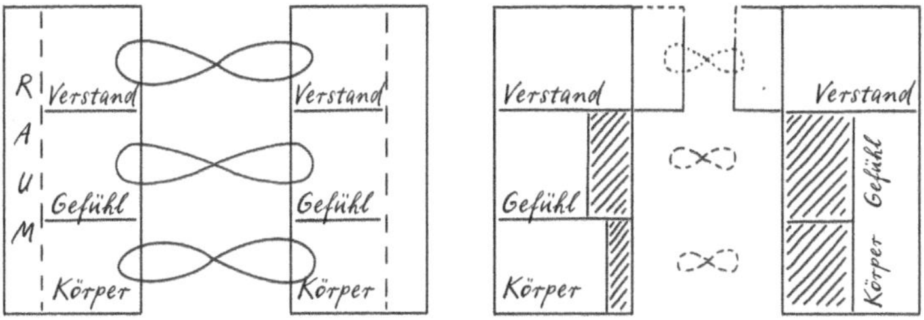

Die linke Abbildung zeigt zwei Personen, die mit einem hohen Grad an innerer Kohärenz zwischen Verstand, Gefühl und Körper in Beziehung treten, wobei »Raum« den inneren Raum (*Spaciousness*) anzeigt. Die rechte Abbildung zeigt zwei Personen, die versuchen, mit einem geringen Grad an innerer Kohärenz in Beziehung zu sein. Folglich mangelt es ihnen an innerer Weite, und sie geraten leicht ins Intellektualisieren, ohne einander tiefer zu fühlen oder zu spüren.

Angenommen, Adele kommt zu Ihnen, um über ein Beziehungsdilemma zu reden. Beim Zuhören könnten Sie sagen: »Ich kann in meinem eigenen Körper spüren, wie stressig das für Sie gerade sein muss!«, denn wenn Sie eingestimmt sind, werden Sie Adeles Reaktion auf das, was sie gerade erlebt, *mit ihr fühlen* können. Wenn sie zugibt, dass sie von ihrem Beziehungsproblem gestresst ist, können Sie sie behutsam einladen, bei diesem Stressgefühl einen Moment zu verweilen, es einfach zuzulassen und damit präsent zu sein.

Man löst diese Art von »Stress«-Problemen nie mit dem Kopf allein. Wenn wir in unseren Körper hineinspüren, um die Empfindung, die wir *Stress* nennen, zu lokalisieren, und wenn wir einen Eindruck davon bekommen, wie sie aussieht und sich anfühlt, können wir oft sehr viel lernen, was hilfreich – ja sogar heilsam – ist. Wir könnten beispielsweise entdecken, dass das, was wir als *Stress* bezeichnet haben, in Wirklichkeit eine uneingestandene, nicht bewältigte Traurigkeit oder Wut ist, die sich irgendwo im Körper verbirgt. Vielleicht hat sie sich als energetische Abwesenheit oder Abkopplung getarnt. Die Angstenergie könnte sich auch als unangenehme Verengung oder schmerzhafter Knoten melden. Solange die Angst unbewusst bleibt, wird Adele zu aufgewühlt sein, um sich mit dieser Erfahrung anfreunden zu wollen. Sobald sie aber bereit ist, sie zu erforschen und ihr Gewahrsein in die Empfindung hineinverlagert, könnte sie herausfinden, ob ihre Angst eine Reaktion auf eine bloß vermutete oder eine tatsächliche Bedrohung, neu oder alt, darstellt. Allein schon dadurch, dass sie eine Zeit lang in diesem Aufruhr verweilt, kann die Energie in Fluss kommen und sich die aufgebaute Spannung lösen, sodass Adele wieder mit sich selbst und anderen in Beziehung kommen kann.

Ein wichtiger Punkt: Nur wenn wir geerdet und im Einklang mit uns selbst sind, können wir uns mit einem anderen Menschen verbunden und im Einklang fühlen. Durch eine höhere Einstimmung können Sie sich vollständiger mit sich selbst verbinden und sich damit auch für den anderen erreichbarer machen. Ohne eine geerdete Ko-Beziehung (in der beide Seiten körperlich präsent, eingestimmt und bewusst interagieren) könnte Sie etwas an Adeles Geschichte triggern, wenn ungelöste Gefühle berührt werden, die Sie in Bezug auf Ihre eigene Liebesbeziehung haben. Und falls Ihre eigene Angst unbewusst bleibt und nicht gefühlt wird, könnten Sie versucht sein, Adele einen Rat zu geben, der Ihrer persönlichen Angst entspringt. Wenn Sie aber eine echte Beziehung zu Adele haben, werden Sie sie in sich beherbergen können. Mit geerdeter Präsenz fangen Sie an, subtile Details wahrzunehmen, die zuvor unsichtbar für sie gewesen waren.

Mit einem anderen Menschen wirklich präsent zu sein, gehört zu den wertvollsten Geschenken, die Sie jemandem machen können. Schon nach kurzer Zeit eines solchen Zusammenseins wird sich auch Adele ein bisschen geerdeter und entspannter fühlen. Ihr eigenes geerdetes, entspanntes Nervensystem wirkt sich auf Adeles Nervensystem ko-regulierend aus. Indem Sie sich bewusst dafür entscheiden, offen und verbunden zu bleiben mit dem, was Sie fühlen oder spüren, unterstützen Sie andere dabei, sich mit Ihnen zu verbinden.

Unsere Aufgabe ist es also, uns im authentischen Prozess des Zuhörens zu verankern: uns mit der mentalen Energie unseres Gegenübers zu verbinden, seine emotionale Energie zu bezeugen und aufzunehmen und mit seiner physischen Form präsent zu sein. Wenn wir eher zurückgezogen und energetisch verschlossen sind, ist die Menge an Energie und höherer Intelligenz, die durch uns fließen kann, ebenfalls eingeschränkt. Damit versperren wir den Weg für neu entstehende Weisheit, für künftigen Flow. Statt uns mit anderen verbunden zu fühlen und offen für die Gegenwart zu sein, leben wir in Beziehung zur Vergangenheit. Indem wir uns jedoch bewusst in geerdeter Einstimmung üben, machen wir uns für den Prozess des Seins und Werdens verfügbarer. Geerdete Einstimmung erhöht unsere Fähigkeit, angemessen auf unsere Eindrücke zu reagieren, und stärkt außerdem unsere Resilienz. Sie erhöht unsere Kapazität, intelligente Antworten und Lösungen zu finden, anstatt bloß zu reagieren. All dies sind wichtige Wege, um die Verantwortlichkeit für unser Leben zu akzeptieren und uns die Möglichkeit zu geben, intensiver nach der Richtlinie des US-amerikanischen Philosophen und Integraltheoretikers Ken Wilber zu leben, die da lautet: *»Wake Up, Grow Up, Clean Up, and Show Up«* (»Wache auf, werde erwachsen, räume auf und beteilige dich!«). Sich zu zeigen und wirklich zu erkennen zu geben, erfordert Engagement und Übung.

Wir wollen natürlich in unseren Beziehungen zu anderen Menschen geerdet, absichtsvoll und körperlich präsent sein, empfinden jedoch unsere Interaktionen oft als unangenehm oder sogar schwierig. Oft werde ich gefragt: »Was mache ich, wenn ich bei meinem Gegenüber auf Widerstand stoße?« Wenn

Sie einen gesunden Beziehungsraum haben wollen, gibt es eine ganz einfache Antwort: *Lassen Sie es zu!* Gehen Sie mit dem Widerstand. Nehmen Sie ihn wahr, fühlen Sie ihn. Denn wenn Sie die Bedingung stellen, der andere solle während Ihres Austauschs mit ihm völlig offen sein, haben Sie selbst die Interaktion schon eingeschränkt! Dann wird jeglicher Widerstand, der Ihnen entgegenschlägt, bewirken, dass *Sie* sich verkrampfen und zurückziehen. Vielleicht haben Sie mit einem *Ja* das Gespräch begonnen, aber als Sie das *Nein* des anderen spürten, haben Sie es schnell mit einem entsprechenden *Nein* erwidert. Einem Widerstand mit Widerstand zu begegnen, ist aber kaum effektiv, wenn man die Verbindung aufrechterhalten möchte. Vor allem gilt es also, Bewusstheit in den ganzen Prozess einzubringen. Ihr Gewahrsein fördert die Kohärenz, und diese erweitert den Raum, stärkt die Klarheit – und öffnet damit die Tür für eine heilende Beziehung.

Indem wir eine tägliche, fortlaufende Achtsamkeitspraxis entwickeln, kultivieren wir eine reife Perspektive und Kompetenz, mit anderen in Beziehung zu treten, und das ist ein fortlaufender Prozess. Es erfordert Demut und eine Bereitschaft, sich auf Neues einzulassen und auch unser Nichtwissen zu akzeptieren.

DIE 3-SYNC-PRAXIS

Wir können uns Kohärenz als einen optimalen Zustand vorstellen, in dem der Geist wach, das Herz offen und empfänglich und der Körper energiegeladen und ausgeglichen ist. Dies ist zwar richtig, doch bedeutet Kohärenz vor allem die Fähigkeit, mit den Erfahrungen des Geistes, des Herzens und des Körpers – wie auch immer sie aussehen mögen – präsent zu sein, während wir uns spontan auf das Leben selbst einlassen. Die Vorstellung, persönliche Kohärenz nachhaltig anzustreben, mag für manche ein wenig hochtrabend oder ehrgeizig klingen, aber tatsächlich können wir alle durch Übung mehr Kohärenz erfahren.

Bei Ihrer Tagesgestaltung können Sie einfach üben, sich dessen bewusst zu sein, was in Ihnen vorgeht, während Sie gleichzeitig für alles präsent sind, was außerhalb von Ihnen geschieht. Anders gesagt, können Sie im Umgang mit anderen (Ihren Kolleginnen, Partnern, Nachbarinnen) und bei der Erledigung Ihrer täglichen Aufgaben (Beantwortung von E-Mails, Vorbereitung einer Präsentation, Kochen des Abendessens), sich ständig (oder gelegentlich) darin üben, wahrzunehmen, was in Ihrer inneren Landschaft auftaucht. Welche Empfindungen sind im Körper vorhanden? Welche Gedanken oder Gefühle sind da? Indem wir regelmäßig unsere Innenwelt bewusst wahrnehmen, während wir *gleichzeitig* unsere Außenwelt erleben, entwickelt sich allmählich ein wachsendes Gefühl von Ausgeglichenheit und Ganzheit – oder, wie ich es nenne, *Innen-/Außen-Kohärenz.*

Ich nenne diesen Vorgang die *3-Sync-Praxis*. Auch hier geht es einfach darum, unser Innenleben – unsere körperlichen, geistigen und emotionalen Erfahrungen – bewusst zu erleben, während wir gleichzeitig üben, im Außen präsent zu sein – bei der Arbeit, in unseren Beziehungen, im Alltagsleben. Durch das Üben vertiefen wir den Selbstkontakt mit unserer Verletzlichkeit und erweitern das Gefühl für unsere eigene Menschlichkeit.

Als die großen Mystiker in kontemplativer Versenkung saßen, erhöhten sie dabei im Grunde die »Bildauflösung« ihrer Perspektive, ihrer Sicht der Welt. Je näher wir ein Digitalfoto mit niedriger Auflösung betrachten, desto verpixelter, verschwommener und unschärfer erscheint es uns. Mit zunehmender Auflösung wächst die Kohärenz und rückt neue Einsichten, neue Klarheit in unser Blickfeld. Wenn der physische, der emotionale und der mentale Körper im Einklang sind, erhöht sich die Kohärenz. Wir fühlen uns weniger zersplittert, mehr ganzheitlich, besser integriert. Es steht mehr Raum zur Verfügung, durch den wir Zugang zu neuen Ressourcen und solchen mit höherem Potenzial bekommen.

Denken Sie daran: Diese Vorgehensweise ist ein fortlaufender, dynamischer Prozess und keine Aneinanderreihung von fehlersicheren Schritten oder Techniken. Und der erste Schritt bei jedem kontemplativen Prozess besteht einfach im Bewusstwerden.

ÜBUNG: DIE 3-SYNC-TECHNIK

Die 3-Sync-Praxis ist eine bewusstseinsbasierte Übung, die dir hilft, größere Innen-/Außen-Kohärenz zu erlangen. Du kannst sie anwenden, um mehr Bewusstheit in und über Körper, Verstand (Geist) und Gefühl (Emotionen) zu erlangen – und damit eine größere Kohärenz zwischen diesen Bereichen herzustellen. Diese Technik kann regelmäßig oder je nach Bedarf eingesetzt und jeweils deinen aktuellen Bedürfnissen angepasst werden. Vielleicht möchtest du die Übung zuerst komplett durchlesen und dann in stiller Meditation mit eigenen Worten wiederholen, oder du erstellst eine Audioaufnahme, auf der du den Text der Übung laut liest, um ihn während der Übung abzuspielen.

Beginne die 3-Sync-Übung mit einer kurzen Zustandsaufnahme. Wie fühlst du dich gerade in deinem Körper? Wie deutlich kannst du die verschiedenen Körperteile spüren?

Wenn es dir hilft, nimm ein paar tiefe Atemzüge. Lass dabei das Ausatmen langsamer werden und tauche in die innere Wahrnehmung deines Körpers ein.

Achte auf deine Körperposition – und auf die Tatsache, dass du atmest. Nimm die Empfindung des Sitzens wahr. Wie fühlt sich das in deinem Becken an?

Dann beginne, auf die feineren Empfindungen zu achten, wie Kribbeln, Strömen oder Pulsieren, wo auch immer sie im Körper auftreten.

Während du diese Empfindungen beobachtest, stimmst du dich auf den Datenfluss deines Körpers ein. Das Nervensystem belebt die körperliche Wahrnehmung. (Dies ist eine hochentwickelte Informationstechnologie.)

Und vielleicht bemerkst du in deinem Körper Bereiche, die sich dichter, angespannt oder abwesend anfühlen, wo es schwerfällt, dich mit irgendeinem Gefühl zu verbinden. Vielleicht handelt es sich um Stressmuster, die sich im Datenstrom jetzt mitteilen. Wenn du kannst, nimm einfach alle in deinem Körper wahrgenommenen Empfindungen mitfühlend an.

Vielleicht bemerkst du auch ein »Flow«-Gefühl oder Bereiche offener Wahrnehmung und kraftvoller Erdung. Du könntest aber auch Stellen finden, wo du Anspannung, Stress oder Abkopplung wahrnimmst. Möglicherweise sind solche Empfindungen gleichzeitig in dir präsent. Registriere sie einfach.

Verlagere nun deine Aufmerksamkeit auf deinen Emotionalkörper. Wie fühlt sich deine emotionale Erfahrung in diesem Moment an? Gibt es ein Gefühl, das du identifizieren kannst? Oder empfindest du vielleicht eine gewisse Taubheit oder ein Abgetrenntsein? Nimm einfach wahr, was auch immer da ist und begegne dieser Erfahrung mit Mitgefühl.

Nun betrachte deinen Geist, deinen denkenden Verstand. Ist er beschäftigt, offen, angespannt, neugierig, entspannt, ruhig? Nimm es einfach wahr und lass es zu.

Frage dich: *Was genau ist es, das sich der Tätigkeit meines Verstandes bewusst ist? Wo befindet sich dieser Teil von mir, der reines Gewahrsein ist?*

Wenn das, was du fühlst und spürst und wahrnimmst, sich mit den Buchstaben in diesem Buch vergleichen lässt – was macht dann das »Papier« aus? Worin besteht dieser Raum, in dem all diese Informationen und Wahrnehmungen überhaupt existieren können?

Während du dir des räumlichen Bewusstseins gewahr wirst, beziehe für einen Augenblick alle anderen Menschen ein, die jetzt gerade diese Seiten lesen, oder sie lesen werden. Und all die anderen, die wie du dieser Übungspraxis folgen, oder Ähnliches praktizieren werden. Wo auch immer auf dieser Welt sie sein mögen, jetzt im Moment werden sich Tausende einstimmen – auf den Atem, den Körper, den Geist, die Emotionen, auf die innere Weite und den äußeren Raum, der sie umgibt – und auf das Gewahrsein selbst. Während du dein Gewahrsein für all die anderen öffnest, kannst du vielleicht die Präsenz der ganzen Gemeinschaft spüren, die gerade jetzt und hier mit dir übt. Tatsächlich hast du die Fähigkeit, *das größere Feld zu spüren* und Informationen aufzunehmen, die in diesem sozialen Netz gespeichert sind.

Und nun – ohne dich von diesem größeren Feld zu trennen – nimm langsam einen Atemzug – und lass ihn los.

Optimale Innen-/Außen-Kohärenz zeigt sich letztlich im vitalen Gleichgewicht zwischen Raum und Struktur, Raum und Energie, Raum und Information. Sind Sie mit Ihrer inneren Führung verbunden? Können Sie ihr Flüstern hören und ihrer Kompassnadel folgen? Lernen Sie auch die feinstofflichen Informationsebenen in Ihnen und um Sie herum wahrzunehmen? Wenn nicht ausreichend Innen-/Außen-Kohärenz vorhanden ist, gibt es zu viel »Lärm«. Dann ist alles ein wenig zu laut, wodurch das Lauschen auf die innere Weisheit ebenso erschwert wird wie die präzise Einstimmung auf die feinstofflichen Dimensionen. Kultivierung des Gefühls innerer Weite oder Stille ermöglicht uns, den Lärm zu reduzieren und die stille, kleine Stimme der Intuition und inneren Führung klarer zu hören – und das Flüstern der Zukunft.

Natürlich sind innerer Raum und Stille unabhängig vom äußeren Lärm. Ich höre häufig Schüler darüber klagen, dass ihnen das Meditieren ohne komplette Stille schwerfällt. Als Antwort würde ich dann vielleicht empfehlen, in der U-Bahn, in einem belebten Park, im Büro oder zu Hause, inmitten aller Umgebungsgeräusche der Familie, zu meditieren. Die mystischen Traditionen lehren uns, dass wahre Stille nicht gestört werden kann; wahrer Friede kann nicht erschüttert werden. Zu lernen, mitten im lärmenden Trubel der Welt mit unserer eigenen Stille verbunden zu bleiben, ist eine wichtige Übung für unsere Zeit.

Mystiker praktizieren ein inneres Fenster offen zu halten. Stellen Sie sich ein leeres Fenster vor, das auf dem Desktop Ihres Computers geöffnet ist. Nichts ist darauf zu finden – keine Apps, keine Dateien, nichts, was zu bearbeiten wäre. Das Einzige, was sich innerhalb des Fensters befindet, ist der Quellcode Ihres Computers, der aber völlig unbemerkt stets im Hintergrund läuft. Während Sie all Ihre Alltagsroutinen erledigen – von den beruflichen Aufgaben über die Kinderbetreuung bis zum abendlichen Dinner im Freundeskreis –, ist es möglich, sich ständig ein Fenster offen zu halten: einen inneren Raum, der stets mit der Quelle verbunden und bereit ist, neue Weisheit und neues Licht zu empfangen.

Fares Boustanji ist jemand, der Führungskräfte und Firmenteams in energetischer Dynamik unterrichtet. Er nutzt dabei die Hilfe großer, kraftvoller Raubvögel, wie Adler, Falken und anderer Greifvögel. Als er mit ihnen zu arbeiten begann, verstand Boustanji noch nicht, warum die Vögel, wenn er sie frei fliegen ließ, manchmal auf seinen Pfiff hin zu ihm zurückkehrten, manchmal aber nicht. Fünf Jahre später wusste er die Antwort.

Diese königlichen Geschöpfe können nur dann eine echte Beziehung mit uns Menschen eingehen, wenn wir in unserer eigenen Energie total geerdet sind: zentriert in unserem Körper und nicht abgelenkt von unseren Gedanken und Gefühlen. Um den Respekt eines Falken oder eines Steinadlers zu verdienen und sein Vertrauen zu gewinnen, muss man vollkommen präsent und im Körper verankert sein. Wie Boustanji sagt: »Um mit anderen in Kontakt zu treten, muss man mit sich selbst in Kontakt sein.«[2]

Wenn wir uns darauf einlassen, das Leben als eine kontinuierliche Übung von Bewusstheit und Kohärenzbildung zu betrachten, können wir lernen, die Kunst der Einstimmung zu verfeinern – als ein Gleichgewicht zwischen Innen und Außen, Selbst und Anderem, Sein und Zugehörigkeit.

4

Die Kunst der transparenten Kommunikation

Je mehr wir die schützenden Einschnürungen im ganzen Körper loslassen, desto mehr öffnen wir uns und erkennen uns selbst als den befreiten Urgrund des fundamentalen Bewusstseins.

– JUDITH BLACKSTONE

Aufmerksamkeit ohne Gefühl, so begann ich zu begreifen,
ist bloß ein Bericht.
Offenheit – Empathie – war nötig, wenn Aufmerksamkeit
etwas bewirken sollte.

– MARY OLIVER

Als der Biologe Rupert Sheldrake sich 1973 in Cambridge dem Studium der Pflanzenentwicklung zuwandte, begann er, sich für das Konzept der morphogenetischen oder formgebenden Felder zu interessieren. Intuitiv vermutete er, dass solche Felder eine wichtige Rolle bei der Pflanzenentwicklung spielen könnten, erkannte aber, dass sie nicht genetisch vererbt werden konnten. Dieses Hindernis brachte ihm eine tiefgreifende Einsicht, deren genauere Untersuchung zu seiner Hypothese der *morphischen Resonanz* führte, die Sheldrake später als grundlegendes Organisationsmuster des Lebens vorschlug. »In selbst organisierenden Systemen auf allen Komplexitätsebenen«, schreibt Sheldrake, »gibt es eine Ganzheit, die auf einem charakteristischen organisierenden Feld dieses Systems beruht, seinem morphischen Feld.«[1] Etwa vierzig Jahre später erläuterte Sheldrake:

> Morphische Resonanz ist der Einfluss vorheriger Aktivitätsstrukturen auf nachfolgende ähnliche Aktivitätsstrukturen, die durch morphische Felder organisiert werden. Sie ermöglicht es, dass Gedächtnisinhalte über Raum und Zeit hinweg aus der Vergangenheit übermittelt werden … Das bedeutet, dass alle selbstorganisierenden Systeme, wie Moleküle, Kristalle, Zellen, Pflanzen, Tiere und Tiergesellschaften, ein kollektives Gedächtnis haben, auf das jedes Individuum zurückgreift und zu dem es beiträgt. In ihrem allgemeinsten Sinne impliziert diese Hypothese, dass die sogenannten Naturgesetze eher wie Gewohnheiten sind.[2]

Ich unterrichte und schreibe über dieselben Konzepte – »kollektives Gedächtnis«, lebendige Strukturen und menschliche Gewohnheiten – auf ganz ähnliche Weise: Wir alle werden in unterschiedliche kollektive Felder hineingeboren und von diesen geprägt – eine Makrorepräsentation dessen, was unser eigener Körper und unsere Psyche individuell zum Ausdruck bringen. Diese verschachtelten Felder oder Matrizen enthalten und tragen unser soziales Gedächtnis, unsere sozialen Strukturen und Gewohnheiten – von universellen menschlichen Archetypen bis hin zu spezifischen Sprachen und kulturellen Codes. Alle Menschen und alle Gesellschaften bilden solche Formen und werden von diesen geformt; sie sind morphogen.

Die Pioniere des *Presencing* – Peter Senge, Otto Scharmer und Kollegen – führen zu Sheldrakes Konzept der morphischen Resonanz weiter aus:

> Jede Zelle enthält identische DNA-Informationen für den Gesamtorganismus, jedoch differenzieren sich die Zellen auch im Laufe ihrer Reifung – beispielsweise zu Augen-, Herz- oder Nierenzellen. Dies geschieht, weil die Zellen eine Art von sozialer Identität entwickeln, die sich nach ihrem unmittelbaren Umfeld richtet und nach dem, was für die Gesundheit des Gesamtorganismus erforderlich ist. Wenn das morphische Feld einer Zelle nachlässt, lässt auch ihr Bewusstsein für das größere Ganze nach. Eine Zelle, die ihre soziale Identität verliert, kehrt zu einer blinden, undifferenzierten Zellteilung zurück, die letztendlich das Leben des Gesamtorganismus bedrohen kann. Das kennen wir als Krebs.[3]

Auf kollektiver Ebene bewirken Schatten, Traumata und die Fragmentierung, die sie im Menschen und in der menschlichen Gesellschaft verursachen, das Gleiche. (Diese Konzepte werden wir im sechsten Kapitel näher untersuchen.) Genauso, wie es für authentische Beziehungen – und transparente Kommunikation – von entscheidender Bedeutung ist, die Kunst der Einstimmung zu verfeinern, so ist auch ein tieferes Verständnis dessen, was wir als Individuen sind und wie wir als Gemeinschaft von Lebewesen funktionieren, unerlässlich.

GEWAHRSEIN FÜR INNERKÖRPERLICHE KOMMUNIKATION ENTWICKELN

Als Kinder lernten wir alle die fünf groben Sinne kennen, die jeweils mit einem eigenen physischen Sinnesorgan verbunden sind: Augen, Ohren, Zunge, Nase und Haut. Später haben wir vielleicht noch weitere Sinne kennengelernt, wie z. B. den Gleichgewichtssinn, die Propriozeption (Sinn für Bewegung und

Position im Raum) und die Interozeption (Sinn für die Innenwahrnehmung des Körpers, z. B., ob man Durst, Hunger, Kälte oder Hitze verspürt). Zusätzlich zu diesen körperlichen Wahrnehmungen verfügen wir noch über zahlreiche subtile Sinne: wie Erkenntnis, Emotion, Intuition, Resonanz oder Dissonanz und andere Eindrücke, die einzeln oder in Verbindung mit körperlichen Empfindungen und geistigen oder emotionalen Eindrücken auftreten können. Die meisten von uns schenken den feineren, subtileren Informationen, die wir erhalten, viel weniger Aufmerksamkeit, obwohl sie oft wesentliche Informationen enthalten – eine Wahrheit, auf die viele spirituelle Traditionen dieser Welt schon seit Jahrtausenden hingewiesen haben.

Wie wir im vorhergehenden Kapitel erörtert haben, werden wir durch die Praxis der Einstimmung besser in die Lage versetzt, unsere innere und äußere Welt gleichzeitig und in höherer Auflösung wahrzunehmen. Und egal, wie hoch die von uns erzielte Auflösung auch sein mag, eine noch höhere Ebene ist immer möglich. Den Mystikern zufolge leben wir gleichzeitig in einem physischen und einem feinstofflichen Universum (Informationsfeld). Unsere physischen Körper erschaffen den zentralen Ort unseres Bewusstseins in der dritten Dimension, doch wir existieren auch als leerer Raum. Wir sind zugleich Teilchen und Welle.

Wir alle haben Bekanntschaft mit den Einschränkungen unseres physischen Universums gemacht: Wir sind vom Fahrrad gefallen, haben uns im Menschengewühl (oder im eigenen Wohnzimmer) an festen Hindernissen blaue Flecken geholt und schmerzhaft erlebt, dass wir beim Joggen oder nächtlichem Barfußgehen im Park besser hätten aufpassen sollen. Mit der transparenten Kommunikation lernen wir, unsere Achtsamkeit auf das Empfinden von energetischem Widerstand oder Hindernissen zu richten, auf die wir in der Beziehungsdimension stoßen.

Zum Beispiel lernt man, deutlicher wahrzunehmen, wie sich ein *Nein* anfühlt, wenn es von einer anderen Person kommt, auch wenn diese das Wort gar nicht ausgesprochen hat. Man lernt, das Gefühl des Widerstands (das Abwehrmuster) zu spüren, als ob man gegen eine verschlossene Tür stößt. Wenn Ihnen dieser subtile Widerstand nicht bewusst ist, werden Sie seine Signale übersehen und möglicherweise zu weit gehen, was bei der anderen Person ein Gefühl von Druck hervorruft – ein Druck, der zurückgegeben wird, was dann bei beiden Unbehagen erzeugt. Der Widerstand und das Unbehagen, das Sie empfinden, werden Ihre verfügbare Lebenskraft tatsächlich verringern. Sie erleben dies vielleicht als Anspannung, die Sie dann zu kompensieren oder zu unterdrücken versuchen. Bewusst oder unbewusst werden Sie das Gefühl haben, dass etwas nicht stimmt.

Vielleicht werden Sie später, im Weggehen, große Erleichterung fühlen, dass das Gespräch vorbei ist. Doch die Tatsache, dass Widerstand, Anspannung und Unbehagen vorhanden waren, ist ein Zeichen dafür, dass Sie die Zeit mit der anderen Person in einem unbewussten Raum verbracht haben. Sie haben etwas verpasst, und das hat Folgen: Vielleicht fühlen Sie sich im Nachhinein müde, verwirrt oder sogar ein wenig beunruhigt oder gereizt. Vielleicht fangen Sie an, mit jemandem, den Sie gut kennen, über die andere Person zu reden, um dahinterzukommen, was da passiert ist – ein Versuch, die nicht verarbeitete Energie zwischen Euch zu bereinigen.

Wenn Sie nach einer Situation, Sitzung oder einem Gespräch über weniger Vitalität oder Lebendigkeit verfügen als zuvor, wissen Sie, dass Sie etwas verpasst haben. Unsere Lebensenergie ist ein wichtiger Indikator oder Gradmesser für bewusste Prozesse.

In den östlichen Traditionen werden diese unverarbeiteten Rückstände als »Karma« bezeichnet, als unerledigte Energie aus der Vergangenheit, die immer wieder in der Gegenwart auftaucht. Mit anderen Worten: Karma ist aufgeschobene Erfahrung. Das Vorhandensein von Karma erzeugt eine Irritation, die ein Hinweis auf den Schatten ist: Jedes Mal, wenn ich Gereiztheit in mir wahrnehme, läutet eine Hinweisglocke in meinem Bewusstsein. Wenn ich mir erlaube, die Empfindung wahrzunehmen und zu spüren, was sie von mir verlangt, kann sich die Störung in einen Segen verwandeln.

Wenn es so verstanden wird, können wir sehen, dass das Spüren und Bemerken der Irritation an sich bereits eine subtile Wahrnehmung ist. Und es gibt noch viele andere, wie Momente des Widerstands, der Erschöpfung, des Energieverlustes.

Diese Empfindungen müssen nicht als negativ empfunden werden, sondern eher als subtile Indikatoren, die uns auf eine Gelegenheit hinweisen, um tiefer zu schauen und mehr inneres Gewahrsein, innere Weite, Einstimmung und Verfügbarkeit für das, was da ist, zu entwickeln. Bei diesem Prozess geht es um Zuhören und Wahrnehmen zugleich; es ist also eine Art von innerer Kommunikation.

BEZIEHUNGSMYSTIK

Die transparente Kommunikation umfasst zwei Facetten des Zuhörens. Die erste verlangt, dass wir Raum in uns schaffen, um etwas zu empfangen, und nicht bloß zu reagieren. Während Sie jemandem aufmerksam zuhören – einem Kollegen, einer Freundin, einem Partner oder einer Bekannten –, können Sie einen Teil Ihrer Aufmerksamkeit auf den Zustand in Ihrem Innenraum richten, auf das, was dort vor sich geht: Wie offen oder entspannt fühlen Sie sich beim Zuhören? Haben Sie genug Platz in Ihrem Inneren, um die Worte und Gefühle des anderen willkommen zu heißen? Wie viel Raum steht Ihnen zur Verfügung, um das Kommunizierte zu empfangen? Welche Empfindungen tauchen bei

Ihnen auf, während Sie kommunizieren? Es hat damit zu tun, ob Sie die Worte des anderen in sich aufnehmen können, um sich von dem, was mitgeteilt wird, berühren zu lassen.

Nehmen wir einmal an, Sie hätten mit jemandem eine Meinungsverschiedenheit, vielleicht sogar einen heftigen Streit. Nimmt dabei Ihr Gefühl innerer Weite ab, indem es schrumpft und sich zusammenzieht? Haben Sie den Eindruck, sich gegen die Worte und Absichten Ihres Gegenübers innerlich zu wehren oder diese sogar zu blockieren? Fühlen Sie, wie Sie zunehmend verhärten, unnachgiebig werden? Und was kommt Ihnen von der anderen Seite an Gefühlen entgegen? Schwierige Gespräche führen oft dazu, dass man sich verschließt, eventuell sogar den Dialog abbricht. Wenn es so weit gekommen ist, kann die ganze Diskussion zu einem reinen Pingpong-Spiel werden. Dann sausen nur noch verbale Schmetterbälle übers Netz, aber es werden keine Gefühle, Gedanken und persönlichen Eindrücke mehr ausgetauscht, geschweige denn empfangen.

Wirkliches Zuhören setzt einen offenen Raum voraus und fördert ein Klima von Entspannung und Offenheit. Derjenige, der am tiefsten zuhört, ist das wache Bewusstsein, mit anderen Worten: Der tiefste Ort in Ihnen, von dem aus Sie zuhören, ist reines Gewahrsein. Ein solches Zuhören ist rezeptiv, hat somit eine empfangende, weibliche Qualität. Sie gibt Ihnen die Möglichkeit, die Ideen, Standpunkte, Gefühle, Motivationen, Absichten und Lebensumstände anderer Menschen aufzunehmen und sich davon berühren zu lassen. Im Grunde geht es beim tiefen Zuhören darum, das Leben mit offenem Herzen zu empfangen. Wenn Sie diese Fähigkeit stärken, können Sie sich dem Leben mehr öffnen und aus Ihrem authentischen Wesenskern heraus darauf antworten. Das Vermögen, auf diese Weise zuzuhören, entfaltet sich in dem Maße, wie Sie sich für Stille, Präsenz und Leere öffnen.

Die zweite Facette des Zuhörens in der transparenten Kommunikation betrifft die Einstimmung. Wenn Sie und ich in einem lauten, überfüllten Lokal beisammensitzen, wird es vermutlich schwierig sein, einander zu hören. Wenn ich anfange, von etwas zu reden, das mir am Herzen liegt, werden Sie vielleicht nur schwer folgen können. Wenn es Ihnen wichtig ist, mich zu verstehen, werden Sie sich wahrscheinlich mir zuneigen und sich stärker auf meinen Mund und den Klang meiner Stimme konzentrieren. In ihrem Buch *Gathering Moss* (dt.: Das Sammeln von Moos) schreibt Robin Wall Kimmerer, Botanikerin und Angehörige des Bärenclans der Potawatomi: »Das Bemühen, eine Stimme zu hören, die weiter weg ist, oder eine Nuance im leisen Unterton einer Unterhaltung zu erhaschen, erfordert erhöhte Aufmerksamkeit, ein Herausfiltern des ganzen Lärms, um die Musik zu vernehmen.«[4] In einem solchen Fall werden Sie, so gut Sie können, Ihre Aufmerksamkeit auf mich richten und das ablenkende Getöse um uns herum ausblenden. Ich werde meine Worte sehr präzise einsetzen müssen, damit Sie mir folgen können, und während Sie reden, werde auch ich mich bemühen, mein Bewusstsein in Ihnen zu verankern.

Wenn uns etwas wichtig ist, sind wir in der Lage, uns voll und ganz darauf zu konzentrieren. Diese Fähigkeit wird in den spirituellen Traditionen angestrebt und gestärkt; ja es gilt sogar als Indiz einer hochentwickelten Meditationspraxis, wenn wir uns das Vermögen zu klarer, laserscharfer Aufmerksamkeit erworben haben. Wer diesen Zustand verwirklicht, erlangt ein zielgerichtetes Gewahrsein: klar, präzise und spezifisch. Somit sind Stille, Präsenz und Leere ihrem Wesen nach universell, Einstimmung hingegen ist sehr spezifisch. Bei der Einstimmung geht es um Präzision und Detailgenauigkeit.

Auf diese Weise führt eine anhaltende kontemplative Praxis den Praktizierenden einerseits zur höheren Erkenntnis des unermesslich Großen, zutiefst Universellen – und andererseits zur verfeinerten Wahrnehmung des Klaren, punktuell Spezifischen. Während Sie in tiefer Meditation ruhig dasitzen, gibt es nur die Stille des reinen Gewahrseins. In diesem Zustand kann man stundenlang verweilen: Da ist kein Körper, kein Gefühl, kein Gedanke – nur die große magnetische Präsenz des erweiterten Gewahrseins. Je mehr Sie Ihre Praxis vertiefen, umso mehr werden Sie die gesteigerte Fähigkeit entdecken, die Welt und Ihr Leben in sich zu beherbergen. Sie können das alles in Ihrem Gewahrsein enthalten – in seiner Spezifität ebenso wie in seiner Unermesslichkeit. Dadurch erhöht sich auch Ihre Fähigkeit, sich auf alles, was Ihnen begegnet, einzustimmen und Raum dafür zu schaffen.

Hier wird eine zutiefst partizipatorische (am Leben teilnehmende) Praxis beschrieben, die ich *Beziehungsmystik* nenne: Anstatt die (spirituelle) Verwirklichung durch Rückzug aus dem gewöhnlichen Leben in der Abgeschiedenheit zu suchen, gestalten wir eine lebendige Praxis, die konstant bleibt, während wir uns auf die täglichen Anforderungen von Arbeit, Familie, Gemeinwesen und Kultur einlassen. Dies ist eine spirituelle Praxis der Verkörperung in allen persönlichen/personalen und überpersönlichen/transpersonalen Bereichen. Unser Erwachen vollzieht sich im aktuellen Kontext dieser Welt, mitten auf dem heutigen Marktplatz, nicht davon losgelöst. Es handelt sich also um einen lebensnahen, tiefgreifenden, ko-kreativen, unser jeweiliges kulturelles Umfeld bejahenden Impuls, bei dem wir uns von unserer Liebe und Zugehörigkeit zur Menschheit leiten lassen, um füreinander und für die Welt Sorge zu tragen – ihre schönen ebenso wie ihre problematischen Seiten. Wir studieren das Buch des Lebens als kulturelle Mystiker.

Beziehungsmystik ist eine tiefe Verpflichtung, die wir gegenüber dem Leben eingehen. Wir sind lebendig, und das bedeutet:

Wir sind hier, wenn es sich großartig anfühlt, hier zu sein – und wir sind auch hier, wenn es sich tatsächlich sehr schwierig anfühlt. Wir verpflichten uns zu allem – und das ist etwas viel Größeres als die Vermeidung von Schmerz und die Suche nach Vergnügen. Wir verpflichten uns zutiefst zu unserer täglichen Verantwortung, die unsere Partner, unsere Kinder und unsere Arbeit umfasst. Wir verpflichten uns zu dem Beitrag, den zu leisten wir angehalten sind, verpflichten uns gegenüber unserer Gemeinschaft, unserer Gesellschaft, unserem Planeten. Wir verpflichten uns dem Paradox der Nichtdualität, der *Nicht-Einheit,* die darin besteht, dass wir alle eins sind und doch jeder von uns absolut speziell und vollkommen einzigartig ist. Diese Wahrheiten existieren in einer fließenden, dynamischen Gesamtheit, und jeder Einzelne von uns ist als teilnehmende und als bezeugende Person dazu aufgerufen.

DAS BUCH DES LEBENS STUDIEREN

Wie wir gesehen haben, ist jeder Mensch eine riesige Bibliothek von Informationen – Energie, Daten und Intelligenz –, und wir alle sind fein abgestimmte Empfänger. Es ist eine höhere menschliche Fähigkeit, ebenso wie es unser Geburtsrecht ist, sich über mehrere Kanäle und Modulationen miteinander verbinden zu können. Mit einem verfeinerten Bewusstsein für die subtilen Signale, die wir aussenden – einschließlich Informationen über unsere Vergangenheit, Gegenwart und Zukunft –, können wir über viele Frequenzen und Dimensionen hinweg zuhören, wahrnehmen und kommunizieren.

Wenn Sie beim Autofahren Musik hören wollen, schalten Sie das Radio ein und suchen nach einem Sender, der etwas Gutes spielt. Beim Durchsuchen der Kanäle werden Sie mit allen möglichen Arten von Musik, Nachrichten, Talk-Sendungen und wahrscheinlich auch mit Rauschen konfrontiert. Einige Kanäle sind klar und deutlich zu hören, andere wiederum eher schwach und schwer zu verstehen. Schließlich finden Sie Ihr Lied.

Im Kern geht die transparente Kommunikation von dem Prinzip der *allesverbindenden Einheit* (interabiding unity) aus – ein Begriff, der Cynthia Bourgeault[5] zugeschrieben wird: Ich höre zu, ich nehme dich in mich auf, ich stimme mich ein. Ich empfange dich in mir. Ich höre deine Intelligenz. Ich fühle deine Schatten. Ich spüre deine Schönheit. Ich erkenne etwas aus deiner Vergangenheit, deiner Gegenwart und deiner Zukunft. Ich höre dein Lied, das dem meinen gleicht und doch völlig einzigartig im ganzen Universum ist.

Jeder Mensch sendet und empfängt alle Arten von Musik, einschließlich vergangener, gegenwärtiger und zukünftiger Klänge. Gemeinsam betreiben wir lebende Forschung, um auf diesem Weg die Kraft der Übertragung und des Empfangs (bzw. der Wahrnehmung) zu entdecken und uns in der Einstimmung auf neue Kanäle, höhere Frequenzen und tiefere Amplituden zu üben. Die transparente Kommunikation lädt uns zu der Erkenntnis ein, dass das Leben sämtliche Informationen bereithält, die wir je nötig haben könnten, und dass unsere Aufgabe darin besteht zu lernen, wie man sie empfängt: wie man das Buch des Lebens liest.

Jeder Augenblick, jede Situation, in der Sie sich befinden, enthält das ganze Buch – alle Informationen, die Sie jemals benötigen könnten. Ob Sie spazieren gehen, an Ihrem Arbeitsplatz sitzen, Freunde besuchen, Zeit mit Ihren Lieben verbringen oder allein meditieren: Sie sind ständig in der Lage, das Leben zu erforschen und Ihre Erkenntnisse zu vertiefen.

TRANSPARENTE KOMMUNIKATION IST EINE EVOLUTIONÄRE PRAXIS

In seinem Buch *Der siebte Sinn der Tiere* schreibt Sheldrake:

> Morphische Felder halten die Teile eines Systems zusammen, koordinieren sie in Raum und Zeit und enthalten ein Gedächtnis aus früheren ähnlichen Systemen. Soziale Menschengruppen wie Stämme und Familien erben über ihre morphischen Felder eine Art kollektives Gedächtnis. Die Gewohnheiten, Überzeugungen und Bräuche der Vorfahren haben Einfluss auf das Verhalten in der Gegenwart, bewusst ebenso wie unbewusst.[6]

Vieles von dem, was wir Instinkt nennen, so Sheldrake, könnte man auch als kollektive Gewohnheit bezeichnen. Es sind Impulse und Verhaltensweisen, die von der Evolution über unzählige Generationen hinweg verfeinert wurden. Viele unserer Instinkte und Gewohnheiten haben uns jahrhundertelang hilfreich gedient, aber bestimmte Gewohnheiten und Strukturen erweisen sich unweigerlich als restriktiv, veraltet und unzureichend, wenn sie uns bei der Bewältigung unserer heutigen Realität helfen sollen, und verstellen uns deshalb den Zugang zu künftigen Potenzialen.

Im Gespräch mit einer befreundeten Person werden Sie vielleicht erleben, dass ältere Strukturen und Gewohnheiten Ihres Denkens mit älteren Denkstrukturen und Überzeugungen Ihres Gegenübers zusammenprallen, wodurch sich diese Muster gegenseitig verstärken können. Wenn Sie aber genug offenen Raum in sich entwickelt haben, werden Sie in der Lage sein, das Muster schon im Auftauchen zu beobachten, anstatt sich mit ihm zu identifizieren. Sie würden also Ihre Gewohnheiten als Objekte im Bewusstsein wahrnehmen, anstatt sie unbewusst als Subjekt bzw. vom Standpunkt des Selbst zu erleben. Diese Verbindung von Raum und Beobachter zeigt eine tiefgreifende Wirkung: Sie macht es möglich, dass etwas Neues entsteht, vielleicht eine neue Art, über unsere gegenwärtige Situation nachzudenken oder anders mit ihr umzugehen – ein neues evolutionäres Potenzial. Neue Strukturen im Bewusstsein.

Durch die Praxis des *Presencing,* die Sie sich im Laufe des Buches zu eigen machen, lernen Sie, lange genug innezuhalten, um alles, was im gegenwärtigen Moment auftaucht, zu registrieren, zu spüren und zu fühlen. Sie werden sich all dessen mehr bewusst, sie werden wacher. Indem Sie sich in die Gegenwärtigkeit holen, also auch Ihr Innenbewusstsein präsent machen, öffnen Sie ein Portal für neues Licht, für höhere Informationen und neue persönliche Fähigkeiten. Indem wir uns *gegenseitig* in der Präsenz begegnen, tun Sie und ich das Gleiche: Wir schaffen Raum für höheren Lichtzustrom und neu gewonnene Beziehungskompetenzen. Wir entdecken neue Wege des Miteinanders. Während höhere Beziehungskompetenzen in uns eintreten, werden sie zeitgleich heruntergeladen und stehen uns als Teil der kollektiven menschlichen Erfahrung zur Verfügung. Dadurch wird das, was wir gemeinsam neu gelernt haben, auch für andere leichter zugänglich.

Kommunikation ist an sich ein evolutionärer Prozess – und ein unendlich faszinierendes Forschungsgebiet. In unserem Körper kommunizieren die Herzzellen mit anderen Herzzellen; die Nervenzellen kommunizieren mit anderen Nervenzellen. Und sämtliche Zellen kommunizieren mit dem Ganzen. Auf dem neuen Gebiet der *Pflanzenneurobiologie* erforschen Wissenschaftler, auf welche Weise Pflanzen Informationen untereinander austauschen und sie sogar verarbeiten und speichern. Viele dieser Wissenschaftler, unter ihnen der amerikanisch-israelische Pflanzengenetiker Daniel Chamovitz, gehen davon aus, dass Pflanzen

»sehen, fühlen, riechen – und sich erinnern« können. Ähnlich verhält es sich in einem anderen Bereich (dem des sehr Kleinen): Physiker sagen uns, dass Quantenobjekte, die miteinander interagieren, selbst in großer Entfernung permanent korreliert oder verschränkt bleiben, ein Prozess, der als Quanten-Nichtlokalität bezeichnet wird und seltsamerweise wie eine Form von Sofortkommunikation aussieht.[7]

Die menschliche Kommunikation ist ihrem Wesen nach entwicklungsmäßig ebenso wie evolutionär bedingt. Durch das Wiederholen von Schritten oder Pfaden in diesem Prozess werden bereits vorhandene Beziehungsstrukturen verstärkt. Wenn aber diese Strukturen an ihre Grenzen stoßen, können wir sie neu strukturieren, um Neues hereinzulassen. Wir können den als Basis dienenden Code neu verdrahten oder umschreiben. Dafür müssen wir uns bewusst weiterhin offenhalten für die sogenannte *Emergenz* – also das, was im Entstehen begriffen ist –, statt auf unseren früheren Ansichten, Gewohnheiten und Tendenzen zu beharren. Emergenz stellt sich ein, wenn wir im Zeugenbewusstsein miteinander verbunden bleiben, um mehr Raum, mehr Präsenz und mehr Einstimmung zu schaffen (auch und gerade dann, wenn alte Beziehungsmuster der Vergangenheit wieder auftauchen).

Wenn Sie und ich uns unterhalten und Sie sagen etwas, das bei mir etwas aus der Vergangenheit aktiviert oder triggert, dann werde ich mich wahrscheinlich zusammenziehen und ein wenig versteifen. Dadurch, dass Sie in meinem System etwas Vergangenes berührt haben, entfaltet sich eine Kaskade nachgeschalteter Wirkungen, aber Sie und ich werden davon höchstens die Spitze des Eisbergs bemerken, nämlich meine Reaktion. Wenn ich jetzt innehalte, um mir anzusehen, was da passiert ist, bemerke ich vielleicht eine plötzliche Kontraktion oder ein Gefühl von Enge in meinem Herzen. In diesem verkrampften Zustand verschließe ich mich nicht nur vor Ihnen, sondern auch vor meinem eigenen Potenzial, meinem zukünftigen Licht.

Sobald ich in Reaktion gehe, habe ich keine Zukunft – ich bin dann verstrickt in körperliche, geistige und emotionale Gewohnheiten, die der Vergangenheit angehören. Alles, was ich dann sage oder tue, stammt von einer alten Konditionierung und nicht von einem neuen, kreativen Zugang zur Gegenwart. Wenn aber meine antrainierten Muster meine Probleme schon bisher nicht lösen konnten, werden sie es auch jetzt nicht tun. Zur Auflösung muss eine *neue* Lösung gefunden werden. Um einen Beziehungskonflikt zu lösen, geht es darum, gemeinsam etwas *Neues* in Erscheinung treten zu lassen. Es geht darum, emergente – neuartige, wandlungsfähige – Beziehungen zu erschaffen.

In einer emergenten Beziehung – sogar in einer langjährigen Ehe, als ein Beispiel – gibt es nur unsere Begegnung von Moment zu Moment, unser Aufeinander-bezogen-Sein von einem Augenblick zum nächsten. Wir nehmen bewusst und kontinuierlich daran teil – für immer. Wenn wir uns aus dem spontanen Werden des entstehenden Augenblicks heraus beziehen, stellen wir fest, dass selbst jemand, den wir seit vielen Jahren kennen, immer und ewig neu ist. Wir hören nie auf, uns gegenseitig zu entdecken. Emergente, aus dem Augenblick entstehende Beziehungen fordern uns heraus, uns für alles, was auch immer in uns selbst und zwischen uns auftaucht, verantwortlich zu fühlen, also darauf zu antworten, statt zu reagieren. Wir sind aufgerufen, uns als aufnahmefähige Zeugen gegenseitig zur Verfügung zu stellen, die in der Lage sind, mehr Raum und mehr Präsenz in sich zu schaffen. Auf diese Weise ko-kreieren wir ein Feld der Liebe.

AUFBLÜHEN DER BEZIEHUNGEN

Zum Üben der transparenten Kommunikation engagieren wir uns in einer Gemeinschaft von Praktizierenden. Die gemeinsam genutzten Entwicklungsmöglichkeiten werden damit allen zugänglich.

Der erste Prüfstein ist immer Ihre eigene innere Veränderung: Sie haben eine Einsicht, integrieren einen Schattenaspekt oder haben eine Erfahrung des Erwachens? Das bedeutet, dass Ihr Zukunftspotenzial nun stärker zutage tritt und in der Gegenwart für Sie verfügbar wird. Jedes Mal, wenn Sie bewusster werden, empfänglicher für einen bisher unbewussten Aspekt Ihrer selbst, wird der fragmentierte Teil von Ihnen zurück ins Ganze eingeladen. So werden Sie mehr zu einem ganzen Menschen. Es bewirkt eine neue Öffnung für Ihre Lebenskraft, und der damit verbundene Energiezuwachs kann in Richtung Ihres Wachstums kanalisiert werden.

Beachten Sie die Ähnlichkeit dieser Art von Integration mit den alten schamanischen Traditionen der Seelenrückholung, oder jener indigenen Tradition, die der Psychotherapeut und Autor Eduardo Duran als Heilung der »Seelenwunde« beschreibt. Im Innersten hat Integrationsarbeit eine Verwandtschaft mit dem Mysterium. Vielleicht ist es deshalb möglich, dass durch ein einziges, bahnbrechendes Erlebnis eine plötzliche, unwiderrufliche Veränderung in Ihnen stattfindet – ein Erwachen, das zu einer integrierten Heilung führt, die keiner weiteren Nacharbeit bedarf, sondern die gesamte Wegstrecke überbrückt.

Doch die meiste Zeit leben wir wie fragile Zimmerpflanzen, die an einem nordseitigen Fenster zu gedeihen versuchen. Erhalten wir aber ausreichend Pflege und Licht, dann blühen wir auf. Und wenn wir uns mit anderen verbinden, die auf ihrem Weg ähnliche Erkenntnisse oder Inspirationen erfahren haben, fühlt es sich an wie Dünger für unser Wachstum: Es kommt zum Aufblühen der Beziehungen. Meine Zukunft trifft auf *Ihre* Zukunft, und beide zusammen beginnen in uns zu glimmen und lassen Funken neuer Erkenntnisse und Ideen entstehen. Wenn wir einen inspirierenden Dialog führen, berühren wir die Zukunft und ziehen sie näher an uns heran, sodass sie eher möglich und realer wird. Wenn noch andere mitmachen, erschaffen wir ein gemeinsames Feld, das unsere Erkenntnisse stabilisiert, indem es neue Strukturen im Bewusstsein hervorbringt. In diese überpersönliche Dimension tritt das Licht ein: Die kulturell geprägten Energien – unsere kollektiven Gewohnheiten, Muster und Strukturen – verlieren an Dichte, sodass neue Impulse und neue Manifestationskräfte frei werden. Als Gemeinschaft von Praktizierenden generieren wir neue Vorlagen für die Zukunft der Menschheit.

In Wahrheit ist das, was wir *transparente Kommunikation* nennen, ein Anlass für unsere engagierte Teilnahme am Leben als soziale, beziehungsorientierte Mystiker. Ein sozialer Mystiker ist ein spirituell ernsthaft praktizierender Mensch, der sich innerhalb des kulturellen Rahmens auf dem Marktplatz der Gegenwart betätigt. Als soziale Mystiker sind wir aus den Höhlen und Aschrams, Einsiedeleien und Klöstern herausgekommen, um als eine kulturelle Kraft zusammenzustehen. Gemeinsam nehmen wir sowohl unsere Zugehörigkeit als auch unser Werden in Anspruch.

Andernfalls müssten wir das eine für das andere opfern. Aus Angst, die soziale Zugehörigkeit zu verlieren, würden wir vielleicht auf unser Werden, unsere Entwicklung und persönliche Entfaltung verzichten. Oder wir würden auf unsere Zugehörigkeit verzichten, indem wir uns von tieferen Verpflichtungen fernhalten – in Beziehungen, Gruppen oder gegenüber unserer Gemeinschaft –, weil wir befürchten müssten, solche Verpflichtungen könnten unsere Selbstwerdung behindern. Möglicherweise gibt es gute Gründe für solche Befürchtungen, denn in der Vergangenheit befanden wir uns vielleicht in Familien oder sozialen Netzen, die uns zu wenig Luft zum Atmen ließen. Es gab dort einfach noch nicht ausreichend Raum für Entwicklung *und* Zugehörigkeit.

Als soziale Mystiker haben Sie teil an einer zutiefst partizipativen, engagierten Achtsamkeitspraxis. Sie können bewusst darauf achten, wie Sie Ihre Beziehungen erleben, und auch, wie sich Ihre Beziehung zur Gemeinschaft und zum gesellschaftlichen Umfeld anfühlt. Während Sie dies tun, bringen Sie sich ständig ins präsente Erleben dessen, was Sie wahrnehmen, und zwar in höherer Auflösung. Dies ist eine Läuterungsarbeit, bei der Sie sich um Ihr individuelles Wachstum ebenso kümmern können wie um die Gemeinschaft, mit der Sie praktizieren und verbunden sind.

In seinem Buch *Cosmos and Psyche* beschreibt der Autor und Kulturhistoriker Richard Tarnas, wie die gesellschaftlichen Entwicklungen der jüngsten aufeinander folgenden Generationen neue Impulse für unsere Zeit hervorgebracht und miteinander verschmolzen haben. Dies gipfelte in einem kollektiven »Ruf, nicht nur nach einem *Erwachen* zu den spirituellen und archetypischen Seinsdimensionen, sondern auch nach einem Erwachen zu einer neuen *Beziehung* mit diesen Seinsdimensionen – radikal partizipatorisch, ko-kreativ, pluralistisch und dialogisch«. Das Ideal, zu dem diese Einladung aufruft, laut Tarnas, ist »zugleich vereinigend und pluralistisch, emanzipatorisch und beziehungsorientiert, sozial engagiert und spirituell informiert, verkörpert und beseelt«.[8]

Als soziale Mystikerinnen und Mystiker folgen wir diesem Ruf. Wir verwirklichen größere Intimität und Bewusstheit und lassen somit die Erfüllung von Richard Tarnas' Ideal für alle Menschen möglich werden.

Die Praxis der transparenten Kommunikation ist grundsätzlich erfahrungsbasiert und emergent; sie ermöglicht es uns, mehr Raum und eine tiefere Präsenz für die Entfaltung einer neuartigen Zukunft zu schaffen. Diese Zukunft ist subtiler als unsere gegenwärtige Erfahrung; sie kommt als ein Flüstern von Licht. Große Meister haben sich darin geübt, einen Zustand der Offenheit und Empfänglichkeit für dieses Feld höherer Kohärenz oder Superkohärenz zu kultivieren, indem sie Raum für das fließende Auftauchen zukünftiger Weisheit geschaffen haben. Indem wir unsere spirituellen Praktiken offen leben, dabei aber gleichzeitig voll und ganz miteinander *und* mit der zeitgenössischen Kultur verbunden sind, weichen die heutzutage sehr gepriesene rationale Distanzierung und der klinische Abstand einer verstärkten gegenseitigen und partizipativen Verwirklichung und Entfaltung. Dabei stellen wir fest, dass wir als Einzelne und als Gemeinschaften tiefgreifend transformiert werden.

Wenn sich ein Flugzeug der Schallgeschwindigkeit nähert, entstehen ein erhöhter Luftwiderstand und Turbulenzen. Kurz bevor es die Schallmauer durchbricht, kommt es zu verstärkten Vibrationen und größerem Widerstand. Die Reise wird *sehr* holprig. In unserem gegenwärtigen Stadium der evolutionären Entwicklung könnte man sagen, dass wir gerade unterhalb der Schallmauer des Bewusstseins fliegen. Unterhalb dieser Schwelle erleben wir eine größere Latenz: ein Mehr an Projektion, Übertragung, Dissoziation, Verdrängung und Sublimierung – also mehr Trennung. Viele von uns fühlen sich berufen, diese Schallmauer zu überwinden und dabei Schockwellen zu erzeugen.

Jenseits des *Knalls* entdecken wir eine stärkere Verbindung, Transparenz, Integration und Resonanz – mehr Einheit. Und wie bei anderen Entdeckungen gilt auch hier: Sobald ein Mensch, und dann noch ein paar weitere, eine Innovation im Bewusstsein erzielen, geht die Tür weit auf, und andere werden folgen.

Die Menschen auf der ganzen Welt erleben jetzt ausgesprochen turbulente Zeiten. Vielleicht ist dies ein Indiz dafür, dass wir kollektiv gesehen der »Schallgeschwindigkeit« näherkommen, dem neuen Bewusstsein. Je schneller wir uns fortbewegen, umso größer wird natürlich die Unbeständigkeit, auf die wir treffen – bis wir die Membran durchbrochen und die bisher gekannten evolutionären Grenzen überschritten haben.

Was für ein schöner Knall das sein wird.

ÜBUNG: EINSTIMMUNG IN BEZIEHUNG

Die Einstimmung ist das A und O der transparenten Kommunikation. Sich einzustimmen – auf eine Person, eine Gruppe, eine Organisation, aber auch auf einen Teil unseres größeren kulturellen Umfelds – bedeutet, in Resonanz zu gehen, indem man aufmerksam auf die inneren Empfindungen, Gefühle, Bilder und Informationen achtet, die während des Einstimmens auftauchen. Einstimmung in Beziehung verbindet dich mit dem Datenfluss deines eigenen Körpers, sodass du dir der Informationen bewusst wirst, die er von der anderen Person oder Gruppe aufnimmt.

Beginne damit, dass du dich in deinem Körper erdest, indem du deine Achtsamkeit in den Körper richtest, und dann wende die 3-Sync-Praxis an, wie folgt:

Achte darauf, welche Teile deines Körpers sich offen und fließend anfühlen, und welche Teile sich angespannt, taub oder abwesend anfühlen. Nimm einfach wahr, welche Empfindungen vorhanden sind.

Sobald du gut in deinem Körper eingestimmt bist, öffne dich aufmerksam für die andere Person, auf die du dich einstimmen willst. Während du den anderen in dich aufnimmst, bleibe dir des eigenen Körpers und dessen bewusst, wie er sich anfühlt. Die Einstimmung ermöglicht dir, Empfindungen über den anderen in deinem Körper wahrzunehmen.

Beim Einstimmen nimm wahr, wo sich sein Körper offen und fließend anfühlt. Und wo spürst du ihn eher als angespannt oder abwesend?

Achte darauf, ob du das emotionale Aroma wahrnehmen kannst, das die andere Person ausstrahlt. Kommt dir ein Gefühl von Stress oder Aufregung von ihr entgegen? Oder fühlt sie sich entspannt, warm und offen an?

Versuche nun, den mentalen Zustand der anderen Person zu beobachten. Fühlt sich ihr Verstand beschäftigt und aktiv, entspannt und offen, neugierig oder verschlossen an? Nimm einfach nur wahr, was da ist.

Wie fühlt sich der zwischenmenschliche oder intersubjektive Raum an? Ist da ein Gefühl von Entspannung und Verbindung, oder fällt dir eine Art von Distanz, Spannung oder vielleicht Leere auf? Ziel dieser Übung ist es, dich noch mehr auf das, was vorhanden ist, einzustimmen und es so wahrzunehmen, wie es ist.

Du kannst die Einstimmungsübung jederzeit durchführen – vor allem dann, wenn du dich im Gespräch oder in einer Sitzung mit einer Personengruppe befindest. Zu Beginn erfordert diese Übung etwas Geduld; es kann einige Zeit dauern, bis du anfängst, tiefere Wahrnehmungen zu haben. Einstimmung bedeutet einfach, dass dein Nervensystem das Nervensystem eines anderen, oder das kollektive Nervensystem, spürt und sich dessen bewusst wird.

Je mehr du übst, desto mehr wirst du eine tiefere Qualität von Resonanz feststellen. Dadurch entsteht ein gegenseitiger Raum von Kohärenz, was sich anders anfühlt, als immer in Harmonie zu sein. Durch regelmäßige Einstimmung trainierst und stärkst du deine inneren Beziehungskompetenzen – und das ist ungeheuer hilfreich. Indem du verbunden und eingestimmt bleibst, *während* du kommunizierst, kannst du zum Beispiel spüren lernen, wie tief oder wie gut deine Worte beim anderen ankommen.

Auf diese Weise wird die Beziehung zu einem Tanz. Manchmal geht der Tanz ganz leicht vonstatten, manchmal ist er eine Herausforderung. Je mehr deine Fähigkeit zur Einstimmung sich entwickelt, umso feinfühliger, intuitiver und inspirierender wird dieser Tanz. Du wirst bald überrascht sein, wie viel du von deinen Tanzpartnern aufschnappen kannst.

5

Presencing des Schattens

Der Raum war sehr still, mit dieser vertrauten Vertiefung, die eintritt, wenn etwas unter der Oberfläche, jenseits der Worte, geschieht.

– BONNIE BADENOCH

Wir leben in einem Beziehungsuniversum.
Alles ist Beziehung.

– KEITH WITT

Jeder Aspekt unserer Erfahrung, der der bewussten Sicht verborgen bleibt oder uneingestanden ist, begraben oder verleugnet wird, existiert im Bereich des Unbewussten oder des Schattens. Ungelöste Muster kreisen immer wieder in der einen oder anderen Form durch unsere Erfahrung, damit sie endlich bemerkt und korrigiert werden können. Solange dies nicht geschieht, werden unverarbeitete Ängste, Schuldgefühle, Gefühle der Taubheit oder andere Bruchstücke aus der Vergangenheit immer wieder den gegenwärtigen Augenblick verdunkeln. Anstatt im Licht der Gegenwart zu sehen, blicken wir durch die trübe Vergangenheit, wie durch eine verdunkelte Linse. Ohne innere und äußere Kohärenz entsteht ein Gefühl der Distanz und der Trennung, der Abkopplung von dem, was sonst intim und *hier* ist.

Licht ist reine Information in Bewegung; die Intimität der wahren Gegenwart ist ungehindertes Licht. Unbewältigte Traumata reduzieren das Licht, indem sie einen »Schatten« erzeugen, in dem das Licht (die Lebenskraft) in das Unbewusste umgeleitet wird. Wenn die innere Landschaft von den Gespenstern der Vergangenheit überschattet wird, ist auch die äußere Umgebung verdeckt. Der Schatten verbirgt unsere Scham, unsere Ängste und unsere Traumata, aber er verbirgt auch unser Gold – unser leuchtendes, aber noch ungenutztes Potenzial, das noch nicht erwachte Fähigkeiten für höhere Ebenen des Seins und Werdens beinhaltet. Wenn wir daran arbeiten, den Schatten anzuerkennen und zu heilen, werden die Energien, die dorthin umgeleitet und festgehalten wurden, befreit und neue Potenziale werden für uns klar erkennbar.

Auf Gewahrsein basierende Praktiken, wie die transparente Kommunikation, bringen uns bei, mit jenen Anteilen unseres Wesens präsent zu sein, die unserer gewöhnlichen Selbstwahrnehmung entzogen sind: mit dem Unbewussten oder dem Schatten selbst. Bei dieser Arbeit stellen wir schnell fest, dass der Schatten uns nur durch unsere Interaktionen und Beziehungen mit anderen ins Auge fällt. In der Tat existiert *kein* eigenständiger oder gesonderter persönlicher Schatten; der Schatten existiert nur im Kontext von Beziehungen. Die Dimensionen des Schattens können zwischenmenschlicher, familiärer, ahnenbezogener und kultureller Natur sein.

DER SCHATTEN ALS PARTIZIPATIVER PROZESS

Vermutlich haben Sie schon einmal zwei Menschen beobachtet, die versuchten, miteinander zu kommunizieren, aber irgendwie nicht in der Lage waren, sich gegenseitig zu sehen oder zu fühlen. Anstatt miteinander zu kommunizieren, haben sie nur »aufeinander eingeredet«. Vielleicht wurde die übermäßige Energie der einen Person schnell durch eine Art Abwehr oder Abschottung der anderen Person konterkariert, und umgekehrt. Wir alle haben schon an derartigen Gesprächen teilgenommen und sind vielleicht mit einem Gefühl von Frustration, Zwiespalt, Apathie oder gar Verachtung weggegangen. Niemand fühlte sich gehört oder gesehen, und nichts wurde gelöst.

Transparente Kommunikation ist eine Methode der bewussten Beziehungsgestaltung, die immer mit der persönlichen Wahrnehmung (dem »Zeugenbewusstsein«) beginnt. Wenn Sie mit jemandem reden, üben Sie sich doch einmal darin, wahrzunehmen, wie sehr Sie und die andere Person tatsächlich miteinander in Kontakt treten. Fragen Sie sich: *Wie geerdet und im Körper verankert fühle ich mich am Beginn des Gesprächs und in seinem weiteren Verlauf? Wie viel inneren Raum erlebe ich? Wie hoch ist mein aktueller Stresspegel? Bin ich in der Lage, in meinem Körper zu ruhen, während ich rede und zuhöre? Wie erlebe ich den anderen, während er oder sie spricht oder zuhört? Wie erlebe ich mein Gegenüber, während* ich *spreche und zuhöre?* Ein innerer Erkundungsprozess bringt uns tiefer in den persönlichen Kontakt, und damit in eine tiefere Verbindung mit anderen.

Stellen Sie sich vor, Sie müssten ein schwieriges Gespräch mit Ihrem Partner führen. Noch bevor das Gespräch beginnt, bemerken Sie, dass Sie sich etwas verkrampft fühlen. Sie brauchen das nicht zu bewerten oder zu ändern, Sie müssen es nur wahrnehmen. Wird die Verkrampfung im Laufe des Gesprächs weicher oder härter? Wie fühlt sich die Energie Ihres Partners im Verhältnis zu Ihrer an? Wie erleben Sie Ihren Gefühlszustand? Können Sie die Emotionen, die Sie empfinden, benennen oder fühlen Sie sich wie betäubt (weil etwas Sie zuvor überwältigt hat)? Vielleicht nehmen Sie eine nervöse Spannung in Ihrem Solarplexus oder leichte Anzeichen beginnender Kopfschmerzen wahr. Körperliche Verspannungen sind oft ein Ausdruck von ungeklärten, gestauten, aufgeschobenen Erfahrungen und häufig ein Zeichen, dass Sie Gefühle unterdrücken. Bei einem Großteil des Heilungsprozesses, den Sie durchführen, geht es einfach darum, die Energien, die als Verspannung oder Verengungen gebunden sind, wieder in den Körperstrom zur Nutzung zurückzuführen.

Wenn Sie sich darin üben, die subtilen Energien zu beobachten, die im Beziehungsprozess entstehen und sich verändern, werden Sie Muster zu entdecken beginnen. Betrachten Sie das folgende Beispiel:

Als Kind erfuhr Johann elterliche Feindseligkeit und gelegentliche Gewalt. Um sich zu schützen, engte er sein Energiefeld ein und verschloss den Zugang zu seinem inneren Selbst so weit wie möglich. Dies half dem jungen Johann, die Schwierigkeiten und Gefahren seiner frühen Erfahrungen zu überleben, und war daher eine intelligente, evolutionäre Reaktion des Nervensystems.

Als Erwachsener ist Johann jedoch verschlossen und zurückgezogen geblieben und schottet sich ab, selbst von Menschen, deren Anwesenheit eigentlich sicher und nährend für ihn sein könnte. Johann ist sich seiner Bindungsscheu (des Schattens) größtenteils nicht bewusst und glaubt einfach, die Menschen seien nicht vertrauenswürdig. Doch sein langjähriges Verhaltensmuster des Rückzugs und der Abschottung hat sich zu einer Fehlanpassung entwickelt, die Johanns Beziehungsfähigkeit stark einschränkt und damit seine Entfaltungsmöglichkeiten begrenzt. Was früher einmal eine funktionale und angepasste Reaktion war, ist jetzt zu einem erstarrten, festgefahrenen und dysfunktionalen Muster geworden. Und es wird wahrscheinlich dazu führen, dass Johann sich weiter isoliert und sich von anderen weder wahrgenommen noch anerkannt fühlt.

Als Erwachsene liegt es in unserer Verantwortung, uns um den Schatten zu kümmern (Schattenarbeit) – uns um die erstarrten, im Schatten gefangenen Energien des Selbst zu bemühen und sie zu befreien. Es gibt keine Möglichkeit, Schattenmuster »loszuwerden« ohne die Bereitschaft, ein solches Muster *von innen* kennenzulernen – uns darauf einzulassen mit der Absicht, es wahrzunehmen, zu bezeugen und zu fühlen, was auch immer in ihm schlummern mag. Wir könnten uns fragen: *Welche Beziehung habe ich zu den Energiemustern, die ich in mir beobachte? In welcher Beziehung stehe ich zu den auftauchenden Blockaden und Schwierigkeiten (sehe ich etwa mich selbst / andere / die Welt durch die Linse von Mangel, Kritik oder Zweifel)? Wie beschreibe ich diese subtilen Erfahrungen für mich selbst?* Eine derartige Selbsterforschung ist Teil des Vorgangs, mit dem wir den Schatten ans Licht bringen: So wird das Verborgene, nicht Wahrgenommene eingeladen, durch Bewusstheit transparent zu werden.

Das feinstoffliche Feld – die Informationen, die überall um uns herum und in uns vorhanden sind, uns jedoch auf weniger direktem Wege zugänglich sind als das offenkundig Materielle – dieses Feld enthält immer Informationen über den Schatten. Wenn Sie Ihrem Liebespartner gegenübersitzen oder Zeit mit Ihren Kindern verbringen, dient Ihnen das Feld als ein Spiegel, in dem Sie Ihre Schattenanteile beobachten können. Bei Arbeitssitzungen enthält das Beziehungsfeld auch Informationen über jene Dinge, die der Gruppendynamik zugrunde liegen und es Ihnen ermöglichen, unausgesprochene Emotionen und latente Voreingenommenheit, Motivationen oder Absichten zu erkennen. Wenn Sie lernen, im Beziehungsfeld ohne Widerstand oder Urteil präsent zu sein – oder bereit sind, auch *mit* Widerstand und Urteilen präsent zu sein –, dann werden Sie bewusster und wacher, weniger gebunden durch Schattenmuster.

DER SCHATTEN ERZEUGT TRENNUNG

Wenn man den Schatten unkontrolliert wachsen lässt, schafft er eine Welt der Beziehungslosigkeit, dominiert vom vorherrschenden Gefühl des Getrenntseins, das wir empfinden, und der Polarisierung und Uneinigkeit, die wir überall um uns herum erleben – ein Zustand, den wir als »normal« anzusehen gelernt haben: »So, wie die Dinge eben sind.« Der Schatten ist die allgegenwärtige architektonische »Substanz«, auf der unsere moderne Gesellschaft aufgebaut ist und durch die sie funktioniert. Der Schatten ist die Linse, durch die wir schauen – und daraus leiten wir unsere Sicht der Dinge ab. Beispielsweise ist vieles von dem, was wir für die »westliche Zivilisation« halten, aus der Prämisse der Trennung entstanden, dem vorherrschenden Weltbild, das auf Unterschiede und Differenzierungen fokussiert ist, auf die Besonderheiten, die uns, unsere Vorstellungen und unsere Umwelt ausmachen.

Fast zweitausend Jahre nach Aristoteles zementierte der französische Philosoph René Descartes das Weltbild der Trennung mit seiner These des Dualismus, Geist und Körper würden als ontologisch unterschiedliche Phänomene existieren. Der Geist-Körper-Dualismus beruhe auf der Annahme, der menschliche Geist sei gänzlich nicht-physisch, der menschliche Körper hingegen gänzlich materiell. Geist und Körper seien also getrennte Einheiten. Die gesamte moderne Wissenschaft übernahm die Aufklärungsphilosophie von Descartes. Sie liefert uns hier und heute, im 21. Jahrhundert, nach wie vor die vorherrschende Ansicht, der Planet und die Menschen auf ihm seien rein physische, materielle Ganzheiten: individuell, getrennt und voneinander unterschieden.

In der Trennung haben die Bedürfnisse und Wünsche des Einzelnen Vorrang vor der Gesundheit größerer Kollektive; Teile haben Vorrang vor dem Ganzen. Sie sind Sie, und ich bin ich, und auch wenn wir hier und da miteinander interagieren, haben wir oft Mühe, Verbindungen herzustellen. Wir sehen die Welt als etwas, was uns völlig fremd ist, als eine riesige Ansammlung von begrenzten Objekten und unterschiedlichen Teilen.

Natürlich mag der Dualismus den Weg für viele wissenschaftliche, technologische und industrielle Fortschritte geebnet haben, wodurch sich die Lebensspanne der Menschen verlängert und ihre Lebensqualität allgemein verbessert hat. Die Vorteile des modernen Lebens sind unbestreitbar. Dennoch haben wir mit unserem unhinterfragten Festhalten am Dualismus und dem Trennungsdenken einen hohen Preis bezahlt. Während die modernen technologischen Errungenschaften uns auf bislang ungeahnte Weise miteinander verbinden, sind echte Verbindungen und dauerhafte Beziehungen nach wie vor schwierig, dürftig oder einfach unerreichbar. Und das hat enorme Auswirkungen auf unsere Welt.

Das Trennungsbewusstsein scheint eine eigene, seltsame Schwerkraft zu haben, die uns immer weiter auseinanderzieht, wie man an den weit verbreiteten Phänomenen zerrütteter Familien, sozialer Unruhen, anhaltender internationaler Konflikte, der Hyperkommerzialisierung und des sich beschleunigenden Klimachaos sehen kann. Der Ökologe Christopher Uhl beschreibt es recht treffend:

> Nehmen wir irgendein ökologisches oder soziales Problem: Klimawandel, Artensterben, umweltbedingte Krebserkrankungen, Versauerung der Meere, Krieg, Grundwasserschwund, Genozid, Abholzung der Wälder, Verlust an Bodenkapital, Rückgang der Korallenriffe … Und in jedem Fall ist Trennung – der Abbruch von Beziehungen – die Wurzel des Problems.[1]

Der Dualismus war allerdings nie das Problem. Selbst der atomistische Individualismus war ein wichtiger Schritt auf unserem evolutionären Weg, als sich die Menschheit vom prärationalen Stammeswesen über den Agrarfeudalismus bis hin zum Aufstieg des industriellen Nationalstaates und zu den Masseninformationsgesellschaften, in denen wir uns heute befinden, entwickelte. Auch wenn das moderne Leben noch so bequem, effizient und faszinierend sein kann, bleiben viele Menschen von ihrer eigenen Wesensart weitgehend getrennt und voneinander entfremdet. Sie halten, ohne es jemals zu hinterfragen, an dem fest, was Otto Scharmer, MIT-Dozent und Mitbegründer des Presencing Instituts, das »Ego-System-Bewusstsein« nennt. Was können wir also tun, um das zu ändern?

GEMEINSAME VERANTWORTUNG FÜR DIE INTEGRATION DES SCHATTENS

Nach dem Holocaust während des Zweiten Weltkriegs waren die Überlebenden und zahllose Millionen nicht in der Lage, das Grauen, das sich ereignet hatte, vollständig zu verarbeiten und zu verdauen. Infolgedessen blieb eine große Menge an ungelöstem Material zurück, eine dichte und festgefrorene Schicht von Restenergie, die immer noch in Deutschland, Israel und anderswo zu spüren ist. Das Trauma des Holocaust hat einen großen, mehrere Generationen überspannenden Schatten hinterlassen, dessen Auswirkungen immer noch von Nachkommen der Überlebenden, Soldaten und normalen Bürgern gespürt werden. Uns begegnet diese unbewältigte Geschichte in Form von politischer Spaltung und im täglichen Leben weltweit, wo die ungelösten Energien immer wieder neu in Erscheinung treten. Die unbewältigte Vergangenheit ist dicht und undurchsichtig; sie verdunkelt das Feld, vertieft die Trennung, spaltet ganze Gemeinschaften und verzögert die gesamte gesellschaftliche Weiterentwicklung.

Trotzdem sind diese unbewussten Muster nicht an sich schlecht oder falsch. Der Schatten ist einfach ein Wegweiser, der aufzeigt, wo die Lichter im System ausgegangen sind – an Orten der Uneinigkeit, der Starrheit und des Chaos. Der Schatten ist keine Bedrohung, die es zu beseitigen gilt, oder gar ein Hindernis, das man aus dem Weg räumen müsste; er ist lediglich eine Erinnerung daran, sich um diese Dinge zu kümmern. (Tatsächlich kann der nicht hinterfragte Impuls, sich eines bestimmten Gefühls, einer Emotion oder einer Erfahrung »entledigen« zu wollen, Teil einer fehlgeleiteten Reaktion sein, die den Schatten als etwas Krankhaftes abstempelt.)

Der Schatten ist ein gemeinschaftlicher Abwehrmechanismus und eine evolutionäre Funktion der kollektiven Psyche – er hält die Flut zurück, um uns davor zu bewahren, in der Überforderung zu ertrinken, bis wir endlich eine Gelegenheit haben, unsere Erfahrungen zu verdauen und zu verarbeiten. Aus diesem Grund müssen wir die Integrationsarbeit am eigenen Schatten sorgfältig und geschickt angehen, damit die Last der Vergangenheit nicht weiter hinausgeschoben und an künftige Generationen weitergegeben wird.

Wenn wir uns den Bewährungsproben des Wachstums widersetzen und uns weigern, die Herausforderungen der Gegenwart oder die Schwierigkeiten der Vergangenheit anzunehmen, behindern wir unseren spirituellen Weg und bremsen die Evolution aus. Dann entwickeln wir uns zurück, statt unser Erwachen zu fördern. Der verstorbene Jungsche Analytiker und Autor Edward Edinger empfahl: »Immer wenn man sich im Konflikt mit jemandem oder mit einer Situation befindet, sollte man die Hypothese in Erwägung ziehen, dass einen die Psyche in diese Situation gebracht hat, damit Bewusstsein entsteht.«[2] Jedes Problem stellt eine wichtige Gelegenheit dar, mit dem großen Ganzen – Vergangenheit, Gegenwart und Zukunft – in Verbindung zu bleiben, durch Einstimmung und verkörperte Präsenz. Der Weg verlangt Demut: Nicht die anderen sollen bewusster werden, damit wir weiterwachsen können. Unser Prozess des Wachstums ist eine Herausforderung, mit uns selbst und anderen sorgfältiger und bewusster umzugehen. Und darin besteht die hohe Kunst eines mystischen Lebens.

ZUGANG ZUM TRANSPERSONALEN GEWAHRSEIN

Die buddhistischen Philosophen reden vom bedingten Entstehen bzw. *Entstehen in wechselseitiger Abhängigkeit.* Mit diesem philosophischen Ansatz bringen sie zum Ausdruck, dass alles Existierende grundsätzlich in wechselseitiger Verbindung miteinander steht – sämtliche Phänomene entstehen nur in Beziehung zu anderen Phänomenen. Trotz der Vorherrschaft des Trennungsbewusstseins sind tiefe Einheitserfahrungen möglich – vielleicht sogar evolutionär wahrscheinlich. Wir können die Schönheit der Autonomie *und* die Fülle der kommunalen Verbundenheit erfahren, wenn wir zu dem erweiterten Bewusstseinsfeld erwachen, das wir alle miteinander teilen.

Um diese Erkenntnis zu unterstützen, müssen wir eine reife, transpersonale Perspektive entwickeln, in der das Gefühl der eigenen Identität oder Erfahrung über das persönliche Ich hinausgeht und größere Ebenen des Wir-Seins umfasst (z. B. in unserer Zugehörigkeit zur Menschheit, zum Planeten, zum Kosmos usw.). Wie Dr. Marcie Boucouvalas, emeritierte Professorin für Humanentwicklung am Virginia Polytechnic Institute, schreibt: »Aus der transpersonalen Perspektive betrachtet, schließt das Menschsein – und der damit verbundene Reifungsprozess von Individuen, Gruppen, Organisationen, Gesellschaften und Kulturen – auch ein Gleichgewicht zwischen einem separaten Selbstgefühl und einem tieferen, umfassenderen, ›verbundenen‹ Selbstgefühl ein.«[3]

REIFE UND DIE TRANSPERSONALE PERSPEKTIVE

Um zu einer transpersonalen Perspektive zu gelangen, sind Reife und ein ständiges Engagement, was persönliches Wachstum und Beziehungen angeht, erforderlich. Beena Sharma, die Gründerin und Präsidentin des Center for Leadership Maturity (Zentrum für Führungsreife), charakterisiert »drei entscheidende Merkmale menschlicher Reife« folgendermaßen:

1. Reife bedeutet, Spannungen, Polaritäten und Paradoxe aushalten zu können.
2. Reife bedeutet, sich der »Realität« anzunähern und auf das hinzubewegen, was schwierig ist.
3. Reife bedeutet, sich selbst, anderen und dem System kontinuierlich Feedback zu geben, um kontinuierliche Entfaltung und Wachstum zu ermöglichen.[4]

Interdependenz (wechselseitige Abhängigkeit) ist immanent. Auch Sie sind Teil eines kollektiven Ökosystems, und Ihr Gesundheitszustand wird von der Gesundheit des Systems bestimmt, genauso, wie insgesamt die Gesundheit des Systems auch von Ihnen beeinflusst wird. Das transpersonale Gewahrsein lichtet den Nebel des Getrenntseins und ermöglicht es uns, zum Zustand des *Inter-Seins* zu erwachen, wie ihn der visionäre buddhistische Mönch Thich Nhat Hanh beschrieb. Um zu einer dauerhaften, gesunden Beziehungsfähigkeit zu gelangen, müssen wir uns mit vielen Dingen auseinandersetzen, die im menschlichen Schatten verborgen sind; wir müssen sie anerkennen und daran arbeiten, sie sowohl persönlich als auch kollektiv zu integrieren. Darin besteht unsere kollektive Schattenarbeit, und nur wenn wir uns tiefer auf uns selbst und andere einstimmen, können wir damit beginnen.

DIE TRENNUNG AUFHEBEN

Wenn Sie sich eingehender mit den Beziehungskompetenzen befassen, einschließlich der Fähigkeit, präsent zu sein und andere in sich aufzunehmen, landen Sie vielleicht wieder bei elementaren Fragen: *Wo existiert man eigentlich? Im Gehirn? Im Körper?* Wie ist es möglich, dass man sich mit Menschen und Orten, die physisch sehr weit weg sind, zutiefst verbunden fühlt? Viele Menschen berichten von der Erfahrung, dass sie den genauen Zeitpunkt mitbekamen, als ein Mensch, der ihnen nahestand, einen Unfall erlitt oder sogar starb. Sie spürten es einfach und wussten es. In welchem Raum befand sich dabei ihr Selbst?

Im Wachbewusstsein nehmen Sie in erster Linie die materielle Ebene wahr, doch Sie bestehen aus viel mehr als nur Ihren Atomen. Wenn Sie und ich in Beziehung treten, verknüpfen und verbinden sich unsere Nervensysteme und nehmen ein gemeinsames Feld ein, einen Informationsraum, der nichtlinear, nichtlokal und viel mehr ist als die Summe unserer Teile. Gemeinsam aktivieren wir das, was wir als unser *kollektives Nervensystem* bezeichnen könnten. Wir können es zwischen Menschen in einer Beziehung, Familie, Gemeinschaft oder Kultur spüren, wenn einer den anderen bewusst in sich aufnimmt. Es ist ein gemeinsames und gegenseitiges Gefühl innewohnender Präsenz – des Inter-Seins, das unser Geburtsrecht als Menschen ist.

Wenn wir uns auf eine Reise der gemeinsamen Heilung und Entwicklung begeben, entdecken wir die Kraft der kollektiven Intelligenz. Die kollektive Intelligenz ist nicht einfach eine statische Summe der verfügbaren Kapazitäten jedes Einzelnen in der Gruppe, sondern ein im Entstehen begriffener dynamischer und fließender Austausch zwischen den aktiven sowie potenziellen Kapazitäten der Gruppe und dem größeren sozialen Umfeld. Durch Übungen, wie sie in diesem Buch vorgestellt werden, gewinnen wir ein stärkeres Gefühl von Vertrauen in Beziehungen und entwickeln ein erstaunliches, neues Gefühl unserer Zugehörigkeit zu einer größeren Gemeinschaft von fähigen und kreativen Wesen. Tiefgreifende Möglichkeiten der kollektiven Heilung werden zugänglich, sodass wir neue Wege entdecken, um die Fragmentierung in unserem kollektiven Nervensystem zu beheben und uns selbst durch gegenseitiges, bewusstes Reflektieren mit- und ineinander zu erkennen.

Viel zu oft fühlen wir uns isoliert, getrennt und allein, wie gestrandete Kinder, die blind durch die Wüste irren. In Wahrheit sind wir immer, und waren schon immer, miteinander verbunden. Mein Schatten kann ohne Ihren Schatten nicht existieren, so wie Ihr Trauma nicht ohne andere existieren kann, die es auslösen, teilen und verstärken. Wie wir gesehen haben, besteht der grundlegende Schaden, den ein Trauma anrichtet, in der Verletzung der von uns gefühlten Beziehung zu anderen. Es bewirkt, dass Menschen, Familien, Gemeinschaften und Kulturen sich zurückziehen, distanzieren, abkapseln – die Beziehung abbrechen. Aber so, also würden wir gemeinsam in eine dunkle, geheimnisvolle Höhle gehen und das Licht anschalten, können wir Bewusstsein in das umfassendere soziale Feld bringen. Wenn wir uns erlauben, zuvor verborgene Bezugspunkte zwischen uns wahrzunehmen, wird die Erfahrung der Verbundenheit verstärkt. Und wir entdecken eine neue Welt des Möglichen: das gemeinschaftliche Heilungsfeld, in dem das besser integrierte Nervensystem einer Person dazu beiträgt, das stärker fragmentierte Nervensystem einer anderen ins Gleichgewicht zu bringen. Auf diese Weise erschließen wir Potenziale für mehr Ko-Regulation und Kohärenz.

Heilung geschieht, wenn wir beschließen, nicht mehr wegzuschauen, sondern uns einzustimmen: präsent zu sein mit dem, was ist, und zu beachten, zu spüren und zu fühlen. Indem wir uns in Präsenz und Einstimmung üben, fangen wir an, ein tieferes Gefühl von Beziehung zu entdecken – zu uns selbst und anderen, zu unserem Leben, zum Kosmos selbst. Dies ist heiliger Boden, wo Fragmente wieder eingefügt, Trennungen aufgehoben und größere Ganzheit verwirklicht werden.

ÜBUNG: VERARBEITUNG DES KARMAS VOM TAG

Ich empfehle, sich regelmäßig abends hinzusetzen und die Ereignisse des Tages bewusst »zurückzuspulen«. Während du über das Geschehene nachdenkst, stimmst du dich auf die Empfindungen in deinem Körper ein und beobachtest, welche Gedanken auftauchen. Der Zweck dieser Übung ist es, die Erfahrungen des Tages bewusst zu verarbeiten, damit deine inneren Reaktionen auf diese Erfahrungen nicht verschüttet und versteckt oder sonst irgendwie in unbewusste karmische (Schatten-)Prozesse umgewandelt werden.

Vielleicht hast du ein früheres Gespräch immer und immer wieder durchgespielt und bedauerst etwas, das du gesagt hast, oder wünschst dir, du hättest dich klarer ausgedrückt. Achte darauf, wenn deine Gedanken auf Hochtouren zu laufen scheinen, und nimm wahr, wie sich dein Körper möglicherweise weniger geerdet und weniger präsent anfühlt. Vielleicht beobachtest du eine Art Summen um den Kopf herum oder eine aktive Energie oberhalb der Schultern, während sich unterhalb der Brustmitte alles weniger lebendig und weniger verbunden anfühlt. Anstatt dich von diesen Empfindungen zu distanzieren, indem du z. B. beschließt, bestimmte Gefühle oder Gedanken »sollten nicht da sein«, ruhe einfach darin und lausche, was diese Gedanken, Gefühle und Empfindungen dir sagen. Indem du allem, was präsent ist, Raum gibst, beginnst du, eine neue Art spontanen Seins zu unterstützen. Dadurch wird deine Fähigkeit gestärkt, dem Leben von Augenblick zu Augenblick mit Bewusstheit zu begegnen, und zwar aus deiner essenziellen Energie, deinem authentischen Kern, heraus. Wenn du diesen Weg beschreitest, wird dir auch deine innere Schattendynamik mehr bewusst werden, und dadurch wirst du diese Muster integrieren und heilen können, anstatt sie ständig weiter zu verdrängen, und damit zu verstärken.

EMPATHIE ALS GEGENMITTEL

Sympathie bedeutet, dass man *für* jemanden etwas empfindet – sei es Mitleid oder Freude –, während es bei Empathie darum geht, *mit* dem anderen innerlich mitzufühlen, in tiefer Resonanz mit ihm, weil Inneres und Äußeres miteinander verbunden oder synchron aufeinander abgestimmt sind.

Ich bekomme oft die Frage gestellt: *Wie kann ich mich davor schützen, das »Zeug« anderer Leute zu übernehmen?* Überall scheinen die Menschen nach einer Antwort auf diese verwirrende Frage zu suchen. Im heutigen Sprachgebrauch wird oft jemand als *empathisch* angesehen, der eigentlich am *»Leaky-Emotional-*

Syndrom« leidet – also eine Person, die das Problem einer »durchlässigen Gefühlswelt« hat, weil sie die Energien anderer Leute aufnimmt und sie für die eigenen hält bzw. sich vom Gefühlsausdruck anderer schnell überwältigt fühlt. Manche Menschen mit höherer Sensibilität können tatsächlich unter dieser Situation leiden. In der Regel ist es aber keine erhöhte Empfindsamkeit, sondern ein Mangel an Erdung und körperlicher Präsenz, der das Gefühl der Überwältigung auslöst, und häufig liegt die Ursache in Bindungsverletzungen. Durch die Heilung des Ursprungstraumas wird ein stabileres Gefühl der Verkörperung geschaffen, und dann kann die betroffene Person die Hochsensibilität als Geschenk und nicht als Fluch erleben. Wir können uns das wie einen Baum mit einer sehr großen Krone vorstellen, der ebenso starke Wurzeln braucht, um zu stehen.

Es geht also nicht darum, dass wir die Emotionen einer anderen Person irgendwie aufgesaugt oder übernommen haben, wie ein menschlicher Schwamm ohne Barrieren und Grenzen. Vielmehr geht es darum, dass wir irgendwo – vielleicht an einem uns verborgenen inneren Ort – mit den ungelösten emotionalen Energien oder eingefrorenen Erfahrungen des anderen in Resonanz sind. Wir reagieren wie die Saite eines Klaviers auf eine Stimmgabel und schwingen mitfühlend in Resonanz mit den Rhythmen, die durch die Präsenz des anderen hervorgerufen werden. Wir fühlen nicht nur die Emotionen der anderen Person, sondern auch unsere eigenen. Anstatt zu versuchen, uns vor der Energie anderer Leute zu schützen, könnten wir uns dafür entscheiden, mit einer gewissen Neugierde die Resonanz zwischen unseren eigenen inneren Wunden und denen anderer Menschen zu erforschen.

Die Herausforderung besteht nicht darin, sich vor den überwältigenden Emotionen anderer zu schützen, indem wir sie vermeiden oder abwehren, sondern darin, mit den anderen in der

Präsenz zu bleiben, wenn schwierige Emotionen auftauchen, sodass wir sie bei der Ko-Regulierung intensiver Energien unterstützen können – zu ihrem und unserem eigenen Nutzen. Durch das Regulieren von Emotionen ist es möglich, schwierige Gefühle zu verdauen und zu integrieren, sodass sie vollständig verarbeitet und aufgelöst werden können. Und das bringt uns in die Beziehung zurück.

LICHT INS FELD BRINGEN

In jüngerer Zeit haben Forschende auf dem Gebiet der sozial-kognitiven Neurowissenschaften und der Philosophie des Geistes (Philosophy of Mind) etwas beobachtet, das viele Kontemplative schon seit Langem spüren und das die Annahme eines kollektiven Schattens unterstützt. Die erweiterte Geistestheorie (*Extended Mind Theory*, EMT) geht davon aus, dass der menschliche Geist nicht auf die Grenzen des Gehirns oder gar des Körpers beschränkt ist, sondern sich in seine Umgebung ausdehnt. Zum Beispiel ist ein Gemälde, an dem Sie gerade arbeiten, oder Ihr persönliches Tagebuch und sogar Ihr Smartphone oder Laptop von Ihrem Geist durchdrungen, und somit Teil Ihres kognitiven Prozesses.[5]

Noch erstaunlicher ist, wie die EMT mit neu entstehenden Theorien der sozialen Kognition zusammenhängt. Die Forschenden untersuchen, wie zwei oder mehr Gehirne (und daher »*Minds*«, also »Köpfe«) sich synchronisieren oder »zusammenschalten« können, etwa wenn sie eine gemeinsame Absicht verfolgen oder kooperativ handeln. Ein »Extended Social Mind«, also ein »erweiterter sozialer Geist« entsteht, wenn mehrere Gehirne (und damit mehrere Zentralnervensysteme) sich auf höchst kohärente Weise miteinander verknüpfen. Die Bewusstseinsforschenden Ana Lucía Valencia und Tom Froese schreiben:

Der Zusammenhang zwischen neuronalen Oszillationen und funktioneller Integration ist in der Erforschung der menschlichen Kognition weithin anerkannt. Eine groß angelegte Synchronisierung der neuronalen Aktivität wurde auch als neuronale Grundlage des Bewusstseins vorgeschlagen. Interessanterweise zeigt eine wachsende Zahl von Studien im Bereich der sozialen kognitiven Neurowissenschaften, dass die Phasensynchronisation bei bedeutungsvollen sozialen Interaktionen in den verschiedenen Gehirnen in ähnlicher Weise auftritt. Darüber hinaus wurde diese Synchronisation zwischen Gehirnen mit subjektiven Berichten über soziale Verbundenheit, Engagement und Kooperationsbereitschaft sowie mit Erfahrungen von sozialem Zusammenhalt und »Selbst-andere-Verschmelzung« in Verbindung gebracht. Diese Ergebnisse widersprechen der gängigen Auffassung, wonach menschliches Bewusstsein grundsätzlich in der ersten Person Singular und privat existiert.[6]

Forschende argumentieren, dass der Nachweis einer »Synchronisation zwischen Gehirnen auf den schnellsten Frequenzbändern« unser Verstehen des menschlichen Bewusstseins grundlegend verändern könnte. Betrachten wir diese wissenschaftlichen Erkenntnisse im Lichte dessen, was wir inzwischen über Trauma oder toxischen Stress wissen, ist es möglich, sich eine lichtvolle, blühende neue Welt der Möglichkeiten für die Menschheit vorzustellen – oder, wie ein Buchtitel von Charles Eisenstein es ausdrückt, »die schönere Welt, von der unsere Herzen wissen, dass sie möglich ist«.

Was wir als das »Wir-Raum«-Gewahrsein bezeichnen, entsteht, wenn Menschen aktiv zusammenarbeiten, um das Feld mit Gegenwärtigkeit zu füllen. Das Bemühen und die Absicht, einen Wir-Raum zu schaffen, beleben unsere Bereitschaft, das Mitgefühl und den gemeinsamen Mut, verstärken die Einstimmung und erwecken unsere kollektive Intelligenz. Die Kraft des gegenseitigen Bezeugens reinigt unseren kollektiven Schatten und macht es möglich, dass wir ihn erkennen, annehmen, integrieren und transzendieren.

Dr. Jorge N. Ferrer, Autor und ehemaliger Professor im Ost-West-Psychologie-Programm am California Institute of Integral Studies, beschreibt transpersonale Phänomene als »partizipatorische Ereignisse, die am Standort eines Individuums, einer Beziehung, einer kollektiven Identität oder einer Örtlichkeit entstehen können«. Die ko-kreative Teilnahme bezieht den Menschen in das ein, was Ferrer *»partizipatorische Erkenntnis«* nennt – einen »multidimensionalen Zugang zur Wirklichkeit, der nicht nur die schöpferische Kraft des Geistes, sondern auch die des Körpers, des Herzens und der Seele einbezieht«.[7]

Dies ist der Kern der transpersonalen Arbeit: ein zutiefst *bewusster,* partizipatorischer Prozess, der die erstaunliche Wirkung hat, die menschliche Entwicklung zu beschleunigen. Wir kommen mit dem Ziel zusammen, uns selbst und auch gegenseitig in einer »höheren Auflösung« wahrzunehmen. Auf diese Weise können wir leicht erkennen, wenn in der zwischenmenschlichen Atmosphäre ein gewisser Grad an Verdichtung oder Schatten eintritt, und das hilft uns wiederum, mit den familiären und kulturellen Schattenbereichen besser klarzukommen.

Erstaunlicherweise erstreckt sich die Kraft der kollektiven Heilung viel tiefer in die Wirklichkeit und in größere Zeiträume, als bisher angenommen wurde. Wie wir in den folgenden Kapiteln erkunden werden, können die gemeinsamen Presencing-Praktiken uns helfen, die Wunden unserer Vorfahren und unserer historischen Vergangenheit zu heilen und eine neue Zukunft für uns und unsere Nachkommen zu ermöglichen. Darin verwirklicht sich unsere wahre Befähigung zum Inter-Sein.

6

Die Auswirkungen von Trauma

Da gibt es weder Gegenwart noch Zukunft – nur die Vergangenheit, die sich immer und immer wiederholt.

– EUGENE O'NEILL

Zeit ist Sein und Sein ist Zeit,
es ist alles eins,
das Leuchten, das Sehen,
das Dunkel in Fülle.

– URSULA K. LE GUIN

In ihrem bemerkenswerten Buch *Black Hole Survival Guide* gibt die Astrophysikerin Janna Levin eine poetische Beschreibung des kaum zu ergründenden Phänomens der Schwarzen Löcher:

> Auf der Suche nach einem Schwarzen Loch forscht man nicht nach einem materiellen Objekt. Ein Schwarzes Loch kann sich als Objekt maskieren, aber in Wirklichkeit ist es ein Ort – ein Ort in Raum und Zeit. Besser gesagt: Ein Schwarzes Loch ist eine Raumzeit.
>
> Den Eindruck, dass das Schwarze Loch eine dichte Ansammlung von Materie sei, sollte man aufgeben. Nehmen

> Sie das Schwarze Loch als bloßen Ereignishorizont an, als gekrümmte, leere Raumzeit, ein spärliches Vakuum … Eine herrliche Leere, ein leerer Schauplatz, eine extreme, freie Bühne – ausgesprochen karg, aber durchaus in der Lage, ein großes Schauspiel zu bieten, wenn die Bühne besetzt ist. Schwarze Löcher sind ein Ort im Raum, und sie schotten ihre Geheimnisse ab.[1]

Ein anderes schwer zu ergründendes Phänomen ist jenes, das wir »Trauma« nennen (auch als »Karma« oder »Schatten« bekannt). Ähnlich dem Schwarzen Loch der Astrophysiker kann Trauma als eine Abwesenheit oder ein Nichts empfunden werden, das seine Geheimnisse abschottet und, so seltsam das auch sein mag, einen bestimmten Platz in Raum und Zeit hat.

Während für eine Person die traumatischen Erfahrungen aus der Vergangenheit oft unsichtbar sind – Geheimnisse, die niemals ans Licht kommen sollen –, existieren sie gleichzeitig als stark verdichtete Energie, die kraftvoll genug ist, um das Gefüge der Realität selbst zu verzerren. Je näher wir einer dieser traumatisierten Zonen kommen, umso seltsamer erscheinen die Dinge. Und doch nehmen wir diese Seltsamkeit allzu oft als »normal« hin – weil die Dinge einfach so sind. Unbewältigte Traumata sind schließlich – wie das supermassive Schwarze Loch im Zentrum unserer Galaxie – gewaltige Phänomene, die uns irgendwann verschlingen könnten! Wenn wir der überwältigenden Anziehungskraft eines traumatischen Schwarzen Lochs entkommen wollen – was der Holocaust-Überlebende Primo Levi als ein »graues und trübes Nichts« beschrieben hat –, müssen wir die Physik verstehen lernen, der es unterliegt.

Im dunklen Winter 1944 wurde Levi zusammen mit 649 anderen italienischen Juden in Viehtransportern mit Kurs auf die Konzentrationslager im besetzten Polen verfrachtet. Levi, ein brillanter Schriftsteller und Chemiker, überlebte elf Monate in Auschwitz – sieben Monate länger, als man von irgendjemandem erwarten konnte –, bis das Lager im Januar 1945 endlich durch die Rote Armee befreit wurde. Levi war einer von den rund zwanzig Italienern des ursprünglichen Transports, die dort lebend herauskamen.[2]

Die Gräueltaten, die Levi in Auschwitz erleiden musste, waren unaussprechlich. Dennoch hat der scheue, belesene Chemiker schließlich ausführlich über seine Erlebnisse geschrieben und lieferte der Welt einen detaillierten Bericht über die Barbarei zwischen Menschen, die er aus erster Hand miterlebt und erlitten hatte. In den nachfolgenden Jahrzehnten machte Levis Werk ihn in der öffentlichen Vorstellung zu einer Heldengestalt – und das war er zweifellos. Doch trotz all seiner Ausdauer, Weisheit und Virtuosität kam Levi bei einem Sturz vom dritten Stockwerk in seinem Turiner Haus in Italien im Jahr 1987 ums Leben; sein Tod wurde offiziell als Selbstmord eingestuft. Trotz seines unglaublichen Überlebenswillens und des brillanten, zutiefst inspirierenden Werkes, das er vor seinem Tod schuf, wurde Primo Levi von einer unerbittlichen Depression und traumatischen Erinnerungen geplagt, die seine grundlegende Widerstandskraft und schließlich seinen Lebenswillen überwältigten.

Am Schluss seines Buches *Die Atempause* schreibt Levi:

> [Und] ein Traum voller Schrecken hat immer noch nicht aufgehört, mich zu besuchen, manchmal in kurzen, manchmal in längeren Abständen. Es ist ein Traum im Traum, vielfältig im Detail, einheitlich im Kern. Ich sitze an einem Tisch mit meiner Familie, oder mit Freunden, oder bei der Arbeit, oder auf dem Land im Grünen – kurz gesagt, in einer friedlichen, entspannten Umgebung, scheinbar ohne Anspannung oder Bedrängnis. Dennoch spüre ich eine tiefe

> und subtile Angst, das eindeutige Gefühl einer drohenden Gefahr. Und in der Tat, während der Traum langsam und brutal fortschreitet, bricht alles um mich herum zusammen und löst sich auf, jedes Mal auf eine andere Art und Weise: die Umgebung, die Wände, die Leute, während die Qual immer intensiver und präziser wird. Jetzt hat sich alles in ein Chaos verwandelt. Ich bin allein inmitten eines grauen und trüben Nichts. Und jetzt weiß ich, was dies bedeutet, und ich weiß auch, dass ich es immer wusste: Ich bin wieder im *Lager*, und nichts ist wahr außerhalb des *Lagers*.[3]

Nach Erhalt der Todesnachricht machte Elie Wiesel, Autor, Nobelpreisträger und ebenfalls Überlebender des Holocaust, eine ergreifende und schmerzhafte Feststellung: »Primo Levi starb in Auschwitz, vierzig Jahre später.«[4] Wie schrieb der amerikanische Schriftsteller William Faulkner so treffend?: »Die Vergangenheit ist niemals tot. Sie ist noch nicht einmal vergangen.«[5]

Das vielleicht verheerendste Erbe eines nicht verarbeiteten Traumas ist der Schaden, den es unserer Beziehungsfähigkeit zufügt, oder das Unvermögen, sich überhaupt verkörpert und mit sich selbst verbunden zu fühlen. Manche Traumata, seien sie persönlich oder kollektiv, sind so katastrophal in ihrer Wirkung – vor allem jene Traumata, die Menschen anderen Menschen zufügen –, dass es schwierig, manche sagen sogar unmöglich ist, ihren Ereignishorizont unversehrt zu überschreiten. Letzten Endes verschlingen sie uns. Dennoch wohnt unseren Reaktionen auf großes Unheil eine evolutionäre, inhärente Intelligenz inne, die uns in die Lage versetzt, selbst das schlimmste Leid zu überleben, uns anzupassen und zu verwandeln. Mit Achtsamkeit und Geduld, Präsenz und Einstimmung können wir das, was wir aus einem Trauma lernen, dafür nutzen, uns selbst und die zerbrochenen Verbindungen zwischen uns zu reparieren.

In meinem 2020 veröffentlichten Buch, *Kollektives Trauma heilen: Persönliche und globale Krisen verstehen und als Chance nutzen* (deutsche Ausgabe von 2021), gehe ich auf das Thema Trauma ausführlich und weitaus detaillierter ein. Zur Vertiefung unserer Betrachtung der Beziehungsweisheit wollen wir jedoch mit einem komprimierten Überblick fortfahren.

DEFINITION VON TRAUMA

Unabhängig davon, ob Sie persönlich ein psychisches Trauma erlebt haben oder nicht, sind Sie vermutlich mit seinem Erscheinungsbild vertraut: aus der Literatur, aus Film und Fernsehen oder dadurch, dass Sie jemanden kennen, der einen schweren Schicksalsschlag erlitten und seither in irgendeiner Weise dessen Folgen zu bewältigen hat.

Aus Sicht der heutigen Psychiatrie versteht man unter Trauma eine psychische und potenziell entwicklungsbedingte Verletzung, die durch ein oder mehrere überwältigende Erlebnisse verursacht wurde. Eine Definition der Perelman School of Medicine der Universität Pennsylvania lautet: »Ein psychisches Trauma wird durch ein negatives Erlebnis oder eine Reihe von Erlebnissen verursacht, was zu einer Verletzung führte, welche die Funktionsweise des Gehirns verändert und neurophysiologische, psychische und kognitive Funktionen beeinträchtigt hat.«[6] In einfachen Worten: Ein Trauma verändert uns.

Dr. Peter A. Levine, US-amerikanischer klinischer Psychologe und Autor, definiert Trauma als »belastende Symptome, die Menschen im Gefolge von als lebensbedrohlich empfundenen oder überwältigenden Erfahrungen erleben«. Wir werden traumatisiert, so Levine, »wenn unsere Fähigkeit, auf eine wahrgenommene Bedrohung zu reagieren, auf irgendeine Weise überfordert ist«. In *Vom Trauma befreien* schreibt er, Trauma sei die

»am meisten vermiedene, ignorierte, verleugnete, missverstandene und unbehandelte Ursache für menschliches Leiden«.[7]

Für unsere Zwecke bezieht sich das Wort »Trauma« nicht auf die widrigen Umstände selbst, die Leiden hervorrufen, sondern auf die *Reaktion* des Einzelnen oder einer Gruppe auf diese widrigen Umstände. Ein Trauma ist das, was innerlich, auf der Ebene des Nervensystems, aufgrund einer schlimmen Erfahrung passiert. Ähnlich wie bei einem Schwarzen Loch, ist es schwierig, das Vorhandensein eines psychischen Traumas mit bloßem Auge zu erkennen. Wir können es nur an seinen Auswirkungen erkennen: an den verräterischen Symptomen, die es bei Personen oder Gemeinschaften hervorruft.

TRAUMA AUS NEUROPSYCHOLOGISCHER SICHT

Das menschliche Zentralnervensystem reagiert auf jeden akuten Stressor oder jedes potenziell lebensbedrohliche Ereignis mit einer uralten, evolutionsbedingten Reaktion. Wie bei den Tieren setzt die Konfrontation mit einer wahrgenommenen Bedrohung automatisch eine Kampf-, Flucht- oder Erstarrungsreaktion über das sympathische Nervensystem in Gang. Kurz gesagt, der Körper stellt sich darauf ein, zu kämpfen, wegzulaufen oder sich totzustellen.

Fliehen und Erstarren sind in gewissem Sinne beide eine Form des Verschwindens. Bestimmte Reptilien, Amphibien, Meerestiere und sogar Insekten haben die Fähigkeit, durch einen unmittelbaren, tarnenden Farbwechsel in ihrem Umfeld zu verschwinden. (Als Abwehrmechanismus ist das ein toller Trick, um sich »unsichtbar« zu machen.) Beim Menschen kann das »Verschwinden« die Form einer Dissoziation annehmen – durch emotionale Distanzierung von der Umgebung oder massive Abkopplung von den sensorischen und emotionalen Erfahrungen des Körpers. Wenn es uns nicht möglich ist, vor einem potenziellen Angriff zu flüchten, dann flüchten wir häufig vor uns selbst.

Egal welche Antwort das Nervensystem wählt, es erfolgt eine unmittelbare und automatische biophysikalische Reaktion: Eine Kaskade von Stresshormonen – Cortisol, Adrenalin und Noradrenalin – lässt Herzfrequenz und Blutdruck ansteigen, um das Weglaufen oder Kämpfen zu erleichtern. Die Begegnung mit einem intensiven Stressor versetzt Gehirn und Körper in einen Zustand der Übererregung (*Hyperarousal*), in dem die gestresste Person ungewöhnlich aufmerksam, ängstlich und wachsam wird – oder in einen Zustand des Abschaltens oder der Erstarrung (*Hypoarousal*).

Das sind alles Anpassungsreaktionen, die das Überleben kurzfristig sichern sollen. Wenn aber ein bedrohliches Ereignis vorüber ist, kann es für Gehirn und Körper manchmal schwierig sein, das Abschaltventil zu finden. Selbst wenn eine Bedrohung längst nicht mehr besteht, kann der Körper weiterhin so reagieren, als sei er ständig in Gefahr. Wenn die Stressreaktion auf diese Weise ungewöhnlich lange anhält, können sich die extremen Ausprägungen von Übererregung oder Abschaltung fixieren, verhärten und wiederholen, und sich auf das ganze Leben der traumatisierten Person nachteilig auswirken.

Beachten Sie die Symptome: Anhaltende Übererregung kann sich manifestieren als übertriebene Wachsamkeit, erhöhte Reaktivität, Reizbarkeit, Wut, Aggression, gesteigerte Angst und Panik, sowie sich daraus ergebende Folgeprobleme, wie ein chronisches Aufmerksamkeitsdefizit und Schlafprobleme. Am anderen Ende des Spektrums kann eine länger andauernde Erstarrungsreaktion zu Symptomen wie flachen oder eingeschränkten Affekten, emotionaler Abstumpfung, Hoffnungslosigkeit, Empfindungslosigkeit, Gleichgültigkeit, Apathie, Lethargie, Distanziertheit und Dissoziation führen. »Wenn Übererregung das

Gaspedal des Nervensystems ist«, schreibt Levine, »dann ist das Gefühl überwältigender Hilflosigkeit seine Bremse. Die Hilflosigkeit, die man in solchen Momenten erlebt, ist aber keine übliche Hilflosigkeit, wie sie jeden mal von Zeit zu Zeit überkommt. Es ist ein Gefühl von totalem Zusammenbruch, lähmender Starre und extremer Hilflosigkeit. Es ist keine Einbildung, kein Glaube, kein Trick der Fantasie. Es ist real.«[8]

Diese und andere Symptome eines unbewältigten Traumas zeigen sich in einem Kontinuum von Extremen, die von Einzelnen und ganzen Gesellschaften erlebt werden. Wir brauchen uns nur umzusehen, um ihre überwältigende Präsenz in unserer Welt zu beobachten.

Wir können diese Symptome in drei allgemeine Kategorien einteilen:

1. Hyperaktivierung und Stress
2. Empfindungslosigkeit und Distanziertheit
3. Fragmentierung und Trennung

Jeder Mensch, der je traumatisiert wurde, hat einen Moment erlebt, in dem es keine sichere Option war, »hier zu sein«. Die daraus resultierenden psychischen Abwehrmechanismen (also Symptome) waren eine intelligente Art, damit umzugehen. Präsent zu sein ist nur den gesunden, integrierten Teilen von uns selbst möglich. Die traumatisierten Teile können einfach nicht präsent sein, weil es ihnen keine Sicherheit bietet.

In unserer heutigen Gesellschaft, in der das Konzept der psychologischen Pathologie regiert, sind die Menschen schnell übermäßig besorgt über vermeintliche Defizite, Schwachstellen und potenzielle Fehlfunktionen. Viele scheinbare Funktionsstörungen waren aber ursprünglich adaptive Überlebensstrategien, die einfach ihren Verlauf nahmen. Es ist an der Zeit, dass wir unser defizitorientiertes Menschenbild kollektiv neu gestalten. Da die meisten von uns »besser« bzw. weiter entwickelt sein wollen, bemühen wir uns, jene Teile von uns zum Verschwinden zu bringen, die unser Leiden zu verursachen scheinen. Wir können aber keinen Teil von uns selbst je beseitigen, und der Wunsch, dies zu tun, reproduziert nur das ursprüngliche Trauma. Wir können die verletzten Anteile unserer Seele nicht loswerden, aber wir können ihnen näherkommen und diese Teile in uns integrieren – und indem wir das tun, erweitern wir den Raum unserer Innenwelt, vertiefen unsere Perspektive und erwecken wieder die in uns schlummernde Fähigkeit, mit anderen tiefer in Beziehung zu treten.

TRAUMA-ARTEN

Ein gesundes, gut reguliertes Nervensystem kann Phasen von kreativem Stress und Höchstleistungen bewältigen und danach wieder zu Ruhe und Regeneration zurückfinden. Ein traumatisiertes Nervensystem ist jedoch nicht in der Lage, sich selbst zu regulieren, und arbeitet oft unter toxischer Belastung. Grundsätzlich lassen sich drei Arten von Traumata unterscheiden. Am bekanntesten sind die ersten beiden:

Akutes Trauma entsteht durch ein einzelnes negatives Ereignis, etwa einen Unfall, eine Krankheit oder Verletzung, einen sexuellen Übergriff, eine Naturkatastrophe oder das Beobachten oder Miterleben einer Gewalttat.

Chronisches Trauma entsteht durch anhaltende oder wiederholte Traumata, wie häusliche Gewalt, emotionalen Missbrauch, sexuellen Missbrauch, wiederholtes Mobbing oder Zwang und Überwachung.

Ein wichtiges Beispiel für chronisches Trauma ist das sogenannte *komplexe Trauma*, auch *frühes Beziehungstrauma, Entwicklungstrauma* oder *Bindungstrauma* genannt. Es ist die Folge von anhaltenden Misshandlungen in der Kindheit oder Jugend, wie emotionalem, körperlichem oder sexuellem Missbrauch, emotionaler, körperlicher oder medizinischer Vernachlässigung sowie Verlassenheit. Das komplexe Trauma ist besonders heimtückisch, da es nachweislich den natürlichen Entwicklungsprozess hemmt, verzögert oder stark beeinträchtigt. Komplexe Traumata können demnach das Selbstverständnis eines Kindes, sein Verhalten, seine kognitiven Fähigkeiten, langfristige Gesundheit, Zukunftsorientierung und wirtschaftlichen Aussichten im Erwachsenenalter beeinträchtigen.[9]

Trauma-Forschende und -Behandelnde äußern sich häufig über das Komplott des Schweigens, das die Umstände von anhaltendem Kindesmissbrauch und Vernachlässigung begleitet, wobei mitwissende Familien- und Gemeindemitglieder stillschweigend oder unbewusst zustimmen, den Missbrauch, die Vernachlässigung oder den Inzest zu verheimlichen, und so stellen sie nur selten den Missbrauchstäter zur Rede oder setzen sich für das Wohl des Kindes ein. Manche bezeichnen dies als »traumatische Atmosphäre« und meinen damit das »alltägliche Klima, das äußerst destruktiv sein kann für das Selbst« eines missbrauchten oder vernachlässigten Kindes.[10]

Der deutsche Psychoanalytiker Dr. Werner Bohleber definiert *Trauma* als »eine brutale Tatsache, die zum Zeitpunkt des Erlebens nicht in einen sinnhaften Zusammenhang integriert werden kann, weil sie das Gefüge der Psyche zerreißt«, und verweist auf den »Unwillen zu wissen« seitens der traumatisierten Personen, Familien und der Gesellschaft insgesamt.[11] Diese mangelnde Bereitschaft, etwas zu bezeugen, davon zu wissen oder sich für die Opfer einzusetzen, ist tief und nachhaltig im Komplex des

Beziehungstraumas eingebettet. Die Menschen verleugnen, bestreiten, vermeiden und verdrängen, was sie nicht wahrhaben wollen.

Man weiß heute, dass komplexe Traumata verheerende Auswirkungen auf die psychische Entwicklung von heranwachsenden Kindern und Jugendlichen haben und eng mit dem vermehrten Auftreten psychischer und körperlicher Erkrankungen im späteren Leben zusammenhängen. Eine bahnbrechende Studie von 1995, die in den USA von den Centers for Disease Control and Prevention (Zentren für Krankheitskontrolle und -prävention) und Kaiser Permanente durchgeführt wurde, untersuchte die Auswirkungen von »ACEs« (*Adverse Childhood Experiences*, negativen Kindheitserfahrungen) über die gesamte Lebensspanne. (ACEs umfassen Missbrauch, Vernachlässigung oder ein gestörtes familiäres Umfeld – z. B. ein Elternteil oder eine primäre Bezugsperson mit einer psychischen Erkrankung oder Drogenabhängigkeit, oder Aufwachsen mit einem inhaftierten Elternteil.)

Seit der ursprünglichen Studie von 1995 wurden Dutzende weiterer Studien über ACEs durchgeführt, und diese zeigen (laut einem Bericht der Universität Harvard über ACEs und toxischen Stress) eine »starke, durchgängige Korrelation« zwischen der Anzahl von ACEs, die ein Kind erlebt hat, und seinem späteren schlechten Abschneiden im Leben. Zu den Folgen gehören »dramatisch erhöhtes Risiko für Herzkrankheiten, Diabetes, Fettleibigkeit, Depression, Drogenmissbrauch, Rauchen, schlechte akademische Leistungen, Arbeitslosigkeit und frühen Tod«. Weiter heißt es in dem Bericht:

> Anfang der 2000er-Jahre prägte der *National Scientific Council on the Developing Child* (Nationaler Wissenschaftsrat für die Kindesentwicklung) den Begriff »toxischer Stress«, um die umfangreichen wissenschaftlichen Erkennt-

> nisse über die Auswirkungen einer übermäßigen Aktivierung von Stressreaktionssystemen auf das sich entwickelnde Gehirn des Kindes ebenso wie das Immunsystem, die metabolischen Regelsysteme und das Herz-Kreislauf-System zu beschreiben. Das Erleben von ACEs löst alle diese interagierenden Stressreaktionssysteme aus. Wenn ein Kind im Laufe der Zeit mehrere ACEs erlebt – **insbesondere ohne unterstützende Beziehungen mit Erwachsenen, die ihm einen Schutzpuffer bieten** –, werden diese Erfahrungen eine überschießende und lang anhaltende Stressantwort auslösen … [12] *[Hervorhebung vom Autor.]*

In jüngerer Zeit haben die ACE-Forschenden auch umweltbedingte und systemische Belastungen zu den toxischen Stressarten hinzugefügt, die über die gesamte Lebensspanne schädigend wirken können. Darin sind auch kollektive Traumata, wie Gewalt in der Gemeinde bzw. Nachbarschaft, chronische Armut und systemischer Rassismus, einbezogen. Wie das Harvard Center on the Developing Child (Zentrum für Kindesentwicklung) erklärt: »Die Stressreaktion des Körpers unterscheidet nicht zwischen offenkundigen Bedrohungen innerhalb oder außerhalb des häuslichen Umfelds; sie erkennt lediglich, wenn eine Bedrohung vorliegt, und geht in hohe Alarmbereitschaft.«[13]

ANERKENNEN DES KOLLEKTIVEN TRAUMAS

Die dritte Art von Trauma ist das **kollektive Trauma**, das auch unter einigen anderen Namen bekannt ist: historisches Trauma, kulturelles Trauma, Rassentrauma, multi- oder intergenerationales Trauma. Diese beziehen sich alle auf den traumatischen Stress, den eine bestimmte Gruppe, Gemeinde, Gemeinschaft oder Gesellschaft erlebt hat. Die Auswirkungen eines kollektiven Traumas werden häufig von mehreren Generationen innerhalb einer oder mehrerer Familien wahrgenommen (deshalb auch Generationen-übergreifendes Trauma genannt).

Maria Yellow Horse Brave Heart, PhD, außerordentliche Professorin an der psychiatrischen Fakultät der Universität von New Mexico und Forschungsleiterin über amerikanische Ureinwohner, definiert *historisches Trauma* als die »kumulative emotionale und psychische Verwundung über die gesamte Lebensspanne und mehrere Generationen, die auf massiven Gruppentrauma-Erfahrungen beruht«. In ihrer Arbeit bezieht sie sich auf die historische Traumareaktion (*Historic Trauma Response* – HTR), die sie als »Konstellation von Merkmalen als Reaktion auf massives Gruppentrauma« definiert.

> Die HTR schließt in vielen Fällen Depressionen, selbstzerstörerisches Verhalten, Selbstmordgedanken und entsprechende Äußerungen, Ängste, geringes Selbstwertgefühl, Wut und Schwierigkeiten beim Erkennen und Ausdrücken von Gefühlen ein. Dazu zählt auch Drogenmissbrauch, der häufig ein Versuch ist, die schmerzhaften Gefühle durch Selbstmedikation zu vermeiden. Unaufgelöste historische Trauer ist der mit HTR einhergehende Gefühlszustand; sie wird unter Umständen auch als aufgestaute, verminderte, späte, unberechtigte, illegitime oder sozial nicht anerkannte Trauer eingeordnet.[14]

Yellow Horse Brave Heart hat eine sorgfältige Studie über HTR bei den indigenen Bevölkerungsgruppen Nordamerikas, den Überlebenden japanisch-amerikanischer Internierungslager und deren Nachfahren sowie jüdischen Holocaust-Überlebenden und deren Nachkommen durchgeführt. Die Gemeinsamkeiten zwischen diesen Gruppen sind gleichermaßen erhellend wie erschütternd und sollten insbesondere von denjenigen, die eine Trauma-informierte Fürsorge vermitteln wollen, verstanden werden.

WEITERGABE VON TRAUMAFOLGEN AN DIE NACHKOMMEN

Im Jahr 1966 verfasste der verstorbene kanadische Psychiater Dr. Vivian M. Rakoff eine der ersten Arbeiten zum Thema des intergenerationalen Traumas. In seiner Studie stellte er fest, dass die Nachkommen von Überlebenden des Holocaust ungewöhnlich häufig unter psychischen Problemen leiden.[15] Dr. Rakoff forschte am Jewish General Hospital in Montreal, einer Stadt mit einer großen Population von Holocaust-Überlebenden. In dem halben Jahrhundert seit der Veröffentlichung dieser Studie hat sich die Erforschung des Generationen-übergreifenden Phänomens von Traumata weiterentwickelt. Ein Großteil dieser Forschung befasst sich mit den Folgen für die psychische Gesundheit – wie allgemeinen Angststörungen, Depressionen, Substanzkonsumstörungen, PTBS (Posttraumatischen Belastungsstörungen) und Suizidalität –, die durch Traumatisierung in Familien und Gemeinschaften aller Art weitergegeben werden.

Ein weiterer Forschungsbereich befasst sich mit den epigenetischen Auswirkungen, die der Übertragung von transgenerationalen Traumata zugrunde liegen. Der Begriff *epigenetisch* bezieht sich auf vererbbare DNA-Veränderungen, die durch Umwelteinflüsse verursacht werden und die Genexpression beeinflussen, ohne die DNA-Sequenz zu verändern.

Dr. Isabelle Mansuy, Professorin für Neuroepigenetik an der Universität Zürich, führt laufend Forschungen zu den Mechanismen der epigenetischen Vererbung im Zusammenhang mit

Kindheitstraumata durch. 2001 entwarf Mansuy eine Maus-Studie, deren Intervention darauf abzielte, die Bedingungen eines Kindheitstraumas nachzubilden. Die Forschenden trennten Mäusewelpen in unvorhersehbaren Abständen von ihren Müttern und wandten zusätzliche Stressfaktoren an, indem sie die Mütter beispielsweise ins Wasser oder in einen beengten Raum setzten, bevor sie diese wieder mit ihrem Nachwuchs zusammenführten. Bei Mäusen, die diesen belastenden Erfahrungen ausgesetzt waren, wurden posttraumatische Stressverhaltensweisen, wie Vermeidung, gesteigerte Risikobereitschaft, erhöhte Kalorienaufnahme und verstärktes unsoziales Verhalten beobachtet – Muster, wie sie auch bei traumatisierten Kindern auftreten.[16]

Interessanterweise wurden die gleichen posttraumatischen Stressverhaltensmuster auch bei der zweiten Generation von Nachkommen (also den Enkeln) der ursprünglichen männlichen Welpen beobachtet, obwohl die zweite Generation nicht den gleichen experimentellen Stressbedingungen ausgesetzt war und nicht von ihren männlichen Erzeugern sozialisiert wurde. (Bei dieser Tierart sind die Männchen an der Aufzucht des Nachwuchses nicht beteiligt.)

Mansuy und ihr Team isolierten eine epigenetische Quelle für die Übertragung. Die britische Journalistin Martha Henriques schreibt: »Die Forschenden extrahierten RNA-Moleküle aus dem Sperma männlicher Mäuse, die ein Trauma erlitten hatten, und injizierten diese Moleküle in frühe Embryonen von Mäusen, deren Eltern dieses frühe Lebenstrauma nicht erlebt hatten. Die daraus resultierenden Welpen zeigten jedoch die typischen veränderten Verhaltensmuster von Welpen, deren Eltern ein Trauma erlitten hatten.«[17]

Vielleicht kann unser derzeitiges Verständnis der epigenetischen Trauma-Weitergabe und der komplexen sozialen Faktoren, die von Mitgliedern historisch traumatisierter Gruppen erlebt werden, in gewisser Weise jene alte Bibelstelle erhellen, wo Gott zu Moses spricht und erklärt, dass »die Schuld der Väter auf die Kinder und Kindeskinder zurückfällt, bis ins dritte und vierte Glied«.[18] Nicht nur die unmittelbar Betroffenen leiden unter den Folgen des Unheils, sondern auch ihre Familien, deren Nachfahren und ihre Gemeinschaften. Dazu schreiben die Trauma-Forscher van der Kolk, McFarlane und Weisaeth in ihrem Buch *Traumatic Stress*:

> Trotz der menschlichen Fähigkeit, zu überleben und sich anzupassen, können traumatische Erfahrungen bei den Menschen das psychische, biologische und soziale Gleichgewicht in einem solchen Ausmaß verändern, dass ein bestimmtes Ereignis auf alle anderen Erfahrungen abfärbt und dadurch die Wertschätzung der Gegenwart zunichtemacht. Diese Tyrannei der Vergangenheit beeinträchtigt die Fähigkeit zur bewussten Wahrnehmung neuer ebenso wie vertrauter Situationen. Wenn sich Menschen selektiv auf Erinnerungen aus ihrer Vergangenheit konzentrieren, verliert das Leben seine Farbe; das aktuelle Erleben der Gegenwart hört auf, ein Lehrmeister zu sein.[19]

Das Paradoxe an der menschlichen Traumareaktion ist, dass sie eine elegante evolutionäre Anpassung darstellt, die dem Überleben dienen soll. Bleibt sie jedoch bestehen, kann sie schließlich zur uneleganten, unangepassten Desintegration führen. Wir erleben dann immer und immer wieder die »Tyrannei der Vergangenheit« – unsere eigene und die unserer Vorfahren, und die Geschichte wiederholt sich unaufhörlich. Selbst wenn es uns gelingt, die Vergangenheit zu verdrängen und so weiterzuleben, als hätte es sie nie gegeben, »merkt sich der Körper den Spielstand«, wie der Trauma-Forscher Bessel van der Kolk in seinem Bestseller

Das Trauma in dir erklärt. So werden unsere Kinder und Kindeskinder gezwungen sein, die Last dessen zu tragen, was wir selbst überlebt, jedoch ungeheilt hinterlassen haben.

Dr. Cathy Caruth, Autorin und Professorin für Englisch und vergleichende Literaturwissenschaft an der Cornell University, legt ihren Fokus auf die »Sprache von Trauma und Bezeugung« und beschreibt »ein Sprechen und Zuhören *vom Ort des Traumas* aus«, welches »nicht nur auf dem basiert, was wir voneinander wissen, sondern auch auf dem, was wir von unserer eigenen traumatischen Vergangenheit noch nicht wissen«. Und sie führt weiter aus: »In einem Katastrophenzeitalter … kann das Trauma selbst die Brücke zwischen den Kulturen sein: nicht bloß zum Verständnis der Vergangenheit der anderen, sondern vielmehr … als unsere Fähigkeit zuzuhören, durch all die Abschiede hindurch, die wir von uns selbst genommen haben.«[20] In den vorhergehenden Kapiteln erkundeten wir, wie das Einstimmen auf jene Stellen im Körper, wo Abwesenheit oder Taubheit vorliegen, vor sich geht. Und wir erkannten die Notwendigkeit, diese Fähigkeit zu üben und zu verfeinern – wie Caruth es nennt: »durch all die Abschiede hindurch zuzuhören«,

HILORIE BAERS TIEFGREIFENDE ENTDECKUNG VON DEM, WAS HIER IST

Hilorie Baer ist persönlicher Coach und Begleiterin in transformativen Prozessen und arbeitet mit einzelnen Menschen, Paaren und Gruppen. Sie lebt in Jerusalem, wo sie eine Privatpraxis für Psychotherapie betreibt.

Eine der größten Veränderungen [in meiner therapeutischen Praxis] hat sich dadurch ergeben, dass ich lernte, Energie zu verstehen und mit ihr zu arbeiten. Unsere Geschichte und die Informationen, die die Energie hier [in Israel] transportiert, sind sehr dicht. Energie zu verstehen ist also sehr wichtig. Und was ist Energie? Energie ist lebendig; sie ist das, was hier ist.

Bei dieser Art von Heilarbeit geht es also primär um Energie – die Energie, die hier und jetzt da ist, präsent und lebendig. In mir ist eine Energie präsent, die schon vorher da war. Sie war auch im Leben meiner Eltern präsent, und im Leben von deren Eltern. Es ist, als würdest du in einem Raum arbeiten, und aus anderen Räumen dringen Gerüche, Lärm und alles Mögliche zu dir. Wenn du aber nicht weißt, dass es diese anderen Räume gibt, dann hast du keine Ahnung, wie du mit ihnen umgehen kannst. Sie wirken auf dich ein, ohne dass du es weißt. Und dann öffnest du plötzlich eine Schublade und stellst fest: »Oh! *Das* ist es also.«

Als ich lernte, im Kontext von Ahnen- und Kollektiv-Traumata zu arbeiten, öffneten sich mir die Türen zu diesen anderen Räumen. Es eröffnete mir neue Zustände, um das wahrnehmen und verarbeiten zu können, »was jetzt im Moment geschieht«. Das hat das Leben [für einige meiner Klienten] verändert. Ohne wissendes Verstehen der ahnenbezogenen Traumata hängt die Decke sehr niedrig. Und ohne eine geeignete Sprache zur Erforschung der Ahnen-Komponente kehrt der Klient, die Klientin, immer wieder zur eigenen Kindheitsgeschichte zurück, um darin die Ursache zu finden. Dort ist sie aber nicht.

Für mich als Therapeutin, die gelernt hat, energetisch zu spüren, wenn etwas von den Vorfahren ins Spiel kommt, hat sich dadurch das Spielfeld enorm erweitert. C. G. Jung hat uns zahlreiche Werkzeuge an die Hand gegeben, die uns hier verstehen helfen, etwa die Jungschen Archetypen und das kollektive Unbewusste. Doch der überwiegende Teil der traditionellen Psychotherapie arbeitet überhaupt nicht damit. Tatsache ist aber: Ich kann mich selbst nicht vollständig fühlen, wenn ich nicht [das Trauma der Ahnenreihe] fühle. Das ist einfach die Wahrheit.

Wir befinden uns alle in diesem Trauma-Feld. Und was ist das? Die Realität! Dabei wissen wir nicht einmal, dass es da ist. Wir haben keine Ahnung, dass es um ein Trauma geht, ein kollektives Trauma. So ist eben das »Leben«. Es ist einfach »so, wie es ist«. Erst wenn wir es als Trauma wahrnehmen, beginnen wir die »Realität« zu verändern, in der wir uns befinden.

Ich hatte einige sehr starke persönliche Erfahrungen, die mir die Augen für die Frage öffneten: »Was ist jetzt hier?« Während wir uns in den Gruppen des CTIP (Collective Trauma Integration Process) der Prozessarbeit widmeten, kam es vor, dass irgendetwas plötzlich auftauchte. Die Energie »all dieser anderen Räume« war sozusagen einfach da. Einmal, als ich in Deutschland bei einer solchen Gruppenveranstaltung war und mich in diesem Raum befand, überkam mich urplötzlich ein Gefühl von Schrecken und Wut. Es war *in* mir.

All die anderen Teilnehmenden dort waren meine Freunde; es waren Menschen, die ich liebe. Ich wohne bei ihnen, gehöre zu ihrer Gemeinschaft und bin gerne mit ihnen zusammen. Aber in jenem Moment war das alles weg, und ich befand mich an einem Ort, an dem ich buchstäblich fühlte: *Man wird mich töten, oder ich werde töten müssen.* Es war sehr intensiv, so als hätte sich gerade ein Vorhang gelüftet.

Was ich fühlte, war nicht mental; es war lebendig. Und es ist immer da. Es wurde nicht von unserer Gruppe geschaffen; es war bereits vorhanden. Es war nur überdeckt, dem Blick entzogen gewesen. Bis zu diesem Moment war ich nicht in dieser Frequenz [wie diese ungelöste emotionale Energie], und auch sonst war niemand in dieser Frequenz gewesen. Wir waren alle befreundet, und alles war cool – eine völlig andere Schwingung. Doch in dem Augenblick, als der Vorhang sich hob, wurde mir schlecht. Weil ich aber an einem vertrauten Rückzugsort war, fühlte ich mich sicher genug, um von diesem inneren Ort zur Gruppe zu sprechen [und sie hat es aufgegriffen und gemeinsam verarbeitet].

Diese Erfahrung hat mir gezeigt, dass es vieles gibt, oder in mir gibt, das ich unterdrücke oder gegen das ich mich wehre – die ganze Zeit, auch wenn ich mir dessen überhaupt nicht bewusst bin. Und ich konnte sehen, wie sich all das auch in meiner Kultur abspielt, und in meinem Land, in Israel. Diese Erkenntnis hat mich wirklich geöffnet. In Israel ist alles sehr politisch: *Das ist richtig, und jenes ist falsch.* Worum es hier aber geht, ist völlig jenseits von aller Politik. Die Herausforderung liegt darin, andere zu finden, die bereit sind, dort gemeinsam hineinzugehen, um zu sehen und zu tragen, was »hinter dem Vorhang ist«.[21]

ZERBROCHENE VERBINDUNG

In dem Maße, wie Gesundheit als ausgeglichene Bewegung frei fließender Energien der Lebenskraft angesehen werden kann, ist Trauma jede Reaktion auf eine Erfahrung, die dieses Gleichgewicht erschüttert und einen Teil der Vitalkraft blockiert, einfängt oder einfriert und den Flow der Lebensenergie im Körpersystem insgesamt vermindert. Diese Quanten von abgeschotteter Energie nehmen reale Stellen in Raum und Zeit ein und haben eine kosmische Adresse. Jede von ihnen enthält einen Aspekt des Selbst, der durch toxischen Stress eingeschränkt, abgetrennt und dem bewussten Selbst unzugänglich geworden ist. So schemenhaft oder unsichtbar vergangene Traumata auch erscheinen mögen: Sie sind wie Schwarze Löcher in der Konstellation des Seins. Und es sind nicht einfach »persönliche Probleme«, weil es so etwas wie ein individuelles Trauma, einen individuellen Schatten oder ein individuelles Karma nicht gibt. Jeder von uns ist ein Ausdruck des Ganzen; wir beeinflussen das Ganze und werden von ihm beeinflusst.

Dr. Clara Mucci, Autorin und psychoanalytisch orientierte Psychotherapeutin, die in Italien praktiziert, schreibt: »Die gleiche Dynamik, die sich in der Psyche [traumatisierter Personen] abspielt, prägt auch das kollektive Umfeld.«[22] So sehr wir auch versuchen, uns von den Ungerechtigkeiten der Welt zu distanzieren: Alles menschliche Leid wird geteilt. Der Schmerz eines jeden Menschen wird von allen Menschen getragen.

Die vielleicht schwerwiegendste Folge eines Traumas besteht darin, dass es uns zersplittert und aus dem Gleichgewicht bringt; dass es unsere Fähigkeit beschädigt, mit uns selbst und untereinander in einer gesunden Wechselbeziehung verbunden zu sein. In seinem Buch *Everything in Its Path* erklärt Kai T. Erickson, dass ein kollektives Trauma ein »Schlag gegen das Grundgefüge des sozialen Lebens ist, der die Bande, welche die Menschen zusammenhalten, beschädigt und das vorherrschende Gefühl von Gemeinschaftlichkeit beeinträchtigt«.[23] Wie der Psychologe Abraham Maslow wusste, genügt es nicht zu überleben, also ausreichend Nahrung, Unterkunft und Sicherheit zu haben. Um sich entfalten zu können, brauchen die Menschen das Gefühl von Gegenseitigkeit und Zugehörigkeit. Ein gesundes Beziehungsnetz ist das Herzstück menschlichen Wohlbefindens und der wichtigste Motor für unsere Entwicklung. Wenn diese Funktion durch schlimme Dinge in der Vergangenheit zerstört oder unterbrochen wurde, müssen wir es uns zur Aufgabe machen, sie zu reparieren und wieder aufzubauen – für uns selbst ebenso wie für unsere künftigen Nachfahren. Solange der Schatten des kollektiven Traumas fortbesteht und weiter zunimmt, hemmt er die evolutionäre Entwicklung der Menschheit, unterdrückt unser Potenzial und hindert uns daran, eine neue und bessere Zukunft zu verwirklichen.

Aus diesen Gründen ist es unsere Pflicht, den Schmerz der Vergangenheit anzuerkennen und zu integrieren, damit wir in zunehmendem Maße ganz, geheilt und präsent werden können.

Früher ging man davon aus, dass einem Schwarzen Loch nichts entkommen kann. Physiker nannten es das »Informationsparadoxon des Schwarzen Lochs«, das sie seit fast einem halben Jahrhundert zu lösen versuchen, und es scheint ihnen endlich gelungen zu sein, zumindest in der Theorie. Zitiert aus dem *Quanta Magazine*: »Informationen, so sagen theoretische Physiker jetzt mit Zuversicht, können sehr wohl einem Schwarzen Loch entkommen. Wenn man in eines hineinspringt, ist man nicht für immer weg. Teilchen für Teilchen werden die Informationen, die zur Wiederherstellung Ihres Körpers benötigt werden, wieder auftauchen.«[24] Eine recht sonderbare Vorstellung, aber vielleicht ist sie hilfreich, um uns daran zu erinnern, dass unsere verstreuten Fragmente nicht für immer verschwunden sind. Egal, wie dunkel und erschütternd die Traumata sein mögen, die wir (oder unsere Vorfahren) durchlebt haben, so besteht doch immer die Hoffnung, dass wir eines Tages, vollständig und ganz, daraus auferstehen und dass unsere zerrissenen Bande wiederhergestellt werden können – durch Einstimmung, Präsenz und die weise Intelligenz der Beziehung.

Teil 2

In Teil 2 wollen wir unser Verstehen von Einstimmung vertiefen und erfahren, wie Traumata bei Individuen, Ahnenreihen, Gemeinschaften und Gesellschaften geheilt werden können – und *müssen*. Wir wollen die Rolle von Profis und gewöhnlichen Menschen in dieser wichtigen Forschungsarbeit betrachten und uns mit den evolutionären Auswirkungen der Trauma-Heilung auf unser eigenes Leben und das Schicksal unserer Welt befassen.

Stellenweise ist Teil 2 speziell für Menschen konzipiert, die therapeutisch, medizinisch, bei der Prozessbegleitung und auf verschiedenste Weise heilend tätig sind, doch können die darin enthaltenen Informationen von jedem genutzt werden. In diesen Abschnitten empfehle ich der oder dem angesprochenen Lesenden, sich sowohl in die Rolle des »Profis« als auch in die der »Klienten« bzw. des »Klienten« zu versetzen und zu überlegen, wie die beschriebenen Interaktionen und Übungen im eigenen Leben und in den eigenen Beziehungen Anwendung finden könnten.

7

Die Kraft der heilenden Beziehung

Wir stehen möglicherweise an der Schwelle zu einem gewaltigen Wandel in unserer Auffassung von Zeit, Kausalität und Informationen. Die klassische Kausalitätslehre, diese Billardkugelwelt des Isaac Newton und seiner Freunde der Aufklärung, in der ein Ding auf das andere folgt, entpuppt sich als Populärkausalität, als ein kulturelles Konstrukt und Glaubenssystem, aber nicht als die wahre Realität der Dinge.

– ERIC WARGO

Liebe ist unsere wahre Bestimmung. Wir finden den Sinn des Lebens nicht aus uns selbst allein – wir finden ihn im Miteinander.

– THOMAS MERTON

Gute Trauma-Arbeit erfordert tief reichendes Können, Einfühlungsvermögen, transpersonale Kompetenz und Erdung. Um »keinen Schaden anzurichten«, müssen wir als Heilende in der Lage sein, die traumatischen Erfahrungen einer Klientin – oder irgendeines Menschen – mitfühlend und durch eine ausreichend weite und tiefe Linse zu betrachten. Wir müssen unseren Blick dafür schärfen, dass die Vergangenheit eines Menschen, ebenso die seiner genetischen oder kommunalen Vorfahren, auch heute noch in ihm weiterlebt. Woran erkennt man ein ahnenbezogenes oder kommunales Trauma? Welche Indikatoren gibt es? Wie können wir die unsichtbare Vergangenheit präzise in der Gegenwart bewusst machen und herausfinden, was abwesend, kaum vorhanden oder hinderlich für die Gegenwart ist? Das sind die Ziele einer integrierten Beziehungsheilung.

Wie wir in Kapitel 6 erörtert haben, wird Trauma nicht durch ein äußeres Ereignis, sondern durch die innere Reaktion, die jemand auf eine traumatisierende Erfahrung hat, definiert. Das Trauma ist eine Reaktion des Nervensystems, die sich genau in dem Augenblick herauskristallisiert, in dem sich ein Schockerlebnis oder Unheil ereignet. Es ist eine Art »Schnappschuss«, eine körperliche Momentaufnahme des Körper-Geist-Systems, die dann so lange im Körper gespeichert bleibt, bis sie verarbeitet und umgewandelt werden kann. So gesehen ist das Trauma in hohem Maße eine manifestierte Ausdrucksform der Vergangenheit, beispielsweise eines Moments in frühester Kindheit.

Aber nicht alle Traumata, die in Ihrem zentralen Nervensystem kodiert werden, sind Ihre eigenen. Manche haben ihre Wurzeln in Schicksalsschlägen, die einer oder viele Ihrer Vorfahren erlebten, lange bevor Sie geboren wurden. Wenn ein Trauma-System über Jahrzehnte oder sogar Hunderte oder Tausende von Jahren fortbesteht, können sich seine Folgen auf jeden auswirken, der in diese Kultur hineingeboren wird. In der Geschichte unserer Spezies wurden zahllose Traumata von einer Generation zur anderen weitergereicht, in Form von ungeheilten, nicht integrierten Energien (d. h. als kristallisierte Vergangenheit), und sind nun untrennbar mit unserem Leben in der Gegenwart verwoben.

Wie wir gesehen haben, haben traumatisierende Erfahrungen diese Wirkungen: Sie fragmentieren und spalten unsere Lebensenergie, was es uns erschwert, in der Gegenwart völlig präsent zu sein, während wir noch an bruchstückhaften Informationen aus der Vergangenheit festhalten. Wenn etwas zufällig eine fragmentierte Trauma-»Datei« sozusagen abruft, wird das Nervensystem »getriggert« oder aktiviert, und dann können wir auf die Entwicklungsstufe zum Zeitpunkt der ersten Traumatisierung (z. B. unser fünfjähriges Ich) zurückfallen.

Es lässt sich schwer voraussagen, wodurch ein Trauma bei einer Person aktiviert werden könnte, und deren Reaktion kann auf einen außenstehenden Beobachter überzogen oder irrational wirken. Das liegt an der fragmentierten Natur des Traumas. Da die ursprüngliche Trauma-Energie im System aufgespalten wurde, sind sämtliche Verknüpfungen und Querverbindungen zum Ganzen unterbrochen, was eine Regression wahrscheinlich macht.

Und das ist kein Zufall. Tatsächlich wohnt selbst den Auslösern oder Aktivierungen alter Traumata eine gewisse evolutionäre Brillanz inne. Als sich das Trauma des Fünfjährigen ereignete, wurde ein bestimmter Aspekt seiner Entwicklung blockiert; er konnte sich nicht in gesunder Weise entfalten und wartet seither darauf, befreit zu werden – wie eine Falte in der Raumzeit, die darauf wartet, geglättet zu werden, damit der komplette Film endlich klar ablaufen kann. Die ausgelöste Regression erscheint wie ein Pop-up-Fenster, das die Meldung ausgibt: »Warnung: Beachten Sie dieses Problem!«

Die Fragmentierung der Daten erklärt, weshalb bei Ihnen in einigen Lebensbereichen alles in synchronisierter Weise zu fließen scheint, während sich in anderen Bereichen manches festgefahren, stagnierend oder blockiert anfühlen kann. Vielleicht geht Ihnen im Berufsleben im Allgemeinen alles leicht von der Hand: Sie treffen genau die richtigen Leute zur richtigen Zeit oder gewinnen im Handumdrehen wichtige Klienten oder Kundinnen. Doch in Ihrem Privat- oder Liebesleben können sich die Dinge schwieriger und weniger synchronisiert anfühlen. Diese Schwierigkeit oder Festgefahrenheit könnte von nicht integrierten Traumata im Bereich Ihrer engen Beziehungen herrühren. Dort gibt es entweder Kohärenz und glückliche Fügungen – oder Inkohärenz, Fragmentierung und Desynchronisation. Im letzteren Fall lässt sich an bestimmten Signalen genau erkennen, welche »Dateien« defekt sind und eine »Systembereinigung« nötig haben.

Häufig kämpfen wir mit Ängsten, Zweifeln, Taubheit, Unbehagen und Beklemmung, die »den Film« unseres Lebens überschatten, also den vollständigsten, klarsten Zustrom an Licht und Informationen in Bezug auf unsere gegenwärtige Erfahrung – alles, was geschieht und uns jetzt im Moment zur Verfügung steht. Die Energie des Traumas legt sich wie ein Filter über unsere Wahrnehmung. Dort, wo wir traumatisiert sind, haben wir eine verzerrte, eingeschränkte Wahrnehmung der Welt; unser Bewusstsein ist reduziert oder vernebelt. Das ist der Grund, weshalb wir unser verleugnetes Trauma so oft auf die Welt projizieren und reagieren, als wären andere Menschen daran schuld, dass uns das Trauma erneut widerfährt.

Echte Heilung hat die Kraft, Verzerrungen dieser Art auszugleichen sowie innere und äußere Kohärenz herzustellen, und das schließt verbesserte Beziehungen mit ein. Während Sie Heilung erfahren, können Sie das zu Ihrer Vergangenheit gehörende Bruchstück wieder in den richtigen Zusammenhang bringen. Mit verkörpertem, gereiftem Gewahrsein stimmen Sie sich auf jene Teile Ihres Selbst ein, die abwesend oder nicht synchron sind, und können somit bewusst daran arbeiten, diese Aspekte Ihres Selbst wieder zu integrieren.

In alltäglichen Problem- oder Stressmomenten – zum Beispiel einer schwierigen Teambesprechung im Beruf – kann es passieren, dass Sie sich etwas blockiert, gehemmt oder festgefahren fühlen, doch normalerweise finden Sie einen Ausweg. Vielleicht hat das wahrgenommene Problem etwas damit zu tun, dass Ihnen spezielle Geschäftskenntnisse oder finanzielle Ressourcen fehlen. Sobald Sie erkennen, was Ihnen fehlt, und Sie sich daranmachen, es zu bekommen, kommen Sie wieder zurück in Ihre Kraft. Nun können Sie sich die nötige Unterstützung holen oder sich die erforderlichen Kompetenzen aneignen, um auf eine Lösung oder Behebung hinzuarbeiten.

Ist der ursprüngliche Stress jedoch auf ein früheres Unglück oder ein unbewältigtes Trauma zurückzuführen, dann können Sie möglicherweise gar nicht erkennen, was fehlt und was Sie brauchen. Sie fühlen sich handlungsunfähig. Vielleicht verfallen Sie sogar in einen Zustand der Lähmung oder Überwältigung, sodass Sie erstarren und sich nicht mehr bewegen können. Oder Sie regredieren und werden dem Augenblick nicht gerecht, indem sie heftig auf andere reagieren. Der Gedanke: *Ich kann das nicht!* wird sich so real anfühlen, als würde das Leben plötzlich von ihnen verlangen, ein Flugzeug zu steuern, das aus Ziegelsteinen und Bindfäden besteht. Ihre überzogene Reaktion auf den aktuellen Stress hat aber weniger mit dem Stress selbst zu tun als mit der Aktivierung eines *früheren* Traumas.

Trauma erzeugt ein Gefühl des Mangels, ein Gefühl von »nicht genug«. Nicht genug Zeit, nicht genug Raum, nicht genug Ressourcen, nicht genug Verbundenheit oder Unterstützung. Im *Tao Te King* von Laotse gibt es die schöne Zeile: »Wenn die Meisterin in Schwierigkeiten gerät, so hält sie inne und widmet sich ihnen.«[1] Denken Sie mal einen Moment darüber nach. Sie klammert sich nicht an das, was ihr genehm ist, oder schreit ihr Problem heraus. Stattdessen »hält sie inne und widmet sich ihnen«. Das ist eine Art, zu sagen: *Ich brauche etwas Abstand.*

Wenn dieses Gefühl von Mangel, von »nicht genug« auftritt, besteht das Gegenmittel darin, innezuhalten – sich einen Augenblick zu nehmen, ein wenig Freiraum, etwas Zeit – um mit dem zu sein, was im Innern auftaucht, und sich besser mit dem zu verbinden, was im Außen passiert. Unsere Verantwortung gegenüber jenen, mit denen wir in Beziehung treten, ist es, zu lernen, in ihren schwierigen Momenten ganz bei ihnen zu sein, indem wir uns auf sie einstimmen, so wie sie gerade sind und wo sie sich befinden. (Diese Pflicht haben auch alle Klinikärztinnen, Heilende, Therapeuten, Prozessbegleiterinnen oder Coachs.)

Das hört sich zwar einfach an, ist aber gar nicht leicht. Es ist also wichtig, sich darüber Gedanken zu machen, was es eigentlich bedeutet, *»bei jemandem zu sein«* – anders gesagt, mit jemandem präsent und eingestimmt zu sein – und wie das aussehen und sich anfühlen könnte.

SPÜREN IN VERBINDUNG

Wenn Sie und ich uns zusammensetzen, um ein Gespräch zu führen, höre ich Ihnen zu und Sie hören mir zu. Wirkliches Zuhören erfordert natürlich eine gewisse innere Verpflichtung zur Präsenz; tatsächlich tun wir also viel mehr, als mit unseren Ohren zu hören und mit unserem Verstand zu verstehen. Ich höre Sie nicht nur, ich *fühle* Sie auch – und ich fühle, dass Sie mich fühlen. In seinem Buch *Mindsight* beschreibt Dan Siegel dies als »Sich-gefühlt-Fühlen«, eine Verbindung, die sich einstellt, wenn »wir spüren, dass unsere Innenwelt mit jemand anderem geteilt wird, dass unser Gewahrsein *innerlich* im anderen ist«.[2] Dieses Gefühl der Verbundenheit wird zu einem Tanz. Es entsteht ein pulsierender Rhythmus aus unserem Zuhören und Sprechen, Empfangen und Mitteilen. Und solange wir Gewahrsein über unsere eigene Erfahrung haben – körperlich, intellektuell und emotional –, können wir uns auf eine tiefe Weise miteinander verbinden. Es ist ein wunderbarer Tanz. Wenn ich aber, während wir miteinander reden, etwas höre oder spüre, das einen Teil von mir berührt, der abgekapselt, gefühllos, dissoziiert oder dissonant ist, kann es sein, dass ein schlummerndes Gefühl hochkommt und der Rhythmus zwischen uns verloren geht.

Vielleicht werde ich an irgendeinem Punkt in unserem Gespräch aufbrausend und reaktiv, oder ich bin plötzlich distanziert und unnahbar. Sie werden das spüren. Dann erscheine ich Ihnen eher abwehrend und unfähig, mich mit Ihnen zu verbinden oder Sie zu verstehen. Vielleicht bekommen Sie sogar mit, dass ich ein wenig dissoziiert oder körperlos wirke. Wie wir bereits besprochen haben, neigen traumatische Aktivierungen dazu, sich in einem ganzen Spektrum zwischen den Extremen zu zeigen – von *Hyperarousal* bis *Hypoarousal.* Wenn meine unbewältigte Vergangenheit auf diese Weise aktiviert wurde, kann ich in unserem Beziehungsraum nicht mehr mit Ihnen präsent sein; ich regrediere, dissoziiere und kapsle mich ab.

Deshalb ist es so wichtig, die Fähigkeit zu haben, mit dem ganzen Körper zu schauen, zu hören und zu fühlen, und das gesamte Nervensystem zu nutzen, um sich einzustimmen. Wenn das Nervensystem voll aktiviert ist, kann man viel mehr Informationen über das Zusammenspiel von Körper, Gefühlen, Gedanken und Beziehungen aufnehmen. Und diese Art des Zuhörens mit dem ganzen Körper ist für alle, die sich mit Heilungsarbeit befassen, besonders wichtig.

Menschen, die sich um eine erwachte Verbindung mit anderen bemühen – ob wir nun Therapeuten, Prozessbegleiterinnen, Heilende oder Praktizierende sind –, müssen sich in der Kunst üben, bewusst und eingestimmt zu bleiben auf das, was sowohl in uns selbst als auch im anderen abläuft, und dabei unsere Fähigkeit zu verfeinern, Kohärenz oder Inkohärenz in der Verbindung zu spüren.

Es gibt viele tägliche Übungen, die uns helfen können, unsere Fähigkeiten zur Wahrnehmung der Beziehungskohärenz zu verbessern. Im Großen und Ganzen nutzen diese Praktiken vier miteinander verknüpfte Zustände: den physischen, emotionalen, mentalen und relationalen oder Beziehungs-Zustand.

Physischer Zustand. In jedem beliebigen Moment können Sie sich mit den Empfindungen Ihres physischen Körpers verbinden, indem Sie einfach Ihr Gewahrsein für die körperlichen Empfindungen bzw. deren Abwesenheit in allen Körperbereichen öffnen. Wie schnell und tief geht Ihr Atem? Wie ist Ihre Körperhaltung? Wenn Sie den Fokus auf Ihren Körper richten, wo spüren Sie Verbindung, Lebendigkeit, Kribbeln oder strömende Empfindungen? Wo im Körper bemerken Sie Unbehagen, einen Mangel an Verbindung, eine Art Abwesenheit oder Taubheit? Wo im Körper gibt es ein Gefühl von Spannung oder Stress? Kontraktion oder Ausdehnung? Entkörperung oder Offenheit und Flow? Wenn wir regelmäßig in unseren Körper hineinspüren und seinen Zustand aufmerksam wahrnehmen, können wir Pfade zu verborgenen Emotionen, Spannungen und Stress öffnen.

Emotionaler Zustand. Der Körper ist wie ein Gefäß, das die emotionalen Wässer in sich birgt. Mehr noch, der Körper kann uns subtile Veränderungen in unserem emotionalen Erleben signalisieren. Manchmal sind die Veränderungen subtil, ein andermal hingegen sehr stark. Es ist sinnvoll, immer wieder mit dem Körper in Kontakt zu treten und seine unterschiedlichen Reaktionen auf emotionale Erfahrungen kennenzulernen. Mit Sicherheit kennen Sie das Körperempfinden von Unbehagen und Unwohlsein, das sich oft durch Bauchgefühle äußert. Die subtilen Empfindungen wahrzunehmen, die mit Scham, Traurigkeit, Angst oder Wut einhergehen, und mit ihnen präsent zu sein, ist genauso wichtig, wie die Körperempfindungen zu erkennen, die mit Erregung, Freude und Liebe verbunden sind. Manchmal stellt sich ein taubes Gefühl ein, und auch das ist in Ordnung. (Denken Sie daran, dass es in bestimmten Situationen eine ausgezeichnete Überlebensstrategie ist, *nichts zu fühlen*). Wir müssen die Signale, die wir empfangen, keiner Bewertung unterziehen; wichtig ist, sie einfach wahrzunehmen.

Mentaler Zustand. Ebenso wichtig sind die Signale, die vom mentalen Selbst kommen, auf das wir uns einfach einstimmen können, indem wir fragen: *Wie ist der Zustand meines Geistes in diesem Moment?* Üben Sie, eine Zeugenperspektive auf Ihren Denkprozess einzunehmen (*Welche Gedanken laufen gerade im Hintergrund bei mir ab?*). Beobachten Sie einfach. Fühlt sich der Geist geschäftig oder ruhig an? Ist er scharf fokussiert oder ein wenig zerstreut? Fühlen sich Ihre Gedanken offen und weit oder verschlossen und eng an? Ist Ihr Denkraum voll besetzt oder geräumig? Manchmal fließen unsere Gedanken leicht und mit einem Gefühl gesteigerter Verbundenheit, während wir ein andermal in engen, zyklischen Gedankenmustern kreisen. Üben Sie sich darin, alle diese Zustände des Geistes zu beobachten.

Beziehungszustand. Wie verbunden bin ich mit dem Beziehungsraum oder intersubjektiven Raum – dem Raum zwischen uns? Wie abgeschottet oder isoliert fühle ich mich von der anderen Person, oder fühlt sie sich von mir? Jede menschliche Emotion und Erfahrung ist in einer bestimmten Beziehungssituation lebendig. Wenn das System reif, offen und entwicklungsfähig ist, kann die aktuelle Erfahrung in einem fließenden Beziehungszustand gehalten werden, erfüllt von Wärme, Verbundenheit und Neugierde.

> Dort jedoch, wo wir verletzt oder verwundet sind, können wir unsere Gefühle nicht in der Beziehung verarbeiten. (Es fühlt sich dann entweder zu unsicher oder unwillkommen an, was uns dazu veranlasst, auszuweichen oder uns zurückzuziehen, oder wir klammern uns verzweifelt an die andere Person, wie ein Ertrinkender, der Rettung sucht.)

Sobald wir den Zustand eines Systems – des physischen, mentalen, emotionalen oder Beziehungssystems – bewusst wahrgenommen haben, also in die Präsenz geholt haben, ist es wichtig, auch die anderen Systeme zu überprüfen und zu beachten, inwieweit der Zustand des Geistes mit dem Zustand des Körpers übereinstimmt und so weiter. Wenn wir uns darin üben, uns auf alle vier Systeme einzustimmen, werden wir immer wieder neue Entdeckungen in Sachen Kohärenz machen.

Nehmen wir an, Sie wären im Begriff, eine gewichtige Entscheidung in Bezug auf Ihre Arbeit zu treffen. Während Sie darüber nachdenken, was Sie tun sollen, beobachten Sie Ihre Gedanken und werden sich bewusst, dass ängstliche Gedanken vorhanden sind. Vielleicht empfinden Sie die Gedanken als störend, aber diese wollen sich einfach zeigen, sich zu erkennen geben. Stellen Sie sich das wie einen Entgiftungsprozess vor. Als Nächstes achten Sie auf Ihren Körper und beobachten seine Empfindungen. Vielleicht haben Sie eine Verspannung in den Schultern, Schmerzen im unteren Rücken oder weitere Symptome von Anspannung, die auf Angst und Besorgnis hindeuten können. Diese Angst kann mit einer gewichtigen Entscheidung zusammenhängen, die Sie zu treffen versuchen. Oder die Angst kann sich als ein Zeichen dafür manifestieren, dass Sie nur begrenzt in der Lage sind, mit dem, was Sie gerade erleben, umzugehen.

Schließlich ist ja kein wilder Löwe da, der sich heranpirscht, um Sie als nächste Mahlzeit zu verspeisen. Ihr körperliches Überleben ist nicht durch Ihre Karrieresorgen gefährdet. Die Furcht oder Angst, die Sie empfinden, hat also nichts mit einer realen Gefahr zu tun, sondern ist eine unbewusste Projektion der Vergangenheit auf irgendeinen Aspekt Ihrer Gegenwart – vielleicht Ihren Chef, Ihren Geschäftspartner oder Ihre potenziellen Chancen in einer bestimmten Branche. Und genau diese Projektion setzt in Ihnen eine angstbesetzte Dynamik in Gang und beeinflusst die Art und Weise, wie Sie auftreten, sich beteiligen, denken und sich verhalten – und das alles beeinflusst, wie Sie Ihr Leben erleben.

Die nicht integrierte Vergangenheit macht sich als unverdaute Information bemerkbar, die unser heutiges Leben beeinflusst und unsere künftigen Möglichkeiten begrenzt. So kann die Vergangenheit ganz real die Gegenwart überschatten, unsere Wahrnehmung der Gegenwart verzerren und dadurch unsere Fähigkeit, ihr zu begegnen, stark einschränken.

Je mehr Sie sich dieser Dynamik im eigenen Leben bewusst werden, desto besser werden Sie in der Lage sein, präsent zu bleiben im Zusammensein mit anderen, die sich gerade mit ihren eigenen Ängsten und Befürchtungen auseinandersetzen. Wenn Sie sich auf diese Weise weiterentwickeln, erlangen Sie die Fähigkeit, für sich selbst und andere eine klärende Präsenz, Raum und Zeit bereitzustellen. Ohne gereifte Unterscheidungsfähigkeit werden Sie allerdings weiterhin an der unbewussten Dynamik, die andere ausüben, mitwirken und mit ihnen Schatten- oder Trauma-Vereinbarungen aufrechterhalten, ohne es zu merken.

Wie wir gesehen haben, wirkt sich eine vergangene Trauma-Erfahrung auf unser körperliches, emotionales und geistiges Wohlbefinden in der Gegenwart aus. Sie verzerrt unsere Wahrnehmung der Realität, verfälscht unser Erleben von Raum und Zeit und versperrt uns den Zugang zu Gegenwart und Zukunft. Die unverdaute Vergangenheit desynchronisiert uns, schränkt unsere Fähigkeit ein, uns mit anderen tiefer zu verbinden, Flow-Zustände zu erreichen oder das hervortretende Licht der Zukunft herunterzuladen. Integration ist möglich, wenn wir uns des fragmentierten Wesens unserer Vergangenheit bewusst werden und jedes dieser Fragmente in unser präsentes Gewahrsein holen. Auf diese Weise integrieren wir die Geschichte.

Noch einmal: Nicht integrierte Geschichte ist Vergangenheit, integrierte Geschichte ist Gegenwart.

Wie wir in Kapitel 2 und an anderer Stelle erörtert haben, ermöglicht uns die Aufarbeitung der Vergangenheit, im Hier-und-Jetzt zu sein – präsent im Gespräch. Die Integration bewirkt, dass alle gewöhnlichen Funktionen – die mentalen und emotionalen Zustände und Körperempfindungen – online sind. Außerdem eröffnet sie den Zugang zu ungenutzten höheren, neueren, sich potenziell entfaltenden Fähigkeiten. Sie ermöglicht es uns, tiefer zu fühlen, klarer zu spüren, innovativer zu denken und uns ganzheitlicher miteinander, mit unseren Vorfahren und unseren künftigen Nachfahren zu verbinden. Integration bringt Bewusstseinsstrukturen ans Licht, erhellt die Ahnen-Weisheit und enthüllt neue Domänen der natürlichen menschlichen Intelligenz. Was uns dann zugänglich wird, sind all die reichen Ressourcen, die unsere Spezies in Hunderttausenden von Jahren menschlicher Geschichte oder länger entwickelt hat.

Umgekehrt macht sich eine nicht integrierte Geschichte als Störung, Beeinträchtigung oder Verzerrung bemerkbar. Aus der fragmentierten Vergangenheit erwachsen die problematischen Emotionen, entkörperlichten Begegnungen, verbohrten Glaubenssysteme und gestörten Institutionen unserer heutigen Zeit. Ihr Schatten liegt über all unseren Erfahrungen voneinander und von der Welt. So gesehen ist die Integration keine persönliche Anstrengung, die ich unternehmen könnte oder müsste, um mich besser zu fühlen. Nein, sie ist meine Verantwortung für die

Zukunft des Lebens selbst. Und mit der Integration stellen sich wahre Innovation, neue Erkenntnisse und visionäre Offenbarungen ein, die eine Erneuerung des Lebens auf diesem Planeten ermöglichen werden. Integration ist gelebte Evolution. Sie erfordert unsere Beteiligung und stärkt unsere Resilienz.

Hier zeigt sich das lebenswichtige Wechselspiel zwischen Individuum und Kollektiv – zwischen dem einzelnen Menschen und der gesamten Menschheit. Wie Dr. Michael Ungar, der Gründer und Leiter des Resilienz-Forschungszentrums an der kanadischen Dalhousie University, dazu schreibt:

> [G]ibt es Ähnlichkeiten in der Art und Weise, wie ein Mensch seine psychische Resilienz aufbaut und aufrechterhält, und in der Art und Weise, wie ein Wald, eine Gemeinschaft oder ein Unternehmen, in dem man arbeitet, auch in Zeiten größter Schwierigkeiten erfolgreich und nachhaltig bleiben kann? Kann die psychische Resilienz des Einzelnen eine Auswirkung haben auf die Resilienz der Wälder (durch eine andere Einstellung zum Naturschutz) oder einer Gemeinschaft (durch heilsame Toleranz für Andersartigkeit) oder der Unternehmen (durch Unterstützung der Performance seiner Angestellten), mit denen die einzelne Person interagiert? Und schließlich: Hilft dieses Verständnis von Resilienz beim Aufbau einer besseren sozialen und physischen Ökologie, die gleichermaßen die psychische Gesundheit des Individuums, eine nachhaltige Umwelt und eine erfolgreiche Ökonomie unterstützt?[3]

Die kollektive Resilienz hängt von der individuellen Resilienz ab und umgekehrt. Die Integration wird systemübergreifend gespiegelt. Sie gibt uns die Möglichkeit zur Kommunikation und zum Austausch, zu gesunden Beziehungen.

BEZIEHUNGSINTELLIGENZ

Die Polyvagal-Theorie von Dr. Stephen Porges postuliert, dass das Zentralnervensystem von Säugern mit einem Beziehungs-Plugin ausgestattet ist. Wird ein ängstliches Kind von einem ruhigen, entspannten Elternteil im Arm gehalten und getröstet, synchronisieren sich die Nervensysteme zwischen den beiden, vergleichbar mit Bluetooth-fähigen Geräten. Diese Angleichung ist von dem Gefühl begleitet: *Ah, so ist es besser!* Für das Kind entsteht ein Gefühl der Sicherheit; es fühlt sich gesehen, gehört und *angenommen*.

Die Dimension der Sicherheit ist für jede Art von Trauma-Arbeit von entscheidender Bedeutung, weil ein Trauma von Natur aus einen Mangel an Sicherheit erzeugt – ein Gefühl der drohenden Gefahr, das erschreckend und einengend ist. Menschen, die die Fähigkeit entwickelt haben, Raum zu schaffen, um andere in sich aufzunehmen, sind das, was Dr. Porges als »geschulte Regulierer« bezeichnen würde. Sie verstehen es, andere bei der Regulierung und Entspannung ihrer inneren Zustände zu unterstützen, was wiederum das Gefühl von Gemeinsamkeit und Zugehörigkeit verstärkt.

Um die Vergangenheit zu heilen und mehr Kohärenz in der Gegenwart herzustellen – und damit mehr Offenheit für die Zukunft –, sind drei Schritte erforderlich: Reflexion, Verdauung und Integration.

Reflektieren. Wenn sich das Nervensystem in einem entspannten, regulierten Zustand befindet, können wir beginnen, über unser Leben und unsere Beziehungen nachzudenken. Für die Innenschau ist ein gewisses Maß an innerer Weite und Geräumigkeit erforderlich. Manchmal stellt sich dies auf einem Spaziergang ein, bei der Zubereitung einer Tasse Kaffee, beim Genießen eines Musikstücks oder wenn wir am Strand sitzen und den heranrollenden Wellen zuschauen – all das sind Aktivitäten, die im Innern Raum schaffen und entspanntes Reflektieren unterstützen.

Verdauen. Wenn wir ausreichend Gelegenheit zum Nachdenken haben, kommen wir tiefer in Berührung mit unseren nicht integrierten Erfahrungen – all den Daten des Lebens, die in die »Abstellkammer« des Nervensystems geschoben wurden, einschließlich vergangener Traumata. Mit genügend innerem Raum und einem Gefühl von Offenheit beginnen wir die schwierigen Erfahrungen und Emotionen (z. B. Scham, Wut, Verzweiflung) zu verdauen.

Integrieren. Der Prozess der Verdauung setzt die Transformation in Gang. Jetzt können wir auf unsere Erfahrungen zurückblicken und den gesamten Prozess miterleben – vom gefühlten Stillstand (Abschalten) und der Taubheit bis zur Aktivierung und schmerzhaften Erregung. Durch Gewahrsein wird alles, was wir verdaut haben, in unsere aktuelle Perspektive integriert. Wir lernen aus unserer Vergangenheit, und der Prozess erweitert unsere Weisheit und unser Verstehen. Integration bedeutet ein Upgrading des Bewusstseins.

Reflexion fördert das Verdauen, wodurch das Nervensystem genährt und wiederhergestellt wird. Und die Verdauung fördert die Integration. Dann können wir die Erfahrung mit größerer Bewusstheit betrachten und ihre Lektionen erkennen. Integration ist die Aufnahme von neu Gelerntem, neuem Wissen, die Erweiterung unserer Perspektive. Jener Teil von uns, der den Prozess bewusst miterlebt, wird weiser, größer und umfassender. Deshalb brauchen wir Raum, damit Trauma-Heilung stattfinden kann – einen Ort, an dem sich das Nervensystem entspannen kann, um die festgefahrenen Erfahrungen loszulassen, zu verdauen und zu integrieren.

Wenn wir diesen Prozess zulassen, insbesondere im Kontext eines unterstützenden Umfeldes, erleben wir häufig positive Veränderungen oder *posttraumatisches Wachstum.* Dieses Konzept wurde erstmals von Dr. Richard Tedeschi und Dr. Lawrence Calhoun in den 1990er-Jahren entwickelt und beschreibt, wie nach unheilvollen, traumatisierenden Erlebnissen zahlreiche Menschen eine positive Transformation in den verschiedensten Lebensbereichen erfahren – von der Qualität ihrer Beziehungen über tiefe Dankbarkeit bis hin zu einem tiefgreifenden Gefühl spiritueller Erneuerung.[4] Zudem kann posttraumatisches Wachstum das Nervensystem wiederherstellen.

Dr. Stephen Porges hat es wunderbar ausgedrückt, als er sagte, dass das Zentralnervensystem bei uns Säugern eine doppelte Aufgabe erfüllt: Die eine besteht darin, auf Bedrohungen für unser Überleben mit der Aktivierung der Kampf-, Flucht- oder Erstarrungsreaktion zu reagieren, während die andere Aufgabe darin besteht, Entspannung und Ruhe herbeizuführen, damit Verdauung, Reflexion, Selbstheilung, Regeneration und Wiederherstellung stattfinden können. Wenn Ihr Nervensystem gut reguliert und synchronisiert ist, sind Sie fähig, am Leben teilzunehmen, sich für Ihre Arbeit zu begeistern, tiefe und gut gelingende Beziehungen mit anderen zu knüpfen – und sich sogar nach traumatischen Erfahrungen als Mensch weiterzuentwickeln und zu verändern. Diese Regulationsfähigkeit ermöglicht Ihnen das Erleben von Ruhe, Sicherheit und Reflexion, ebenso wie die Kultivierung Ihres Innenraums für Stille, Kontemplation, Meditation und Präsenz. Sie werden ein Gefühl des Wohlbefindens entwickeln können, aus dem heraus Sie eine stärkere Zugehörigkeit zur Welt um Sie herum entdecken werden.

Entspannung ist die Folge von Verkörperung, und Verkörperung ist der Schlüssel. Sie ermöglicht es, dass Sie mit allem, was der Körper spürt, in Berührung sein können. Entspannte Verkörperung fördert das Geerdetsein sowie die Fähigkeit, eine Perspektive einzunehmen und die gemachten Erfahrungen zu verdauen. »Verdauung« hat in diesem Zusammenhang etwas mit Sinnhaftigkeit zu tun, ist hier also eine Verbindung von Kognition und körperlichem Spüren. Bei chronisch hohem Stresspegel werden Sie versuchen, die aufgenommenen Energien/Informationen auf zu wenig Raum unterzubringen (Konstriktion), was das Nervensystem überfordert und dereguliert. Ohne entsprechendes Verdauen der Eindrücke wird Ihr Nervensystem (ganz ähnlich wie Ihr Darm) überlastet und blockiert. Wenn Sie aber das Gefühl haben, dass man Ihnen zuhört – dass sie angehört und gesehen werden –, dann können Sie beruhigt sein und sich entspannen und Ihre Erlebnisse in Sicherheit verarbeiten. Das zeigt, wie innere und äußere Kohärenz zusammenhängen und wie sie die Beziehungskohärenz beeinflussen bzw. von dieser beeinflusst werden.

Nur wenn Sie sich selbst im Zustand der Kohärenz befinden, können Sie jemandem, der sehr gestresst ist oder sich in einem getriggerten Trauma-Zustand befindet, ein Gefühl von Sicherheit vermitteln, oft schon innerhalb von wenigen Minuten. Es hat weniger mit dem zu tun, was Sie sagen oder tun, sondern damit, wie sie sich für die andere Person *anfühlen*. Ihr reguliertes Nervensystem synchronisiert sich mit dem Nervensystem des anderen, so als würde es ihm einen Teil Ihrer eigenen Ressourcen bereitstellen. Nach kurzem Zusammensein wird Ihr gestresstes Gegenüber vielleicht langsamer werden, zur Ruhe kommen und eine klarere Sicht auf das schwierige Problem einnehmen, das es zu lösen gilt.

UPDATE DES INNEREN BILDES VOM ANDEREN

Eines sollte klar sein: Bei der Innen-/Außen-Kohärenz geht es um mehr als eine Qualität von Ruhe und Entspannung; sie ist insbesondere ein Maßstab für unsere Offenheit, Neues oder Unerwartetes wahrzunehmen. Deshalb erfordert die Einstimmung, dass wir für alles, was auftaucht, präsent bleiben – und nicht für das, was zu erwarten wäre. Lassen Sie uns näher betrachten, warum das so wichtig ist.

Wenn ich Ihnen gegenübersitze, nimmt die Netzhaut meiner Augen das Licht um Sie herum auf und leitet diese Daten an mein Gehirn weiter, wo ein Bild von Ihnen entsteht. Meine Ohren nehmen die von Ihrer Stimme erzeugten Schallwellen auf und übertragen die Daten an mein Gehirn. So gesehen, nehme ich Sie nicht ganz so wahr, wie Sie sind, sondern wie Sie in *mir* erscheinen. Je mehr wir interagieren, desto mehr kristallisiert sich der Eindruck heraus, den ich von Ihnen habe.

Im Allgemeinen ist das etwas Positives, denn so kann ich Sie erkennen und näher kennenlernen. Allerdings ist mein Gewahrsein von Ihnen eingeschränkt durch meine Wahrnehmung, die aufgrund meines eigenen Schattens oder Traumas verzerrt oder reduziert sein kann. Was ist, wenn Sie sich seit dem letzten Mal, als ich Sie gesehen habe, innerlich radikal verändert haben? Wenn ich mich nur auf meine bisherige Wahrnehmung von Ihnen verlasse, werde ich keine Ihrer Veränderungen bemerken. Eine flexible, anpassungsfähige Vorgehensweise ist hier unerlässlich: Ich muss bereit sein, den Eindruck von Ihnen, der auf meiner internen Festplatte gespeichert ist, zu aktualisieren. Die gespeicherte Version von Ihnen ist eine Information über Sie in der Vergangenheit, nicht über Sie in der Gegenwart, gefiltert durch meine eigene Wahrnehmung.

Wenn ich mit Ihnen vollkommen präsent bin, wird Ihr Bild in mir von Augenblick zu Augenblick aktualisiert. Darin besteht der fließende Prozess der Beziehung. Und wenn ich an irgendeinem Punkt aufhöre, mit Ihnen verbunden zu sein, kollabiert Ihr Bild in mir zu einem Faksimile Ihres früheren Bildes in mir, das der *Vergangenheit* angehört. Wir können uns Beziehung als eine Art Daten-Streaming-Verbindung vorstellen, die in Echtzeit stattfindet (und die einzige Echtzeit ist die Gegenwart).

Um in Beziehung zu bleiben, können wir die horizontale und vertikale Resonanz nutzen und den (dreifachen) Prozess der Reflexion (bewusst werden), Verdauung (absorbieren, aufnehmen, konsolidieren) und Integration (das Vergangene neu ordnen oder reorganisieren) anwenden. Auf diese Weise können wir das, was nicht mehr gebraucht wird, aus dem Weg räumen und eine Aktualisierung des Ganzen mit neuen Informationen, Daten oder Licht bewirken. Denn Licht ist immer neu, immer in Bewegung. Es ist der Fluss und die Bewegung von lebendiger Information. Integration ist also der Prozess, bei dem der Seele neues Licht hinzugefügt wird.

RECHTE BEZIEHUNG UND GÖTTLICHES GESETZ

Wie wir gesehen haben, desynchronisiert jeder dauerhafte traumatische Einfluss den Körper, den Verstand und die Emotionen, und er fragmentiert einen Aspekt der Lebenskraft, sodass er offline genommen wird. Die Symptome dieser Fragmentierung zeigen sich auf einem Spektrum von Starrheit bis Chaos, von Hyperaktivität bis Taubheit – ein Ausdruck des eingeschränkten oder reduzierten Lebensflusses. Integration ist der Prozess, der diese fragmentierten Energien in den zentralen Kanal des Körpers (den Flow) zurückführt und so eine neue Ebene der Ganzheit schafft.

Allen Dingen im Kosmos wohnt Ganzheit inne – der natürliche, ununterbrochene Strom von Bewusstsein, Seiendheit,

Licht, Leben. In den mystischen Traditionen bezeichnen wir diesen Zustand der Ganzheit als *Göttliches Gesetz*, das sich in der Natur widerspiegelt und die Blaupause, den Bauplan für alles in der Natur bereitstellt, einschließlich des gesunden menschlichen Nervensystems.

Das göttliche Gesetz ist die Sprache der Schöpfung des Universums, wie in der Natur verkörpert. Einfach ausgedrückt, bezieht sich das göttliche Gesetz auf die natürliche Integrität. Ist das Gesetz in uns lebendig, so fließt das Licht (Bewusstsein) durch unser gesamtes Körper-Geist-System und in die intersubjektiven Zwischenräume – und erleuchtet unsere Beziehungen und alles, was wir in der Welt vollbringen. Die Erfüllung des göttlichen Gesetzes geschieht durch rechte Beziehung mit uns selbst, mit anderen und mit der natürlichen Welt. Wie Laotse schrieb:

Der Mensch folgt der Erde.
Die Erde folgt dem Universum.
Das Universum folgt dem Tao.
Das Tao folgt nur sich selbst.[5]

Rechte Beziehung bedeutet, dass unsere Worte und Taten im Einklang mit der natürlichen Integrität stehen, die es uns ermöglicht, in Beziehung zu bleiben. Wenn unsere Worte oder Taten nicht mit dem Leben im Einklang stehen, fallen wir in die Beziehungslosigkeit. Entfremdung lässt uns leichter uns selbst oder andere Menschen verletzen oder belügen. Mit anderen Worten: Wir sind aus dem Einklang mit dem göttlichen Gesetz gefallen. In einem Zustand der Beziehungslosigkeit ist der Lichtstrom in uns reduziert. Je stärker unsere Übertretung, desto größer muss die innere Abkopplung vom Selbst und von anderen sein.

Ungeheilte Traumata verengen oder blockieren die Verbindungen und Kanäle eines lebenden Systems. Mehr noch, Trauma lässt potenzielle Zukünfte kollabieren. Aus diesen Gründen kann Trauma als eine Verletzung des göttlichen Gesetzes verstanden werden. Wenn der Lichtstrom, und damit die Beziehung, wiederhergestellt sind, ist auch das Gesetz selbst wiederhergestellt – und es entsteht ein Gefühl des Erwachens, der Heilung und Erneuerung.

Wie Sie sehen, ist das göttliche Gesetz der höchste Ausdruck der Kraft der heilenden Beziehung. Im nächsten Kapitel werden wir einen mehrstufigen Prozess zur Heilung und Integration auf individueller, ahnenbezogener und kollektiver Ebene behandeln.

8

Anleitung für Prozessbegleitende der Heilung

Organismen drücken einen Wunsch nach Verbundenheit aus, doch an diesem sehnsüchtigen Wunsch, durch gegenseitige Verwandlung zu werden, nimmt alles teil. Auch die Steine. Ihre Offenheit für neue Begegnungen zeigt sich am langsamen Dahinschwinden ihrer Kruste. Alles Zeitliche ist an der Verwirklichung dieses Wunsches beteiligt. Und alles, was geschieht, treibt es weiter voran. Der Pfeil der Zeit ist der Pfeil des Wunsches. Die Zeit gibt es, weil Dinge passieren, weil Atome sich treffen, weil Steine einander atmen. Die Materie ist sozial. Zeit entsteht, weil dieser Kosmos einfach nicht stillsitzen kann. Er muss teilhaben und sich verbinden.

– ANDREAS WEBER[1]

Für eine normale Entwicklung braucht ein Kind zunehmend komplexere gemeinsame Aktivitäten mit einem oder mehreren Erwachsenen, die eine irrationale, emotionale Beziehung zu dem Kind haben. Jemand muss in dieses Kind vernarrt sein. Das kommt an erster Stelle. Zuerst, zuletzt und immer.

– URIE BRONFENBRENNER

Wie in Kapitel 6 erwähnt, beschreibt der Begriff *toxischer Stress* (geprägt von den Forschern Andrew Garner und Michael Yogman), ein »breites Spektrum an biologischen Veränderungen, die auf molekularer, zellulärer und verhaltensbezogener Ebene auftreten, wenn länger andauernde oder erhebliche Belastungen vorliegen und keine mildernden sozialemotionalen Puffer vorhanden sind«.[2] Die auftretenden physischen Veränderungen des Gehirns sind kurzfristig anpassungsfähig (d. h. sie fördern das Überleben in einer bedrohlichen Umwelt), können sich aber längerfristig dysfunktional auf die geistige oder körperliche Gesundheit auswirken. Der Wissenschaft zufolge kann das Vorhandensein positiver sozialer Verbindungen (d. h. »abschwächender emotionaler Puffer«) die negativen langfristigen Auswirkungen von toxischem Stress vermindern oder sogar verhindern. »Durch die Konzentration auf sichere, stabile und nährende Beziehungen (*Safe, Stable, and Nurturing Relationships,* SSNR), durch die eine Notlage abgefedert und Resilienz aufgebaut wird«, so die Forschenden, stehe man nun »an der Schwelle eines Paradigmenwechsels«.[3]

Das ist eine unverzichtbar gute Nachricht. Und auch der Anlass für dieses Buch: Die lebenswichtige Bedeutung menschlicher Beziehungen aufzuzeigen, denn wenn wir füreinander da sind, können heilende Veränderungen stattfinden, selbst inmitten von Schwierigkeiten und beschleunigtem Wandel. Heilende Integration geschieht tatsächlich *nur* durch einen Prozess erneuerter Beziehungen, sei es zu einem anderen Menschen oder zu den Artefakten der eigenen Vergangenheit.

VON DER TRAUMA-INFORMIERTEN ZUR TRAUMA-INTEGRIERENDEN FÜRSORGE

Jeder, der eng mit Patientinnen und Klienten zusammenarbeitet, weiß, wie wichtig es ist, einen kohärenten Raum bereitstellen zu können, in dem Beziehungen möglich sind. Entscheidend ist hier zu erkennen, wie die eigenen unbewussten Bereiche der ungelösten Vergangenheit – die in

Ihnen verborgenen, nicht erkannten Probleme in Ihrer professionellen Rolle – unweigerlich als Projektionen auf den Klienten (als verzerrte Wahrnehmung) auftauchen werden.

Auf ganz reale Weise wird Ihr unaufgelöster Schatten den Beziehungsraum einschränken, den Sie zur Verfügung stellen können, und Ihre Fähigkeit vermindern, den behandelten Personen Unterstützung und Beistand zu leisten. Als Fach- oder Führungskraft ist Ihr persönlicher Heilungsweg, neben Ihrer Hingabe an die eigene transpersonale Entwicklung, eine wesentliche Investition in die Gestaltung einer beständigen, sicheren, nährenden und potenzialorientierten Arbeit.

Einfach ausgedrückt: Leben Sie, was Sie sagen. Wissen allein reicht nicht aus; für eine echte integrative Wirkung ist verkörpertes Wissen erforderlich.

Jedes Mal, wenn Sie ein Problem mit einem Klienten oder einem Teammitglied haben, wird Ihnen die Grenze Ihres eigenen bewussten Universums gespiegelt. Wenn Sie bei Ihrer Arbeit »Schwierigkeiten« erleben, ist es immer eine Einladung, den eigenen Integrationsprozess zu vertiefen. Schwierige Klienten sind niemals »da draußen«; sie sind ausschließlich »hier drinnen«. Sobald Sie die notwendige Integration erkennen und sich ihr stellen, wandelt sich Ihre Arbeit von einer Trauma-informierten Behandlung zur Trauma-integrierenden Begleitung.

Ihre eigene Reife und Kohärenz sind die Instrumente der Heilung. Indem Sie die höhere Intelligenz der Beziehungs-Einstimmung nutzen, werden Sie in der Lage sein, genau zu spüren, wo, wie und sogar wann ein Trauma im Leben des Behandelten aufgetreten ist. Mit diesem Instrument der Einstimmung können Sie die traumatisierten Aspekte sanft unterstützen, sodass die einzelne Person (oder die Gruppe) beginnen kann, die fragmentierte Vergangenheit zu reflektieren, zu verdauen und in den gegenwärtigen Fluss des Seins und der Zugehörigkeit zu integrieren. Ihr eigenes, reguliertes Nervensystem ermöglicht Ihnen das subtile Wahrnehmen des anderen und fungiert gleichsam wie eine Stimmgabel, die dem Nervensystem des anderen hilft, sich zu regulieren und in Einklang zu bringen.

SICHERE, STABILE, NÄHRENDE BEZIEHUNGEN

Sie können es selbst spüren, wenn Sie einen offenen und vernetzten Energiezustand verkörpern. Ihr Energiefeld ist dann sozusagen »online«, und es findet ein fließender Informationsaustausch zwischen Ihnen und Ihrer Umgebung statt. Sie fühlen sich gesünder, produktiver und intensiver am Leben beteiligt.

Wenn Sie aber in Ihren jungen Jahren von Bezugspersonen vernachlässigt, zu wenig unterstützt oder häufig überwältigt wurden, dann wird es für Sie schwieriger sein, verkörperte Zustände der Verbundenheit und des Fließens zu erleben. Schon als kleines Kind hätten Ihr Gehirn, und auch Ihr Nervensystem, sich darauf eingestellt, und Sie hätten gelernt, Ihre Energien zurückzuziehen, um ihr Überleben zu sichern. Dieses Rückzugsverhalten entwickelt mit der Zeit bleibende körperliche Spannungsmuster. Bleibt die Verspannung unbeachtet, wird sie sich schließlich durch Schmerzen und Beschwerden bemerkbar machen und ein Hindernis darstellen, um leichte ebenso wie tiefe Beziehungen zu anderen aufzubauen, selbst zu den Menschen, die Sie lieben.

Die gute Nachricht ist, dass der Körper von Natur aus seine Anspannung loslassen will. Der einzige Weg, dies dauerhaft zu erreichen, besteht jedoch darin, jene Prozesse zu integrieren, die sich hinter der Anspannung verbergen und die durch den nicht unterstützenden Beziehungskontext in der frühen Kindheit entstanden sind. Der reflexartige Energierückzug und die dadurch erzeugte Anspannung treten nicht von allein auf, sondern sind durch Beziehung entstanden. (Manche sind vielleicht sogar vererbt worden.) Sie können also nicht in der Isolation integriert werden, sondern müssen in einem Beziehungskontext aufgearbeitet werden, diesmal allerdings in einer Dynamik, die unterstützend, präsent und eingestimmt ist (d. h. sicher, stabil und nährend).

Eine unterstützende Verbindung ist grundsätzlich heilsam und genau deshalb können viele Therapieformen für Trauma-Überlebende so hilfreich sein. SSN-Beziehungen (**s**icher, **s**tabil, **n**ährend) unterstützen ein fragmentiertes Nervensystem, zur Ko-Regulation und Resonanz zu gelangen; sie schaffen Raum für das, was an Licht oder Energie abwesend war, sodass es dem Lebensfluss erneut zugeführt werden kann, als neue Intelligenz. Im grundlegendsten Sinne ist Heilung einfach die Schaffung des richtigen Gefäßes oder Umfeldes – eines der Einstimmung oder Synchronisation, der eigentlichen Sprache der Beziehung.

In einem bewussten und resonanten Beziehungsrahmen kann eine entsprechend therapeutisch ausgebildete Person sich mit dem inneren Prozess der behandelten Person verbinden. Es kommt zwischen ihnen zur Synchronisierung von Verstand, Gehirn und Nervensystem. Diese Synchronisation macht das feinstoffliche intersubjektive Feld zwischen den beiden Personen sehr kohärent und klar, sodass jede Fragmentierung, Abtrennung oder Taubheit von beiden gemeinsam bewusst erlebt werden kann.

DIE VERKÖRPERTE SEELE

Die Seele will im Körper ankommen, der die Weisheit der gesamten Evolutionsgeschichte der Menschheit über Millionen von Jahren in sich trägt. Mit einer gesunden Bindung (anders gesagt, einer gesunden Beziehung) kann die Energie der Seele – unsere Kreativität und Intelligenz – sicher im Körper landen. Wenn aber unsere Beziehungen zu Bezugspersonen und anderen Menschen in den ersten Jahren nicht sicher, unterstützend und liebevoll waren, sind wir gezwungen, uns zu verschließen und der Welt einen Teil von uns vorzuenthalten. Das erzeugt eine chronische Spannung im Körper-Geist-System, das versucht, sich selbst zu stabilisieren. Der Preis, den wir letztendlich dafür bezahlen, ist der, dass wir den Fluss des Lebens, der durch uns fließt, nicht mehr spüren können. Stattdessen haben wir oft das Gefühl, als würden wir in den Erfahrungen, die außerhalb von uns stattfinden, ertrinken. Gesunde Beziehungen halten uns mit dem großen Fluss verbunden. Er macht es uns möglich, in ihm zu schwimmen und andere in uns schwimmen zu lassen, in anmutiger Weise.

Damit Heilung im Beziehungsrahmen stattfinden kann, ist es nicht unbedingt nötig, die traditionellen Formen der Analyse oder eine längere »Gesprächstherapie« anzuwenden. Die Worte unserer Klienten über ihre vergangenen oder gegenwärtigen Schwierigkeiten dienen unmittelbar als Eingangstor zu einem tiefer reichenden Prozess. Während sie sich mitteilen, können wir bereits fühlen, wie und wo das Trauma in ihnen verborgen ist. Davon ausgehend, können wir beginnen, gemeinsam einen verfeinerten inneren Bewusstseinsprozess zu erforschen, indem wir einfach die Empfindungen, die im Körper auftauchen, bewusst wahrnehmen. Die persönliche Geschichte unserer Klienten bietet uns die Möglichkeit, ihre Aufmerksamkeit auf ihre innere Welt zu lenken.

Als integrativ Heilende vermitteln wir den Klienten ein Gefühl von Sicherheit und laden sie sanft dazu ein, wahrzunehmen, wann und wo sie sich zurückziehen oder verspannen. Durch Einstimmung mit erhöhter Präsenz kann diese Energie anfangen, sich zu verändern. Es entsteht ein Gefühl der Befreiung, wenn diese verborgenen oder eingefrorenen Energien wieder in den Fluss des Körper-Geist-Systems eingebracht werden. Die behandelte und die therapierende Person können beide diese Bewegung als eine plötzliche Qualität von Ausdehnung oder Aufhellung erleben, gefolgt von dem Gefühl, tiefer in die Beziehung einzutauchen.

Wie wir in Kapitel 3 erörtert haben, können Begleitende von Trauma-Heilung in diesem subtilen Prozess der Einstimmung geschult werden. Mit fortschreitender Bewusstheit und Kompetenz lernt der Begleitende, den Ort des Traumas fühlend zu orten, und zwar zeitgenau in dem Alter oder auf der Entwicklungsstufe, als es erstmalig auftrat. Hat der Klient zum Beispiel im Alter von drei Jahren zum ersten Mal toxischen Stress erlebt, kann der Begleitende dies feinstofflich wahrnehmen und erkennen. Ab diesem Moment wird es zu einem wechselseitigen Prozess des Reflektierens, Verdauens und Integrierens.

Aus diesen Gründen darf diese Arbeit nur nach den höchsten ethischen Maßstäben durchgeführt werden, und zwar erst dann, wenn ein Beziehungsrahmen von Vertrauen und Verbindung aufgebaut wurde. Die Praxis der heilenden Einstimmung ist ein Ausdruck von Liebe.

Wer es gewohnt ist, »klinische Distanz« oder »klinische Indifferenz« als die grundlegende Norm im heutigen Gesundheitswesen zu bevorzugen, könnte bei der obigen Aussage ein gewisses Unbehagen verspüren. Erlauben Sie mir, dass ich hierzu die Worte eines außergewöhnlichen Arztes, Dr. Kypros Nicolaides, Professor für Perinatalmedizin am King's College in London, eines Pioniers auf diesem Gebiet, wiedergebe:

> Die Medizin ist eine Lebensweise. Sie ist kein Beruf; sie ist kein Job, den man »von neun bis fünf« oder »von neun bis zehn« ausübt. Sie ist eine ständige Lebenserfahrung. Für mich ist sie mein Leben. Der Olivenbaum, das Aufbauen, der Austausch, das Bemühen, zu verstehen, wie sich ein Patient, eine Patientin fühlt – ein *Teil* dieses Prozesses zu sein, nicht als »unbeteiligter Profi«, dessen Aufgabe nur darin besteht, eine Diagnose zu stellen, höflich zu den Leuten zu sein und sie dann mit ihren Problemen wieder wegzuschicken.
>
> Ich bin ein Teil ihres Lebens, zumindest für die kurze Zeit, in der ich mit ihnen zusammen bin. Ich fühle, was sie fühlen. Ich teile ihr Glück, und ich teile auch ihren Kummer, wenn die Dinge schieflaufen.[4]

Liebe und Professionalität können nebeneinander bestehen, und es ist meine Überzeugung, dass es so sein sollte. Denn beides ist nötig, damit echte Heilung geschehen kann. Für mich als praktizierenden Heiler besteht die einzige Möglichkeit, wie ich nachhaltig und effektiv arbeiten kann, darin, ein Höchstmaß an Reife in meine Praxis einzubringen. Alles andere zieht unbewusste Kompensation, Verdrängung, Gegenübertragung und Vermeidung von Nähe nach sich, was letztlich für die Fachkräfte ebenso belastend ist wie für die Klienten. Reife bedeutet für mich: Ich bin bereit, das, was ich erlebe, auch zu fühlen, ohne eine künstliche Distanz zu meinen Klienten aufbauen zu müssen, damit ihr

Schmerz mich nicht tangiert. Ich muss bereit sein, offen und geerdet zu bleiben – in einem Zustand fließender Verbindung –, denn nur so kann ich tiefgehend, nachhaltig und liebevoll mit ihnen arbeiten. Es ist nicht so, dass für hoch qualifizierte Betreuende kein Klient mehr eine Herausforderung darstellt. Vielmehr sind gereifte Fachkräfte bereit, auch in einer herausfordernden Situation mit dem Klienten durch die ganze Erfahrung hindurchzugehen und in Beziehung zu bleiben. (Tatsächlich gibt es *keine* schwierigen Klienten, höchstens Unvermögen oder mangelnde Bereitschaft, die Beziehung aufrechtzuerhalten.) Für die meisten von uns erfordert das echte innere Arbeit.

In Kapitel 3 war die Rede von der 3-Sync-Praxis als Zugang zu innerer und äußerer Selbst- und Fremd-Synchronisation; es ist sinnvoll, darauf zurückzukommen, wenn wir Beziehungsfähigkeit verstehen wollen. Indem wir Sicherheit und ein verfeinertes Gespür für Einstimmung bieten, vermag der Klient wahrzunehmen, wenn er sich getrennt fühlt (die Verbindung fließt nicht mehr, als wäre die »Telefonverbindung« unterbrochen). Schon allein durch aufmerksames Wahrnehmen dieser trennenden Qualität kann sie aufgelöst und ein Gefühl der fließenden Beziehung wiederhergestellt werden. Vergessen Sie nicht: Der Körper kommuniziert direkt mit dem Körper, die Gefühle treten in Resonanz mit Gefühlen, und der Geist versteht den Geist. Eine mentale Übersetzung von emotionalen Inhalten ist nicht nötig.

Die Einstimmung erweist sich auch als hilfreich, um unsere virtuellen Interaktionen zu verbessern und zu vertiefen, z. B. bei Zoom-Anrufen, beim Schreiben von Texten und E-Mails und bei virtuellen Therapiesitzungen. Wenn wir uns vorher einstimmen, fühlt sich der virtuelle Raum wärmer und authentischer an, und das hilft, um eine präzisere Verbindung – und damit einen unterstützenden Beziehungsraum – zu schaffen. Dieser Rahmen ist ein guter Nährboden für posttraumatisches Wachstum und eine Basis für Resilienz und Wohlbefinden. In diesem Raum wird das Licht des Gewahrseins im System wiederhergestellt; die Lebenskraft erhellt und weitet sich, was die Lebendigkeit, Neugierde und Einsicht auf eine höhere Stufe bringt. Durch präzise Einstimmung ein solches Umfeld zu schaffen, ist zunächst ein komplexer, anspruchsvoller Prozess, aber zugleich der einfachste und natürlichste Ausdruck gesunder Beziehungen.

HEIDI WOHLHÜTER: AUF DIE »NICHT GEHÖRTEN STELLEN« HÖREN

Heidi Wohlhüter ist Verhaltenstherapeutin und Supervisorin für Therapeuten, Teams und Psychologen, die sie bei deren Schattenarbeit und Professionalisierung unterstützt.

Was ich durch meine Arbeit gelernt habe, ist eine Art des Sehens, die mir beibringt, wie ich mit meiner ganzen Wahrnehmungskapazität sehen kann – mit all meinen fühlenden Sinnen, körperlichen Wahrnehmungen und Empfindungen. Bei dieser Vorgehensweise höre ich nicht nur das, was meine Klienten mit Worten sagen, sondern ich lausche mithilfe der Verbindung mit dem Nervensystem. So kann ich mich auf *mehr* einstimmen als die gesprochenen Worte, auf einen tieferen Ort in meinen Klienten. Es ist, als würde eine Art Atmosphäre für Informationen und Gefühle an die Oberfläche kommen.

Beispielsweise könnte ich einem Klienten auf diese Art zuhören, und plötzlich spüre ich einen chemischen Geschmack im Mund. Als ich es erwähne, erzählt er mir, dass in seiner Kindheit seine Mutter einer starken chemotherapeutischen Behandlung wegen Krebs unterzogen wurde.

Ich weiß zufällig aus meinem eigenen Leben, wie mein Mann roch, als er sich einer Krebsbehandlung unterzog, aber man stelle sich vor, was das für diesen Klienten als kleinen Jungen bedeutete! Ich hatte keinen blassen Schimmer, dass es eine solche Verbindung gab – bis ich ihm von dem chemischen Geschmack erzählte, den ich gerade wahrnahm. Ich hatte es bloß erwähnt, aber er stellte selbst die Verbindung zur Krebserkrankung seiner Mutter her. Dies ist eine ganz andere Möglichkeit, in die Welt meines Klienten einzutreten, bei seinen Erfahrungen präsent zu sein.

Ein weiteres Beispiel, wie diese Art des Zuhörens und Wahrnehmens es ermöglicht, dass ich die dissoziierten Zustände meiner Klienten miterleben kann. Für mich ist das ein ganz neuer Aspekt des Heilens – zu lernen, mit meiner Klientin an dem Ort präsent zu sein, wo sie leidet, wo es dunkel ist, wo sie ursprünglich allein und keiner für sie da war. Es ist eine Art Wunder, dass wir jetzt gemeinsam dorthin zurückkehren können. Und wenn wir das tun, verändert oder verschiebt sich häufig etwas, und etwas Neues gelangt zur Erfahrung.

Wenn ein Klient uns zusammen in eine Zeit oder an einen Ort gehen lässt, wo er sich einst im Dunkel verloren fühlte, und wenn ich ihm beschreiben kann, was ich dort wahrnehme und wie ich mich fühle, dann ist er auf einmal nicht mehr allein, etwa so: *»Mensch, da ist ja jemand, der mich sieht! Da ist jemand, der mich fühlt.«* Dieser Moment schafft einen neuen Bezugspunkt für unsere Verbindung. Es ist möglicherweise der Punkt, an dem für den anderen die Heilung anfängt. Ich möchte das nicht verallgemeinern, aber in diesem Beispiel war genau das der Beginn der Heilung.

In der psychiatrischen Ausbildung lernt ein Therapeut die Symptome, also die »Kriterien«, damit er erkennen kann, wann der Klient dissoziiert ist, um ihn dann aufzufordern, wieder in seinen Körper zurückzukommen. Ein solches Vorgehen ist aber nicht immer hilfreich. Es kann sinnvoller sein, den Akt der Dissoziation zu respektieren und anzuerkennen, ja sogar zu erkunden, warum die Dissoziation als beste Option empfunden wurde. Dadurch entsteht eine neue Bewegung. Natürlich kann es für die meisten, die in einem klinischen Umfeld arbeiten und viele Patienten pro Woche sehen, schwer realisierbar sein, mit ihren Patienten in diese Gefühlszustände zu gelangen. Wenn wir aber auf diese Weise tiefer mit ihnen arbeiten können, zeigt es oft eine heilende Wirkung.

Je mehr Raum ich für den Menschen, der vor mir sitzt, in mir zur Verfügung habe, umso mehr Informationen und Klarheit erhalte ich über ihn. Es geschieht etwas sehr Subtiles, ganz Reales, wobei meine Offenheit und meine Einstimmung mir helfen, das Unsichtbare sichtbar zu machen. Es ist nicht etwas, das *ich* tue, sondern etwas, dem ich mich zur Verfügung stelle. Ich fühle mich zutiefst privilegiert, Menschen diesen Dienst erweisen zu können.

MULTI-SYSTEM-INTEGRATION

Individuum und Kollektiv, Atom und Feld bilden eine miteinander verflochtene Ganzheit. Ganz gleich, wie isoliert sich jemand fühlt, niemand existiert völlig außerhalb oder getrennt von seiner Familie, seiner Abstammung, seiner Gemeinschaft, seiner Kultur. Vielleicht ist es das höchste und wichtigste Ziel der Heilarbeit, unsere ineinandergreifenden Systeme wieder in eine fließende Beziehung, die »rechte Beziehung«, zueinander zu bringen.

Unsere Bereitschaft, die Wechselbeziehungen und die gegenseitige Abhängigkeit der Menschen stärker zu berücksichtigen, wird letztlich die Art und Weise verändern, wie wir uns in allen Bereichen, einschließlich Wissenschaft, Medizin und Psychotherapie, für Gesundheit und Heilung einsetzen. Die Unteilbarkeit der Person ist die Grundlage für die drei großen Kategorien oder Modalitäten der Heilung, die ich in meiner Arbeit verwende (die zweite werden wir noch in Kapitel 9 und die dritte in Kapitel 10 näher untersuchen).

Es sind dies:

- der Individuelle Trauma-Integrations-Prozess (*Individual Trauma Integration Process*, ITIP)
- der Ahnen-Trauma-Integrations-Prozess (*Ancestral Trauma Integration Process*, ATIP)
- und der Kollektive Trauma-Integrations-Prozess (*Collective Trauma Integration Process*, CTIP)[5]

Es ist wichtig zu verstehen, dass alle drei Modalitäten gleichermaßen für eine echte und dauerhafte Heilung notwendig sind. Sicherlich kann der Einzelne in seinem Leben viele Arten von persönlicher Heilung erfahren und tut dies auch, selbst wenn seine Familie oder Gesellschaft nicht dazu bereit oder in der Lage ist, das Gleiche zu tun. Dennoch kann und muss auf tieferen Ebenen systemische Heilungsarbeit geleistet werden. Das Schöne dabei ist, dass, sobald wir auf irgendeiner Ebene – der individuellen, ahnenbezogenen oder kollektiven – mit der Multi-System-Heilarbeit beginnen, eine rückwirkende (retrokausale) Veränderung eintritt: Mehr Licht, Klarheit und Möglichkeiten werden im vertikalen und im horizontalen Bereich, also auch im ahnenbezogenen und sozialen Feld, verfügbar. Und wenn das geschieht, können wir es *fühlen.*

In meiner Arbeit verwende ich den Begriff IAC-Fluidität, um die »Verflüssigung« von Traumata in allen drei Dimensionen oder Maßstäben zu beschreiben: dem Individuum (I), den Ahnen (A) und dem Kollektiv (*collective*, C). Wir sprechen davon, dass das Trauma einen Teilaspekt des Selbst einfriert, abspaltet, zum Stagnieren oder Verschwinden bringt und ihn im Schatten abspeichert, bis er in Sicherheit verarbeitet werden kann. Individuelle, ahnenbezogene oder kollektive Fluidität bedeutet die Rückführung des Schattens in den größeren Strom – den Licht-/Lebens-Prozess – und damit in die Präsenz.

In der Praxis erfordert diese Arbeit selbstverständlich auch Kompetenz und ein ausgefeiltes Berufsethos. Wir müssen Reife, Integrität und eine ausgewogene Sensibilität an den Tag legen und ein Bewusstsein für die Heilung ganzer Systeme entwickeln, indem wir bei uns selbst beginnen. Wir und die Heilberufe, die wir vertreten, müssen sowohl Trauma-informiert als auch Trauma-integrierend werden.

Jede dieser drei primären Modalitäten des Heilens – ITIP, ATIP und CTIP – ist grundsätzlich:

- beziehungsorientiert
- integrativ
- präsenzbasiert
- antwortbasiert
- auf subtiler Einstimmung beruhend
- verwurzelt in menschlicher Interdependenz
- kapazitätsfördernd
- fließend
- emergent

Zur Heilung von repetitiven, beziehungsgestörten, distanzierten oder nicht mehr vorhandenen Beziehungen müssen wir uns um hervortretende, kreative, beziehungsvolle, warmherzige und verbindende Prozesse bemühen.

Der **Individuelle Trauma-Integrations-Prozess (ITIP)** befasst sich mit dem biografischen Trauma eines Individuums – von ungelösten Verletzungen, die ihre Wurzeln in der frühkindlichen Bindung haben, bis hin zum Auftreten von massiven einmaligen oder fortgesetzten Belastungen. Um eine umfassendere Sichtweise einzunehmen, befasst sich der ITIP mit dem Familiensystem des Klienten sowie mit allen traumatisierenden Aspekten seiner sozialen oder kulturellen Prägung. Wir führen ITIP mittels des oben beschriebenen Beziehungsrahmens durch.

Um es mit den weisen Worten von Dr. Gabor Maté aus dem Film *Der weise Schmerz der Seele* zu sagen: »Kinder werden nicht traumatisiert, weil sie verletzt sind. Sie werden traumatisiert, weil sie mit ihrer Verletzung *allein* sind.«[6] Als Heilende vermitteln wir unseren Klienten ein Gefühl der Sicherheit, indem wir *mit* ihnen fühlen (aber nicht *als* sie). Durch geerdete, empathische Einstimmung können wir etwas von der Resilienz, die unserem Nervensystem innewohnt, auf sie übertragen und ihnen helfen, ihr eigenes zu regulieren. Wo einst Abwesenheit herrschte, bringen wir geerdete Präsenz. Wo Isolation herrschte, vermitteln wir ein Gefühl von Zusammengehörigkeit. Das Nervensystem des Klienten verdient unsere Aufmerksamkeit, ohne dass er sich gedrängt, unter Druck gesetzt oder allein gelassen fühlt. So entsteht ein offener Kanal – ein »erweitertes Bewusstsein«, wenn man so will –, sodass wir, wenn der Klient seine Erfahrungen schildert, die in ihm vorhandene Trauma-Architektur deutlicher wahrnehmen und ihm eine präzisere Unterstützung anbieten können. Dies ist ein unausgesprochener, aber zutiefst harmonischer Vorgang.

Wenn der Klient beispielsweise als Zweijähriger ein Schockerlebnis hatte, muss sich der Therapeut auf das energetische Umfeld einstellen, das der Klient in dieser Lebensphase *gebraucht hätte* – wobei es immer um sicherere, stabilere und nährende Verbindungen geht.

Denken Sie daran, dass ein Trauma der desorganisierte Teil eines Organismus oder Systems ist, der dann die Desorganisation (oder Inkohärenz) auf seine Umgebung überträgt. Wenn es im Therapeuten ein unverarbeitetes Trauma gibt, wird seine eigene Fragmentierung eine präzise Einstimmung verhindern, und das kann im Prozess als ein Druckgefühl empfunden werden. Aus diesem Grund ist es für jeden, der sich beruflich mit Heilung beschäftigt, von entscheidender Bedeutung, mit seiner eigenen Desorganisation (Trauma) in Kontakt zu treten, bevor diese den therapeutischen Prozess stören kann. Als Vermittler von Heilung sind wir zu einer kontinuierlichen Heilungsarbeit an uns selbst verpflichtet, einschließlich regelmäßiger kontemplativer Praktiken, wie der 3-Sync-Praxis (Einstimmung auf den Körper und Wahrnehmung aller Bereiche, die offen oder angespannt, energetisiert oder gefühllos, gestresst oder resonant sind).

In Beziehung zu sein ist schließlich ein wechselseitiger Prozess: *Ich entstehe in dir, wie du in mir entstehst.* Wenn ich nicht selbst daran arbeite, das zu integrieren, was in mir durcheinandergeraten ist, werde ich es vielleicht unbewusst auf den Klienten projizieren. Aufgrund des Wesens der Beziehung zwischen Klient und Therapeut ist es wahrscheinlicher, dass der Klient meine unbewussten Projektionen in Form von schädlichen Introjektionen aufnimmt – d. h. als unbewusste Verinnerlichung der Stimme oder Ansichten des anderen, vor allem, wenn dieser als Autorität oder maßgebliche Person wahrgenommen wird. Wenn wir Heilungsarbeit leisten wollen, müssen wir heilen und dürfen nicht schaden.

Die gute Nachricht ist, dass wir, wenn wir uns selbst heilen, die Heilung für andere leichter ermöglichen. Um mit dem in Kontakt zu kommen, was der Heilung bedarf, können wir uns über den Körper verbinden, einer Leib gewordenen Skulptur unseres Lebens. Um mit dem Inneren in Kontakt zu kommen, kann man sich über das Äußere verbinden und umgekehrt. Geist und Körper sind dergestalt, dass sie in verkörpertem Licht erstrahlen. Jeder von uns ist dazu bestimmt, die eigene Lebenskraft zu spüren, mit erleuchteten Augen zu sehen und sich selbst als zielgerichtet und lebendig zu erkennen.

Der **Ahnenbezogene Trauma-Integrations-Prozess (ATIP)** befasst sich mit den nicht integrierten Verletzungen innerhalb der Familie eines Menschen, einschließlich der Familie seiner Vorfahren. Eine wirkungsvolle Anwendung von ATIP lehrt die Praktizierenden, nach innen zu spüren und die Präsenz von Familienmitgliedern und/oder früheren Vorfahren zu erkennen, deren unerlöste Traumata, bis zur behandelten Person hinunter, weitergereicht wurden, die sie bis heute immer noch in sich trägt. Darüber hinaus ist man beim ATIP bestrebt, die (epi)genetische Geschichte sowie die emotionalen und umweltbedingten Gewohnheiten zu verstehen, die den Körper-Geist des Klienten prägten und die sich möglicherweise in den systemischen Problemen widerspiegeln, mit denen er konfrontiert ist.

Hinweis: Es besteht ein entscheidender Unterschied zwischen *Imaginieren* der Vorfahren eines Klienten und wahrgenommenem *Erspüren* der Informationen, die seine Ahnen übermitteln. Vielleicht haben Sie ein gewisses intellektuelles Wissen über die Ahnen oder auch nur eine imaginierte Vorstellung von ihnen, was Sie aber wirklich brauchen, können Sie nur durch bewusste Einstimmung herausfinden: einfach durch Wahrnehmung, was in Ihrem Körper, in den Gedanken oder Gefühlen auftaucht, wenn Sie sich in die Vorfahren hineinversetzen und auf sie einstimmen. Beispielsweise, wenn Sie sich auf Ihre eigene Urgroßmutter einstimmen: Was nehmen Sie in Ihrem Körper oder Ihren Gefühlen wahr? Welche inneren Bilder oder Gedanken erleben Sie? Sobald Sie sich auf das erste Gefühl, die erste Empfindung, das erste auftauchende Bild einstimmen, erhalten Sie Zugang zu weiteren, in der Tiefe gespeicherten Informationen. Doch selbst wenn das Einzige, was Sie wahrnehmen, nur ein Taubheitsgefühl oder eine Abwesenheit ist, dann sind dies genau die Informationen, mit denen Sie arbeiten müssen. Bei der Multigenerationen-Heilung geht es darum, das Narrativ der Ahnen wiederherzustellen: auf körperlicher, emotionaler, geistiger und spiritueller Ebene.

Jeder von uns repräsentiert Jahrmillionen an evolutionärer Intelligenz. Wie ineinander schachtelbare russische Puppen sind wir nicht bloß Körper und Persönlichkeiten, die andere Menschen an der Oberfläche wahrnehmen. Jeder von uns ist ein exquisites Amalgam aus allem, was davor war, und vielem, was an uns neu und speziell oder einzigartig ist.

Auf eine sehr reale Weise *sind* Sie Ihre Vorfahren. Doch zum Zeitpunkt der Niederschrift dieses Textes ist die Vorstellung, dass wir uns mit der Heilung durch die Ahnen beschäftigen können, immer noch sehr am Rande dessen, was als möglich akzeptiert wird. Ich glaube jedoch, dass viele Menschen das Konzept der Ahnenheilung sehr bald als selbstverständlich akzeptieren werden. Selbst jetzt beginnt allmählich die zeitgenössische Psychologie, die Gültigkeit von therapeutischen Techniken wie der Familien- oder Systemischen Aufstellungstherapie ernster zu nehmen. Ihr Begründer Bert Hellinger wurde zum Teil durch die Arbeit von Iván Böszörményi-Nagy, dem inzwischen verstorbenen ungarisch-amerikanischen Psychiater, beeinflusst, der den Zweig der Familientherapie mitbegründet hat. Böszörményi-Nagy verfolgte einen umfassenden Ansatz, indem er versuchte, die vielen Dimensionen von Erfahrung und Entwicklung zu verstehen, die im menschlichen Leben eine Rolle spielen – ein Spektrum, das die individuellen, zwischenmenschlichen, existenziellen, systemischen und Generationen-übergreifenden Einflüsse umfasst, die uns geprägt haben und bestimmen, wer wir sind und wie wir in Erscheinung treten.

Mit dieser komplexen und mehrdimensionalen Sichtweise von Familiensystemen stellte Böszörményi-Nagy vier Bereiche der »Beziehungsrealität« vor, die uns beeinflussen. Diese vier Bereiche sind:

1. Fakten (z. B. körperliche Gesundheit, genetische Einflüsse, sozialer Hintergrund, sozioökonomischer Status und biografische Details)
2. Individuelle Psychologie
3. Systemische Transaktionen (z. B. soziale Regeln, Macht, Ausrichtungen, Feedback usw.)
4. Beziehungsethik[7]

Die Familien- und Systemtherapie hat mit dem von mir beschriebenen Ansatz noch etwas anderes gemeinsam: die Erkenntnis, dass sich schweres Unglück weiterhin auf Überlebende und deren Nachkommen auswirkt, manchmal noch lange, nachdem das ursprüngliche Trauma vorbei ist oder die ursprünglichen Überlebenden verstorben sind.

Hier ist das Wunder: Wenn Sie sich mit der Ahnenheilung beschäftigen, werden Sie wissen, dass sie wirksam ist, sobald Sie in Ihrem Leben praktische, greifbare Ergebnisse zu sehen beginnen. Vielleicht bemerken Sie interessante Veränderungen bei Menschen in Ihrem Umfeld. Ein Elternteil, der mit dem Älterwerden und seiner Unabhängigkeit zu kämpfen hatte, schließt vielleicht mit diesem wichtigen Ritus des Lebensübergangs seinen Frieden. Oder ein Geschwisterteil, das sich zuvor entfremdet hatte, nimmt wieder Kontakt auf. Ein Kind oder Enkelkind kann anfangen, radikale emotionale und psychische Entwicklungssprünge zu machen. Und auch bei sich selbst werden Sie ähnliche Veränderungen spüren.

Ich habe miterlebt, wie sich zahlreiche Familiensysteme durch individuelle und ahnenbezogene Trauma-Arbeit verändert haben. Familienmitglieder, die sich auseinandergelebt hatten, kommen auf einmal wieder zusammen, Beziehungen beginnen zu heilen, und Familienmitglieder zeigen plötzlich den Wunsch, echte innere Arbeit zu leisten. Wenn wir Licht in systemische Stagnation und familiäre Abwesenheit bringen, die durch Traumata entstanden sind, beginnt sich frische Energie höherer Ordnung zu verlagern und in Bewegung zu setzen – und dies bewirkt (oft sehr überraschende) heilende Veränderungen.

Wie Sie sehen, ist Ahnenheilung nicht etwas, das wir per se für die Toten tun; es ist der bewusste Akt, den Lebenden ihr wahres Geburtsrecht zurückzugeben. Indem wir die Scherben der Vergangenheit wieder zusammenfügen, erneuern wir unser Leben in diesem Moment, heute, jetzt. Und *genau das* wird es künftigen Nachkommen ermöglichen, in eine bessere Welt zu kommen, eine Welt mit mehr Hoffnung, mehr Licht, mehr Möglichkeiten.

Indem wir die Offenheit des feinstofflichen energetischen Nervensystems nutzen, können wir uns auf den Klienten einstimmen und seine Ahnen in unserem eigenen Körper und Nervensystem spürend orten (siehe Kapitel 10). Von hier aus beginnen wir, alle vererbten Trauma-Punkte zu erkennen. Auch bei diesem Vorgehen ist es nicht erforderlich, dass der Klient seine Familiengeschichte erzählt. Es ist nicht wichtig, über die Vergangenheit zu reden, außer, der Klient wünscht es. Es geht lediglich um Einstimmung und gegenseitiges Wahrnehmen dessen, was vorhanden oder abwesend ist.

Nach diesem Modell besteht das Ziel des Therapeuten einfach darin, Zugang zum Trauma-Punkt im Klienten zu finden und ihn dabei zu unterstützen, die in seinem eigenen System gespeicherten Informationen abzurufen (mehr dazu in Kapitel 9). Wir helfen dabei, alle eingefrorenen und dissoziierten Aspekte wiederzubeleben, die am Ort und zum Zeitpunkt des Traumas abgespalten wurden – unabhängig davon, ob es dem Klienten selbst oder dessen Vorfahren widerfuhr –, und von dort aus helfen wir diesen fragmentierten Teilen, sich zu integrieren.

Ahnen-Traumata aller Art können Bindungsverletzungen für künftige Generationen begünstigen. Es ist unerlässlich, dass jede prozessbegleitende Person von Ahnenheilung bei sich selbst mit der Integration seiner eigenen Familienwunden beginnt. Um den Schmerz der Vorfahren einer anderen Person zu ertragen, müssen wir lernen, unseren eigenen Schmerz zu ertragen – ihn zu reflektieren, zu verdauen und zu integrieren.

Indem wir trainieren, uns auf das vertikale Feld oder Ahnenfeld einzustimmen, können wir lernen, Informationen über die Eltern des Klienten und weitere Generationen spürend zu orten. Mit Präsenz, Resonanz und einem unvoreingenommenen Geist können wir tatsächlich eine ganze Menge über die Ahnenreihe aufdecken. Unabhängig davon, was wir in diesem Prozess herausfinden, reicht es aber nicht aus, die Informationen einfach nur »anzuschauen« oder zu beschreiben, um diese Fragmente entschlüsseln und wiederherstellen zu können. Wir müssen bewusst wahrnehmen, was einer Wiederherstellung bedarf, fühlen, was vorhanden ist, und zulassen, dass es sich durch uns hindurchbewegt. In Kapitel 9 werden wir auf die Ahnenheilung ausführlicher eingehen.

Der **Kollektive Trauma-Integrations-Prozess (CTIP)** bringt Gemeinschaften, Gemeinwesen oder andere Gruppen von Menschen mit dem Ziel zusammen, ihre verborgenen kulturellen und historischen Wunden aufzuspüren und zu integrieren. Zu den kollektiven Traumata zählt man Verletzungen, die als Folge von Gewalt, Entbehrung, Sklaverei, Krieg, Besatzung/Kolonialisierung, Völkermord und anderen von Menschen verursachten Traumata zurückgeblieben sind. Durch die Anwendung des CTIP sind wir in der Lage, die tiefen Narben zu bezeugen, die unsere Gesellschaften weiterhin formen und prägen, oft ohne dass wir davon wissen oder es bemerken. (CTIP wird in Kapitel 10 näher erläutert, und ein Verfahrensablauf für CTIP ist in meinem Buch *Kollektives Trauma heilen* beschrieben).

Wir alle sind uns bewusst, dass es Gemeinwesen und Problemzonen auf dieser Welt gibt, die in eine massive Trauma-Matrix oder Schattenlandschaft eingebettet sind. An solchen Orten kann man häufig zerrüttete Familien beobachten, man sieht dysfunktionale Schulen, Kirchen, Krankenhäuser und andere gebrochene Sozialstrukturen. Häufig herrschen illegaler Handel, erhöhte Kriminalität und wirtschaftliche Verzweiflung vor. Es ist, als wäre der heimliche Architekt der Gemeinschaft das Trauma.

Beim Besuch einer solchen Region oder eines solchen Wohnviertels werden Sie vielleicht das Gefühl haben, als ob etwas Schweres in der Luft liegt. Zu einem bestimmten Zeitpunkt hat ein kommunales Trauma zur »Verdunklung« der Landschaft geführt; so bleiben Depression, Drogensucht, Zwietracht und menschliches Leid knapp unter der Oberfläche – oder ganz offen – präsent. Man muss kein Soziologe oder gar eine Mystikerin sein, um deren Präsenz wahrzunehmen; man spürt sie einfach. Keiner würde bestreiten, dass diese Dunkelheit und Schwere dort existieren.

Es gibt vieles, was wir zur Heilung des Leides in unseren Gemeinwesen beitragen können, aber wenn wir beginnen wollen, uns von der Last des systemischen Traumas zu befreien, ist dafür ein systemübergreifender Ansatz nötig. Schließlich ist der Schmerz der Gemeinschaft naturgemäß auch der Schmerz der Familien und einzelnen Menschen.

Das Ausmaß vergangener Traumata, die unsere Gesellschaften heute noch mit sich herumtragen, wirkt sich offenbar unmittelbar auf die gesamte natürliche Welt aus. Der Zusammenbruch der Ökosysteme ist die kulminierende Manifestation des unbehandelten kulturellen Leidens und der Ungleichheit oder Spaltung, die es fördert. Die Wissenschaftler wissen, dass Traumata die menschliche Entwicklung hemmen, und es ist klar, dass kollektive Traumata die gesellschaftliche Entwicklung behindern. Was allerdings weniger verstanden wird, ist die Art und Weise, wie wiederholte, ungelöste systemische Traumata den Zerfall von Zivilisationen katalysieren können.

Wenn wir uns auf ganz greifbare Weise dafür entscheiden, die Wunden der Vergangenheit gemeinsam zu verarbeiten – durch subtile Einstimmung auf das individuelle, ahnenbezogene und kollektive Feld –, könnten wir nicht nur entdecken, wie wir den drohenden Kollaps verhindern oder sogar umkehren, sondern auch die Neuerschaffung des gesamten Systems, ein komplettes Upgrade, in die Wege leiten können – eine völlig neue Erde.

PROZESSORIENTIERTES ARBEITEN

In den 1970er-Jahren begründete der Jungsche Analytiker und Autor Arnold Mindell die prozessorientierte Psychologie, auch »Prozessarbeit« genannt. Die Entwicklung der Prozessarbeit war von Mindells Ausbildung in angewandter Physik am MIT und an der ETH Zürich sowie von seinen Studien in Taoismus und Schamanismus beeinflusst. Er erkannte, dass sich das Unbewusste sowohl symbolisch als auch phänomenologisch offenbart; das Unbewusste drückt sich physisch in unserem Körper, materiell in unseren Beziehungen und visuell in unseren Träumen aus.

Mindell verwendet den Begriff »Prozess« für »Veränderungen in der Wahrnehmung, für die Vielfalt von Signalen, die ein Beobachter erlebt«.[8] Die Prozessarbeit umfasst beobachtende, theoretische und praktische Techniken, die für Einzelpersonen ebenso anwendbar sind wie für große Gruppen. »Die verschiedenen Aspekte des persönlichen Lebens«, so Mindell, »die die Psychologie bisher als Träume, Körperleben, Beziehungskonflikte und Krankheit bezeichnet hat, können in Bezug auf die sensorisch orientierten Kanäle, wie Propriozeption (Tiefen-Selbstwahrnehmung), Kinästhesie, Visualisierung, inneres Hören und Kombinationen dieser Kanäle neu bewertet werden.« Die Essenz der Prozessarbeit besteht darin, die Muster *hinter* dem Prozess zu erkennen. Ein Prozessarbeiter »achtet auf die Zeitwörter, die Menschen verwenden, beobachtet ihre Körperbewegungen, erkennt die eigenen Reaktionen und entdeckt diejenigen, die er zu übergehen neigt …« Wie im Taoismus geht es bei der Prozessarbeit darum, auf den Prozess *an sich* zu achten und das Fließen des Flusses zu beobachten.

Die Fähigkeit, den eigenen Prozess bewusst wahrzunehmen, ist ein Instrumentarium, das Übung erfordert, insbesondere, was das Beobachten der eigenen psychischen Abwehrmechanismen gegen diesen Prozess angeht. Unsere automatischen, unbewussten Motivationen und Verhaltensweisen sind uns von Natur aus verborgen. Daher ist es die Pflicht eines jeden ernsthaften Prozessbegleiters, an diesem Punkt Licht ins Dunkel zu bringen. Ziel ist es, die Abwehr stets zur Verbündeten zu machen, anstatt ihr unbewusst in die Hände zu spielen.

Als Therapeutinnen, Heilende oder Prozessbegleiter ist es unsere Aufgabe, darin geübt zu sein, unseren eigenen inneren Prozess, parallel mit dem eines anderen, im Zeugenbewusstsein (*Witnessing*) wahrzunehmen – gleichsam sich selbst und den anderen »im Tandem« zu erleben (d. h. uns selbst *im* anderen und den anderen *in* uns selbst). Diese Praxis des wechselseitigen *Presencing* bildet die Grundlage meiner Arbeit mit Einzelpersonen und Gruppen. Sie ist der Schlüssel zur integrativen Heilung.

Lassen Sie uns darüber nachdenken, wie dieser Prozess aussehen könnte. Wenn Sie mit einem Klienten arbeiten, machen Sie für sich eine Art innerer Röntgenaufnahme von seinem Körper. Wenn er über seine Angst spricht, können Sie sehen, wie diese Angst sich in ihm zeigt. Sie könnten etwa beobachten, dass der Klient seine Angst kontrolliert, indem er seine Energie aus den Beinen herausnimmt und sie im Unterbauch zentralisiert. Verfeinertes Wahrnehmen und Einstimmen bringt diese Beobachtungen hervor, die als Überlegungen kommuniziert werden, aber nie als Diagnosen oder absolute Wahrheiten.

Wenn Sie den Klienten bitten, die Empfindungen in seinem Körper zu beschreiben, könnte er vielleicht sagen: »Es fühlt sich an, als hätte ich einen Stein im Bauch.« Und Sie können gemeinsam mit ihm in diese steinähnliche Empfindung hineinspüren und bekommen von ihm Rückmeldungen, um Ihre Beobachtungen zu bestätigen.

»Halten Sie es für möglich, dass Sie diesen Stein schon von Kindheit an verwendet haben, um Ihre Angst zu kontrollieren?«, könnten Sie fragen. Nur wenn Sie selbst sehr bewusst in Ihrem Körper ruhen und die Empfindungen in Ihren Beinen und im Bauch wahrnehmen, sind Sie in der Lage, in den Klienten hineinzuspüren, den Stein der Angst in seinem Unterbauch zu fühlen und zu erspüren, wie lange es für ihn schon zur Gewohnheit geworden ist. Wenn Sie und Ihr Klient vertrauensvoll beisammensitzen und beide aufeinander eingestimmt sind, wird Ihr Körper zu einer Orientierungshilfe für den Prozess Ihres Klienten.

Wenn ich Ihnen gegenübersitze, aber nicht bei Ihnen bin, werde ich Ihren Prozess nicht spüren können. Vielleicht bin ich physisch nur eineinhalb oder zwei Meter entfernt, aber es wird sich anfühlen, als ob wir weit voneinander entfernt wären. In diesem Fall muss ich mich – um überhaupt etwas darüber zu erfahren, was bei Ihnen passiert – auf das verlassen, was Sie mir darüber erzählen; ich werde es nicht einfach *mit* Ihnen fühlen.

Angenommen, ich hätte es mit einer Klientin zu tun, die sich abgeschottet oder ihre Angst verdrängt hat. Ich würde sie vorsichtig fragen, ob es ihr möglich wäre, mir zu sagen, was sie fühlt, worauf sie vielleicht antwortet: »Ich fühle gar nichts.« Sie ist wie betäubt.

»Ah, gut«, könnte ich sagen. »Dann bleiben wir doch bei der Möglichkeit, dass nichts zu fühlen besser ist, als zu fühlen.« (Es geht nicht darum, den Prozess zu *verändern*, sondern mit ihm mitzugehen.) Nichts zu fühlen, auch nicht die eigene überwältigende Angst, ist manchmal die intelligenteste Reaktion.

Einfach dadurch, dass sie sich dessen bewusst wird, *nichts* zu fühlen, wird die Klientin anfangen, sich mit dem Taubheitsgefühl zu synchronisieren – und während das geschieht, beginnt die Taubheit sich zu *verändern*. Der einfache Akt, Zeuge ihrer Gefühllosigkeit gegenüber der Angst zu werden, kann sogar eine tiefgehende Freisetzung von Traurigkeit auslösen. Das ist ein natürlicher, sehr schöner Teil des Veränderungsprozesses, weil sie nun die Angst fühlen kann, die bisher verborgen war.

An diesem Punkt könnte ich die Klientin fragen: »Während Sie in diese Angst hineinfühlen, was passiert mit unserer Verbindung?« Kein Wunder, dass sie, wenn sie ihre Angst spürt, weniger in der Lage ist, sich verbunden zu fühlen. Ihre Angst blockiert die Verbindung, sodass der Eindruck einer größeren Distanz zwischen uns entsteht – mehr Trennung.

»Versuchen Sie jetzt, Ihre Angst *und* die Distanz zu spüren«, könnte ich nun sagen. Auf diese Weise tritt das Gefühl der Trennung ins Licht des Bewusstseins. »Jetzt wollen wir beides zusammen spüren, die Angst und die Distanz«, sage ich dann vielleicht. »Lassen Sie uns einfach dabei bleiben.«

Der Vorgang des »Betäubtwerdens« könnte in einer Zeitschleife steckengeblieben sein, die sich möglicherweise Jahrzehnte lang wiederholt hat. In einem Moment des verkörperten Gewahrseins stellt sich aber ein neues Sicherheitsgefühl ein, das uns erlaubt, die Gewohnheit des Nichtfühlens loszulassen. An dessen Stelle kann das Nervensystem nun den gegenwärtigen Augenblick vollständiger erfassen

Noch einmal: Wir versuchen nicht, etwas für den Klienten zu ändern; wir laden lediglich dazu ein, die Schutzmechanismen wahrzunehmen und mit gemeinsamer Präsenz und Aufmerksamkeit zu würdigen. Bei diesem Tanz findet keine Pathologisierung statt. Es gibt nichts, was jemand »fühlen sollte« oder »nicht fühlen sollte«. Es gibt nur das, was entsteht; es gibt nur den Fluss.

In ihrem großartigen Buch *Poet Warrior* schreibt Joy Harjo, Poet Laureate der Library of Congress, Musikerin, Stückeschreiberin und Autorin:

> Wir sind alle hier, um einander zu dienen. Ab einem gewissen Punkt müssen wir verstehen, dass wir keine unerträgliche Geschichte mehr erzählen müssen. Wir können die Geschichte beobachten – das Mentale daran; können die Geschichte fühlen – das Körperliche daran; können die Geschichte loslassen – das Emotionale daran; können dann der Geschichte vergeben – das Spirituelle daran. Und danach verwenden wir schließlich alle ihre Materialien und bauen daraus ein Haus des Wissens.[9]

Alles, was wir über den Lebensprozess lernen, indem wir ihn gemeinsam mit-erleben und mit-fühlen, wird zu Balken und Stein und Mörtel – den Materialien, die wir brauchen, um ein Haus der gemeinsam geteilten menschlichen Weisheit zu errichten.

VERKÖRPERTE PROZESSBEGLEITUNG

Es ist eine seltsame, aber gesicherte Tatsache, dass die Strategien, die wir anwenden, um uns an unsere Traumata anzupassen und sie zu überleben, genau diejenigen sind, die uns – wenn sie länger andauern und Gewohnheit geworden sind – an unserer Entfaltung hindern. Im Laufe der Zeit können genau diese edlen Schutzmaßnahmen, die automatischen und unbewussten Mechanismen unseres evolutionären Nervensystems, sogar unsere Zerstörung herbeiführen. Es ist also wichtig, dass wir uns unserer Abwehrmuster bewusst werden, dass wir sie anerkennen, uns mit ihnen anfreunden. Schließlich können wir gerade von den Überlebensstrategien, die wir wählen, eine ganze Menge lernen.

Diese Arbeit ist für Therapeuten und Heilende ebenso notwendig wie für diejenigen, die Orientierung auf dem Weg zu ihrer eigenen Heilung suchen. In den Supervisionen, die ich für die Therapeuten, die mit mir arbeiten, durchführe, sind wir immer darauf bedacht, neue oder alte Abwehrmuster zu entdecken. Wir behalten im Auge, was in uns als Reaktion auf die Prozesse unserer Klienten passiert, und verbringen Zeit damit, diese Reaktionen gemeinsam zu besprechen und durchzuarbeiten.

Eine verbreitete Verteidigungsstrategie, die wir bei uns selbst und unseren Klienten feststellen können, ist die der Übermentalisierung. Dabei handelt es sich um eine von oben nach unten gerichtete Abwehr, bei der die Kognition über das Empfinden gestellt wird. Wir täten gut daran, uns daran zu erinnern, dass Kognition nicht immer gleichbedeutend mit Einsicht ist; nur weil wir etwas denken, ist es noch lange nicht wahr, richtig oder vollständig.

Wenn übermäßiges Mentalisieren stattfindet, identifiziere ich mich wahrscheinlich zu sehr mit meinen mentalen Vorstellungen und Bildern, selbst wenn sie gar nicht mit den Empfindungen und Wahrnehmungen meines Körpers übereinstimmen. Über Sie nachzudenken ist nicht dasselbe, wie Sie zu spüren. Sobald ich meine Gedanken über Sie in den Vordergrund stelle, verliere ich meine Verbindung zu Ihnen. Und überall, wo die Verbindung unterbrochen wird, geht eine Menge Weisheit verloren.

Abwehr durch Übermentalisierung wirkt so, als würde ich mir ein vorher aufgezeichnetes Video von Ihnen anschauen. Dann wären alle Daten, die ich über Sie erfahren kann, auf die geskriptete, unveränderliche Version von Ihnen beschränkt, die mein Verstand erschaffen hat. Sind wir aber in einer fließenden Beziehung, so erlebe ich Sie als eine Art Live-Stream. Dann steht mir das gesamte Spektrum meines Körperbewusstseins zur Verfügung, um Sie kennenzulernen und zu erleben, nicht bloß im Verstand. Dieser Live-Stream echter Beziehung ist verstärkt interaktiv und lässt neue und erst im Entstehen begriffene Informationen durchkommen.

Als Therapeuten und Heilende liegt es in unserer Verantwortung, in diesem Live-Stream-Modus zu bleiben. Und es ist unsere Pflicht, es zu bemerken – und den Kurs entsprechend zu korrigieren –, wenn die Beziehungsfunktion zwischen uns und unseren Klienten nicht mehr aktiv ist. Wie gesagt, im Prozess zu sein, bedeutet anzuerkennen, was im Moment real und präsent vorliegt. Es muss uns klar sein, dass sämtliche Abwehrmuster eine intelligente Funktion des Nervensystems darstellen und dass die speziellen Abwehrmaßnahmen eines Klienten sich deshalb entwickelt haben, weil er sie in schwierigen Zeiten benötigte. Das Ziel ist nicht, die Abwehr loszuwerden (und es wäre falsch, es zu versuchen), sondern einfach, sich ihrer bewusst zu werden. Wird ein Klient beispielsweise gefragt, wie er etwas empfindet, und er sagt, er empfinde gar nichts, dann kann es bei der integrativen Intervention nie darum gehen, ihn dazu zu bringen, etwas zu empfinden. Es kann nur darum gehen, ihm den Vorgang der Betäubung oder des Einfrierens seiner Gefühle bewusst zu machen. Sobald sich der Klient der Empfindungslosigkeit als Abwehr bewusst ist, kann sich sein Nervensystem öffnen und ausdehnen, und er wird dann selbst entscheiden können, ob er etwas fühlen will – wenn die Umstände richtig sind.

Indem wir uns die Abwehr zur Verbündeten machen, können wir im Heilungsprozess kreativer zusammenarbeiten. Wenn jedoch der Abwehrmechanismus des Klienten mich irgendwie triggert oder erschöpft, muss ich erkennen, dass meine eigenen inneren Wunden und Schatten auf eine Art und Weise aktiviert worden sind, dass ich dem Klienten nicht mehr den Raum für unterstützende Heilung bieten kann.

Der Schlüssel zur integrativen Prozessarbeit liegt darin, bei unseren eigenen Reaktionen ebenso präsent zu bleiben, wie wir es bei den Klienten oder Gruppen, mit denen wir arbeiten, sein wollen.: An welchem Punkt und unter welchen Umständen fallen wir aus der Beziehung, wenn eine Mitteilung des Klienten in uns etwas berührt? Wenn es uns nicht gelingt, im Flow zu bleiben und unsere eigenen inneren Schutzmechanismen zu beobachten, bleiben wir unbewusst – und dann wird sehr wenig Heilungsarbeit passieren. Je unbewusster wir sind, umso niedriger ist die Schwingung und umso mehr Nebel trübt den intersubjektiven Raum. Oft akzeptieren wir diesen Nebel und das damit verbundene Gefühl der Distanz als normal; es ist aber alles andere als normal. Wenn wir *normal* mit »gesund« gleichsetzen, können wir uns darauf einigen, dass es viel gesünder ist, den Nebel zu lichten und einander genauer wahrzunehmen, zu sehen und zu fühlen. Das macht den Kompetenzrahmen eines verkörperten Therapeuten aus.

Eine andere häufige Abwehrstrategie, die wir im Beziehungsaustausch beobachten, wird weniger häufig diskutiert. Sie tritt auf, wenn wir auf überwältigende Gefühle so reagieren, dass wir unser Gewahrsein des anderen auf ein zweidimensionales Bild oder einen zweidimensionalen Eindruck verflachen oder zusammenfallen lassen. Eine solche Regression der Bewusstheit vom Dreidimensionalen zurück ins Zweidimensionale passiert aber nicht nur in unserem Denken über die andere Person; sie geht mit unserer eigenen Entkörperung einher.

Sobald ich mein Gewahrsein von Ihnen reduziere, muss auch ein Teil meines Körpers aus dem eigenen Gewahrsein verschwunden sein. Indem ich die körperlichen Sinneswahrnehmungen ausschalte, reduziere ich meine gefühlte Erfahrung von Ihnen auf eine 2-D-Darstellung. Im Grunde werden Sie für mich zu einem Plakat und sind dann kein Mensch mehr. Das mache ich, um Schmerz oder Überforderung zu vermeiden. Ich kann Sie dann nicht mehr in mir spüren, fühle mich von Ihnen getrennt und nehme Sie nur noch als das Plakat wahr, das ich aus Ihnen gemacht habe. Und wenn ich Sie nicht in mir spüren kann, besteht die Möglichkeit, dass ich Ihnen Schaden zufüge. (Solange ich Sie in mir und mich selbst in Ihnen spüre, kann ich Ihnen nicht wehtun; das wäre so, als würde ich mir selbst wehtun.) Und wie wir alle wissen: Verletzte Menschen verletzen Menschen.

Ein Plakat ist nur ein mentales Bild, das nicht über den Körper mit der Natur verbunden ist. Wenn das Gewahrsein zu 2-D kollabiert, können wir unsere Nähe zu den Naturgesetzen beziehungsweise dem organisierenden Prinzip hinter allen Dingen nicht mehr spüren. In 3-D identifizieren wir uns mit dem Körper. Wir können uns die 2-D-Kollabierungen als abgeflachte, entkörperlichte Energien vorstellen, die im Unbewussten herumhängen wie aufgestaute Baumstämme, die den Fluss des Lebensstroms blockieren. Damit dieser Fluss wieder fließen kann, müssen die kollabierten Energien wieder verkörpert und integriert werden. Traumata hinterlassen diese 2-D-Faksimiles oder Geister, die sich nach Integration sehnen.

MARKUS HIRZIG ÜBER DIE EINSTIMMUNG AUF DAS FEINSTOFFLICHE FELD IN DER ARBEIT MIT DEN KLIENTEN

Markus Hirzig ist ausgebildeter Physiotherapeut und ein zentrales Mitglied des Assistententeams der Academy of Inner Science; seit 2002 arbeitet er mit Thomas.

Wenn ein Klient zu mir kommt, höre ich ihm zu, während er von seinen Symptomen erzählt. Und während er spricht, beginnen seine Worte natürlich die Struktur seines energetischen Hintergrunds aufzuzeigen. Während er redet, beginnt diese Struktur – die Substanz seines physischen Körpers und seines Energiekörpers – »aufzuleuchten«.

Wenn ich spüre, dass dies geschieht, halte ich diese Verbindung behutsam aufrecht, denn viele von uns haben diese Verbindung auf vielen Ebenen noch nie erfahren. Vielmehr sind wir es gewohnt, auf körperliche Weise angesprochen zu werden, aber sozusagen auf eine relativ *leere* körperliche Weise. Wenn also jemand – physisch oder energetisch – durch eine einfache Verbindung »berührt« wird, gibt es einen deutlichen Unterschied, wenn die Verbindung von jemandem ausgeht, der verkörpert ist. Die Verbindung fühlt sich voll an.

Ist jemand aber von der körperlichen Erfahrung eher abgeschnitten, vielleicht aufgrund einer überwiegend mentalen Herangehensweise, dann fühlt sich die Verbindung leer an. Und das verändert die Atmosphäre des Raumes, in dem unser Gespräch stattfindet, den intersubjektiven Raum.

Die erste [Eigenschaft, die für diese Arbeit erforderlich ist] besteht einfach darin, dass man sich für den integrativen Ansatz interessiert und sehr neugierig darauf ist. Aus der Perspektive des Realismus oder Positivismus gelten die feinstofflichen Erfahrungen, die wir hier beschreiben, als Unsinn. Es muss also ein Interesse und eine Offenheit dafür vorhanden sein. Um Menschen zu »berühren« und durch dieses subtile Wahrnehmungsfeld berührt zu werden, müssen wir bereit sein, unsere Verbindung auf einer Frequenz herzustellen, in der sozusagen jeder physiologische oder materielle Sinn – Sehen, Fühlen, Hören – auch eine feinstoffliche Energiekomponente besitzt. Es muss also ein Interesse an der Ausbildung dieser inneren, intersubjektiven Sinneskapazitäten bestehen.

Dadurch verändert sich die Raumatmosphäre, in der wir sitzen, sodass sie sich voller und reicher anfühlt. Der Raum zwischen uns [oder der gemeinsame Raum *innerhalb* von uns] kann dann beginnen, sich so voll anzufühlen, dass er uns miteinander verbindet. Es gibt kein Gefühl der Trennung mehr, sondern eines der Verbundenheit, des Zusammenseins. Wenn wir uns tiefer darauf einstimmen, sehen wir, dass der intersubjektive Raum zwischen uns von Informationen und Verbindungen überfließt. … Es entsteht ein Gefühl des gemeinsamen Austauschs – eine subtile Verbindung, die eine ganze Menge Informationen vermittelt.

[Zum Beispiel] hat man manchmal, wenn man mit einem Klienten arbeitet, das Gefühl, als ob eine weitere Person den Raum betreten hat. Die Anwesenheit dieser anderen Person könnte sich als eine Art Wissen zeigen, wie: »Oh, das ist die Mutter.« Oder: »Das ist der Vater.«

In einem solchen Fall frage ich meinen Klienten einfach: »Wenn ich Ihren Vater ins Spiel bringe, was fällt Ihnen dazu ein?«

Wenn ich das sage, frage ich nicht unbedingt nach der realen Person, die der Vater des Klienten ist, sondern eher nach ihrer Beziehung, speziell nach den noch nicht integrierten Teilen ihrer Verbindung. Ich bitte vielleicht darum, mir mitzuteilen, was zwischen ihnen wirklich gut funktioniert hat und was nicht. Dabei spielt es keine Rolle, ob der Vater des Klienten tot ist oder noch lebt. So oder so sind alle ungelösten Aspekte ihrer Beziehung immer noch im Klienten vorhanden, und das ist es, womit wir gemeinsam arbeiten. Ich habe immer wieder beobachtet, dass der Heilungsprozess des Klienten schneller voranschreitet und tendenziell viel tiefer geht, wenn wir uns mit diesen anderen Personen, oder anderen Präsenzen, verbinden können.

Selbst wenn die Therapeutin oder der Begleiter sich nicht mit diesen anderen Energien [oder Ahnenpräsenzen] verbindet, kann es hilfreich sein, einfach die Qualitäten dieser Verbindung im Moment aufrechtzuerhalten – etwa, den Klienten und seine Beziehung zur Mutter gemeinsam im Bewusstsein zu halten. Achten Sie dabei auf das, was fließt und was nicht fließt, was offen ist und was nicht offen ist.

Das mag ein bisschen – oder vielleicht sehr – esoterisch klingen. Und das kann gut sein, *aber es funktioniert.*

PROZESSARBEIT UND IAC-FLUIDITÄT

Methoden oder Techniken beziehen sich auf die Praktiken und Fertigkeiten, die wir bei einem bestimmten Ansatz zur menschlichen Lebensfürsorge anwenden. Die Aneignung von Wissen und die Beherrschung von nachweislich kompetenten Heilmethoden sind natürlich von entscheidender Bedeutung und sollten dem ethischen Standardvorgehen entsprechen. Allerdings kann durch die Vorstellung von »Methoden« ein lebendiger Prozess ungewollt in eine statische Form gepresst werden. Sich auf eine feste Methode zu verlassen, kann dazu führen, dass wir glauben, wir wüssten bereits, *wie* man heilt, und kann das, was wir durch einen flüssigeren Ansatz lernen können, einschränken.

Die IAC-Fluidität (Individuelle-Ahnenbezogene-Kollektive Fluidität, siehe Seite 194) zu entwickeln ist so, wie wenn man lernt, Jazz zu spielen: Es passiert durch das Tun. Wir arbeiten an und mit dem sich entfaltenden Prozess der Heilung und sind nicht darauf fixiert, exakte Methoden oder Techniken anzuwenden, damit irgendetwas funktioniert. Wenn sich heilsame Techniken oder Übungen als Teil der Entfaltung herausbilden (d. h. als Produkt von sich neu entwickelnder Heilung und bewusster Beziehung), können wir darauf vertrauen, dass diese Übungen in dem Moment genau das Richtige sind.

Die Durchführung von Trauma-Arbeit erfordert ein hohes Maß an Kompetenz, psychischer und ethischer Reife und transpersonalem Bewusstsein. Erfolgreiche Prozessbegleitende verfügen außerdem über ein umfassendes Trauma-Wissen und eine entsprechende Ausbildung. Noch wichtiger als kognitives Fachwissen ist aber der Grad an Offenheit und Fluidität der oder des Prozessbegleitenden. Trauma-Integrationsarbeit – ob mit Einzelnen, einer Gemeinschaft von Ahnen oder großen Personengruppen, die nicht miteinander verwandt sind – ist eine Lektion darin, *im Flow der Beziehung zu bleiben,* durch gegenseitiges Gewahrsein, Präsenz und Verkörperung.

Wenn die innere und äußere Welt bei der prozessbegleitenden Person integriert und synchronisiert sind, kann sie direkt aus dem Buch des Lebens lesen. Es ist ein von Augenblick zu Augenblick fließender Beziehungsprozess, und alle Informationen, die sie braucht, um unterstützend zu wirken, sind in der strömenden Verbindung verfügbar. Ist die begleitende Person nicht synchron und agiert daher eher getrennt als in fließender Beziehung, so wird sie nicht präzise wahrnehmen können – oder dem, was sie aufnimmt, nicht vertrauen können.

Als Prozessbegleitende sind wir nur dann in der Lage, den Prozess des einzelnen Klienten oder der Gruppe in dem Maße exakt wahrzunehmen, wie wir selbst präsent und offen für unseren eigenen Prozess sind. Die Präsenz an sich ist das Portal, durch das eine höhere Ordnung von Energie und Informationen heruntergeladen werden kann. Je tiefer und kompetenter die eigene Präsenz ist, umso effektiver ist das Portal und umso größer das Heilungspotenzial.

Man könnte sagen, dass eine gute prozessbegleitende Person »vollkommen online« ist. Ganz gleich, was in der Beziehungsarbeit an die Oberfläche kommt, wird sie in der Lage sein – eingestimmt auf den eigenen inneren Prozess und den des Klienten –, präsent und wach zu bleiben. Sie verfügt über innere und äußere Kohärenz, hat ko-regulatorische Fähigkeiten und wird die wichtigen, äußerst subtilen Informationen, die im Beziehungsfeld auftauchen, tiefgründig hören und sorgfältig weitergeben können.

Joy Harjo, die oben erwähnte amerikanische Poetin und Autorin, schreibt in ihren beeindruckenden Lebenserinnerungen über die Weisheit, die man erlangen kann und pflegen muss: »Mein Urgroßvater erinnert mich daran, dass wir uns den Geist mit den langen Wurzeln bewahren müssen.« Und weiter: »Aufgrund der längeren Wurzeln haben wir eine größere Wissensgrundlage, aus der wir das Verstehen schöpfen können.«[10] Das sind die Werkzeuge, mit denen wir »unser Haus des Wissens bauen«, damit wir weiterwachsen und uns gemeinsam fortentwickeln können, mit unserem Planeten und in der größeren kosmischen Gemeinschaft der Welten.

Selbst unser dunkelster Schatten ist potenzielles Licht, das auf Verwirklichung wartet, auf neue Lösungen, neue Möglichkeiten, neues Wachstum. Und dieses Licht braucht einen lebendigen Menschen, mit einem Körper und dessen Lebensenergie, um es in die Welt zu bringen. Wie überschattet oder fragmentiert wir auch sein mögen – es wartet eine blühende, integrierte Welt darauf, ins Werden zu kommen.

9

Die Heilung der Ahnen

Wir alle sind Geister. Wir alle tragen Menschen in uns, die vor uns da waren.

– LIAM CALLANAN

Ich grüße das Licht in deinen Augen, in dem das ganze Universum ruht. Denn wenn du in diesem Zentrum in dir bist und ich an diesem Ort in mir bin, werden wir eins sein.

– CRAZY HORSE, OGLALA LAKOTA SIOUX (1877)

Im heutigen Westen haben wir überwiegend Kulturen entwickelt, in denen die Ahnen nicht mehr verehrt werden und das Gedenken an sie keine Rolle mehr spielt. Zwar gibt es religiöse Gruppen, wie die römisch-katholische und die östlich-orthodoxe Kirche, die nach wie vor Riten zur Verehrung der Toten pflegen – insbesondere jener Menschen, die als Heilige gelten und von denen man glaubt, dass sie als Fürsprecher zwischen den lebenden Gläubigen und Gott dienen –, jedoch haben ihre Zahlen und Praktiken im Vergleich zu anderen Kulturen und Zeiten deutlich abgenommen. Aber ungeachtet dessen, ob wir unsere familiären oder anderen Abstammungslinien anerkennen, erfüllt die Ehrung der Vorfahren eine wichtige verbindende und stärkende Funktion für die Gemeinschaft.

Ohne die tiefen Wurzeln Ihres und meines Stammbaums hätten dessen Äste niemals Blätter oder Blüten gebildet und Sie und mich hervorgebracht. Ganz gleich, wer wir sind, verbinden uns die Wurzeln dieser Bäume, die weiter zurückreichen, als unsere Vorstellungskraft es je erfassen kann – bis zu unseren gemeinsamen Vorfahren in der Vergangenheit, bis zur Entstehung der Menschheit selbst, und weiter, bis zur Ankunft der frühesten Lebensformen auf der Erde, und noch weiter bis zum Entstehen und Vergehen der Sterne. Es ist vielleicht sinnvoll, die Wurzeln der Menschheit mit lebenden Datenkabeln zu vergleichen, die das Licht, die Energie und die Lebensinformationen transportieren. Dieser lebendige, uralte Verbindungsweg transzendiert die Zeit und ist eine wertvolle Ressource für die Lebenden. Über unsere Vorfahren sind wir im Planeten geerdet und mit ihm verwurzelt.

Wenn sich eine Person von ihrer Herkunftsfamilie besonders abgeschnitten fühlt, ist eine wesentliche Energieressource durchtrennt worden, als hätte jemand plötzlich den Stecker gezogen. Und das hat reale Auswirkungen. Auf der einen Seite des Kontinuums kämpft der Betroffene vielleicht mit einem allgemeinen Mangel an Energie, Motivation oder Lebenssinn. Andererseits erlebt er vielleicht ein erhöhtes Maß an Stress, hat einen Hang zur Überarbeitung, akuten Leistungshunger oder einen starken Wunsch nach Status und anderen Formen äußerer Bestätigung und Anerkennung. Häufig hat der Verlust der angestammten Ressourcen ein Gefühl von Wurzellosigkeit, Entkörperung und/oder ein instabiles Gefühl der persönlichen, kulturellen oder sozialen Identität zur Folge. Die zentrale Verletzung bei all diesen Symptomen ist die fehlende Zugehörigkeit – das Fehlen eines Gefühls von Zuhause, Heimat und Gemeinschaft.

Doch die alten Weisheitstraditionen der Welt, einschließlich ihrer mannigfaltigen indigenen Kulturen, wussten um die Wichtigkeit der menschlichen Vorfahren. Man kommt nicht ohne die Vorfahren zur Welt und kann ohne Verbindung zu ihnen nicht gut weiterleben. Diese lebenswichtige Wahrheit ist in den heutigen Gesellschaften weitgehend verloren gegangen, trotz unserer zahlreichen technischen Fortschritte in genealogischer Forschung und Gentests.

Mit den weisen Worten des senegalesischen Dichters Birago Diop: »Die Toten sind nicht tot.«[1] Ganz gleich, ob wir uns mit unseren Altvorderen verbunden oder von ihnen schmerzlich getrennt fühlen, die Ahnen leben in uns weiter – in unseren Körpern, Gehirnen, Gewohnheiten, Vorlieben, Reaktionen und diversen Mustern des Fühlens, Denkens und Verhaltens. Tatsächlich ist unser biologisches Nervensystem verwurzelt und verdrahtet in dem größeren kollektiven Nervensystem, das weder an eine lineare Zeit noch an einen bestimmten Ort gebunden ist. Unsere Vorfahren existierten und existieren nicht »irgendwo anders«, von uns getrennt durch Kontinente oder Kalender. Sie befinden sich nicht *hinter* uns, sondern *innerhalb* von uns.

In seinem Buch *Ancestral Medicine* bemerkt der Autor Dr. Daniel Foor:

> Wie bei russischen, ineinander verschachtelten Puppen sind die Erfahrungen unserer jüngeren Familien-Vorfahren eingebettet in umfassendere Muster von Abstammung, Kultur und menschlicher Prähistorie. Unsere ältesten Vorfahren lebten vor mindestens zweihunderttausend Jahren in Afrika. So gesehen repräsentieren die Ahnen die kollektive Weisheit der Menschheit. Sie sind die Älteren, die unsere vollständige Evolutionsreise als Menschen in der Erinnerung bewahren; sie sind die Hüter unseres genetischen und kulturellen Gedächtnisses.[2]

Jeder von uns gehört zu einer großen Abstammungslinie von Wesen, die sich ewig zurück bis in die Tiefen der nicht dokumentierten Zeit und ewig nach vorne in die Zukunft erstreckt. Keiner steht für sich allein in dem großen Plan oder dem großen Netz.

In diesem Kontext können wir erkennen, dass »Ahnen-Trauma« einfach nur ein anderer Ausdruck für eine familiäre oder zwischenmenschliche Beziehungsstörung ist. Aus einer gesunden, integrierten Ahnenkultur erwachsen Wege der Weisheit und Intelligenz für die lebenden Familien und Gemeinschaften. Sie verbinden emotionale und soziale Fähigkeiten, indem sie unsere Verbundenheit mit anderen und mit der Erde selbst fördern. Eine gesunde und vor Leben sprühende Beziehung zu unseren Ahnen versetzt uns vollständiger in das Hier und Jetzt. Vor diesem Hintergrund wollen wir nun einige der häufigen Folgen und unsichtbaren Manifestationen von nicht verarbeiteten Traumata der Vorfahren betrachten.

Wenn Sie wissen wollen, wie sich Traumata in Ihrer Familie zeigen, sollten Sie ein Familienunternehmen gründen. In Romanen, Theaterstücken, Filmen und populären TV-Serien wird das Drama der Familienkonflikte und -krisen genüsslich dargestellt. Denken Sie auch an die real existierenden Erbschaftsimperien, die aufgrund von Machtkämpfen, Konkurrenz und Habgier unter Geschwistern oder Verwandten zusammenbrechen. An dem immergrünen Narrativ der zerrütteten Familie lässt sich leicht erkennen, wie die »Sünden der Väter« ihren Kindern und Kindeskindern unendlich viel Ärger bereiten. Selbst wenn reale Beispiele von zerrütteten Familien in die Schlagzeilen geraten, kann es so aussehen, als ginge es bei den Konflikten ausschließlich ums Geschäft oder um ein Verbrechen oder einen spektakulären öffentlichen Streit. Schaut man jedoch hinter die kleinliche Geschwisterrivalität, die Persönlichkeitskonflikte und geschäftlichen Meinungsverschiedenheiten, so entdeckt man höchstwahrscheinlich ein Familiensystem, das durchdrungen ist von der unbewussten Angst vor Mangel, deren Ursprung in einem bereits zuvor bestehenden Zustand liegt, den wir *Trauma* nennen.

Trauma erzeugt ein Gefühl des Mangels, das Gefühl von »nicht genug«. Nicht genug Zeit oder Geld oder andere wichtige Ressourcen. Nicht genug Unterstützung, Anerkennung oder Wertschätzung. Nicht genug Gesundheit, Leben oder Sicherheit. Und das Schlimmste von allem: nicht genug Liebe.

Ob es sich um ein angeschlagenes Familienunternehmen, einen giftigen Erbschaftskrieg, eine durch uneingestandenen Missbrauch oder Vernachlässigung zerrissene Familie oder eine entfremdete, distanzierte und unverbundene Familie handelt, in der man nicht mehr miteinander spricht: Bei den oberflächlichen Symptomen einer familiären Beziehungsstörung geht es immer um etwas viel Tieferes – etwas, das wahrscheinlich bei den Vorfahren einer zerrütteten Familie seinen Anfang nahm und in vielfacher Weise genauso erlitten wurde.

Ein wichtiger Hinweis: Nicht jeder wuchs bei seinen genetischen Verwandten auf. Darum ist häufig die Integrationsarbeit mit der Reihe von Bezugspersonen eines Menschen, ob blutsverwandt oder nicht, ebenso wichtig für den Heilungsprozess wie die Arbeit mit den genetischen Verwandten. Der Einfachheit halber werde ich hier primär Begriffe verwenden, die Blutlinien beschreiben, aber denken Sie auch daran, andere Verwandtschaftsverhältnisse einzubeziehen.

DAS NERVENSYSTEM DER VORFAHREN

In den vorangegangenen Kapiteln haben wir die Tatsache erörtert, dass die meisten Menschen nur die gröberen physischen Strukturen des Nervensystems, wie das Gehirn, in Betracht ziehen und das Zentralnervensystem jedes Menschen für individuell, getrennt und unterschiedlich halten. Von einem tieferen Blickwinkel aus betrachtet, gibt es aber auch ein kollektives Nervensystem, welches das Nervensystem der Vorfahren einschließt und den feinstofflichen Aspekt eines ausgedehnten Systems darstellt, in dem die Ahnen-Erfahrungen kodiert sind – unerlässliche Informationen für unsere Lebensfunktionen, die schon vor unserem Leben da waren. Dieses umfassendere System übersteigt zeitliche und räumliche Grenzen und dient als eine Art Äthernet-Verbindung, nicht nur zu den biologischen und genetischen Gegebenheiten unserer Ahnen, sondern auch den gesammelten Erinnerungen, Fähigkeiten, Talenten, Stärken und der Weisheit, die unsere Vorfahren im Laufe ihres Lebens hervorgebracht haben.

Ich habe beschrieben, wie wir als Therapeuten, Prozessbegleitende und Heilende im Verlauf unserer Heilungsarbeit mit einzelnen Klienten lernen können, deren Nervensystem zu spüren und uns darauf einzustimmen. Ebenso können wir lernen, uns auf das System der Ahnenbeziehungen eines Klienten einzustimmen und es zu spüren. Häufig vermag ein besonders gut eingestimmter Therapeut die Ahnen eines Klienten bereits zu fühlen oder zu erspüren, noch bevor die Heilung der Ahnen als Ziel auftaucht. In allen schamanischen und vielen östlichen Traditionen wird diese Arbeit schon lange als wesentlich für die Heilung angesehen, doch nun entwickelt sich auch bei vielen anderen Praktizierenden ein erneuertes Bewusstsein für die feinstoffliche Präsenz der Ahnen.

Um irgendeine Form von Integrationsarbeit mit den Ahnen ernsthaft zu betreiben, ist natürlich ein gewisses kognitives Verständnis erforderlich. Viel wichtiger ist es jedoch, dass wir lernen, uns in unsere eigenen Vorfahren *hineinzufühlen*. Wie fühlt sich Ihre Verbindung zu Ihren Eltern, Großeltern oder Urgroßeltern an? Spüren Sie eine bereitwillige Verbindung oder gibt es eine Art Distanz oder Abwesenheit? Hier gibt es keine falschen

Antworten. Was immer Sie bei einer solchen Übung entdecken, ist genau die Information, mit der Sie dann arbeiten müssen.

So wie Ihre Eltern und deren Eltern Ihnen viele körperliche Merkmale und vermutlich auch Verhaltenseigenschaften vererbt haben – z. B. kräftiges dunkles Haar, ein gelassenes Gemüt oder ein musikalisches Talent –, so haben Sie auch deren ungelöste Probleme geerbt. Wie nicht getilgte Steuerschulden wird jeder ungeklärte Lebensabschnitt in der Vergangenheit eines Ahns oder einer Ahnin an die Nachkommen weitergereicht. Die unverarbeiteten Energien Ihrer Vorfahren leben heute in Ihnen weiter, und häufig sind die Wiederholungen oder Retraumatisierungen, die Sie im Laufe Ihres Lebens erleben, ebenso die der Vorfahren wie Ihre eigenen.

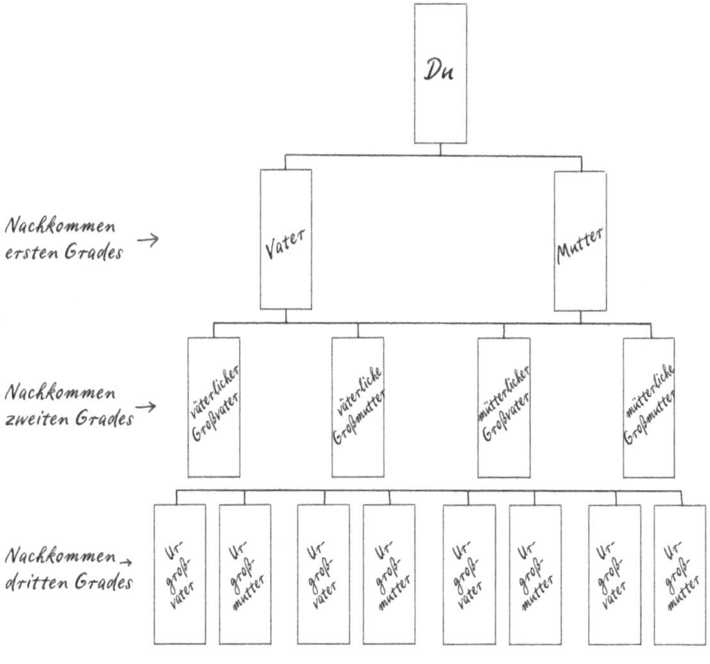

Der Familienstammbaum zeigt »Grade« genetischer Übertragung. Jeder Grad erfordert eine neue Einstimmungsebene für die Ahnenheilung.

Manchmal ist die Übereinstimmung zwischen dem eigenen Leben und der Vergangenheit eines Vorfahren genauso mysteriös wie unbestreitbar. Niyati, die Tochter von Holocaust-Überlebenden, reiste als Teenager mit dem Schiff aus den Niederlanden ab. Sie freute sich auf die Reise, doch als das Schiff auslief, fand sie sich allein im hinteren Teil des Schiffes, überwältigt von unbegreiflichem Kummer. Als sie das Ufer in der Ferne verschwinden sah, wurde Niyati von Tränen geschüttelt, die sie sich nicht erklären konnte.

Erst Jahrzehnte später erfuhr Niyati von jenem qualvollen Tag im Mai 1940, an dem ihre Großmutter Claire den Nazis entkommen war, indem sie das letzte Boot vom niederländischen Hafen Ijmuiden nach England nahm – vom selben Abfahrtsort, an dem sie selbst viele Jahre später ablegte. Claires Familie war mit Tausenden anderer Juden losgerannt, um es an Bord des Schiffes zu schaffen, aber in dem Chaos wurden ihr Ehemann und ihre einzige Tochter von ihr getrennt und schafften es nicht mehr rechtzeitig aus dem Land. Als Oma Claire sich dieser schrecklichen Tatsache bewusst wurde, stand sie allein am Heck des Schiffes und sah die Küste Hollands am Horizont verschwinden. Von unermesslichem Schmerz ergriffen, dass sie ihre Familie nun verloren hatte, war sie wie gelähmt von der schrecklichen Erkenntnis, was ihnen nun mit Sicherheit bevorstand.

Unabhängig davon, ob wir jemals, wie es Niyati schließlich gelang, die biografischen Details herausfinden, die es uns ermöglichen, unseren eigenen Schmerz mit dem unserer Vorfahren in Verbindung zu bringen, bleibt die Tatsache bestehen: Jedes ungeheilte Trauma, das sie erlitten haben, ist auch *unser* ungeheiltes Trauma. Vielleicht macht es sich durch ein Muster von toxischem Stress bemerkbar oder durch ein allgemeines Gefühl von Isolation und Unbehagen. Es kann sich in Form von unerklärlichen Ängsten oder Phobien, Panikanfällen oder Depressionen und anderen schwierigen Emotionen äußern, die nicht zu unserem aktuellen Erleben zu passen scheinen.

Wie ich in *Kollektives Trauma heilen* geschrieben habe, legen Forschende immer neue stichhaltige Beweise für die epigenetische Übertragung von Traumata vor. Einige der ältesten Studien über die generationsübergreifende Weitergabe von Traumata wurden an Nachkommen von Holocaust-Überlebenden durchgeführt, wie z. B. die von Dr. Rachel Yehuda, Direktorin der Studienabteilung für traumatischen Stress an der Mount Sinai School of Medicine. Auch wenn weitere Forschung nötig sein wird, sind Dr. Yehudas Erkenntnisse sehr aufschlussreich für viele Bevölkerungsgruppen und deren genetische Nachkommen auf der ganzen Welt, die durch Krieg, Genozid, Sklaverei und Kolonialisierung erhebliche historische Traumata erlitten haben.

Viele der intergenerationalen Trauma-Symptome, die bei solchen Gruppen häufig zu finden sind, verlängern die Not und das Leiden der Betroffenen nur noch weiter. Zu diesen Symptomen zählen ein erhöhtes Auftreten von körperlichen und psychischen Erkrankungen, häusliche Gewalt, Suchtanfälligkeit und schlechte Aussichten auf Bildung und wirtschaftliche Stabilität. Trotz der überwältigenden Beweise, die für alle sichtbar sind, die genauer hinzuschauen wagen, ist die Frage des intergenerationalen Traumas für viele in der Wissenschaft nach wie vor ein umstrittenes Thema. Dennoch drängen wagemutige Wissenschaftler nach vorn.

Kerry Ressler, Neurobiologe und Psychiater an der Emory University in Atlanta, Georgia, und sein Kollege Brian Dias waren Ko-Autoren einer Studie von 2013, die in der Zeitschrift *Nature Neuroscience* veröffentlicht wurde. Der Journalist Ewen Callaway erläuterte dazu, dass Ressler »anfing, sich für epigenetische Vererbung zu interessieren, nachdem er mit den Armen in den Innenstädten gearbeitet hatte, wo sich Zyklen von Drogenabhängigkeit, neuropsychiatrischen Erkrankungen und anderen Problemen häufig bei Eltern und deren Kindern wiederholten«.[3]

Zur Erforschung der epigenetischen Vererbung von Verhaltensfaktoren setzten die Forschenden Labormäuse ein, die darauf trainiert wurden, den Geruch von Acetophenon zu fürchten, einer Chemikalie, die ähnlich wie Kirschen oder Mandeln duftet. Die Forschenden setzten eine Gruppe männlicher Mäuse dem Acetophenon aus und versetzten ihnen gleichzeitig einen kleinen Elektroschock. Die Mäuse lernten schnell, diesen Duft zu fürchten, und verhielten sich entsprechend, durch Zittern und andere sichtbare Stressreaktionen – unabhängig davon, ob die Schocks verabreicht wurden oder nicht.

Der ursprünglichen Gruppe von Mäusen oder deren Nachkommen wurden keine weiteren Schocks verabreicht. Ähnlich wie bei der in Kapitel 6 beschriebenen Mäusestudie von Isabelle Mansuy zeigte jedoch jede neue Generation – d. h. die Enkel, Urenkel usw. der ursprünglichen Gruppe –, sobald sie dem Acetophenon-Geruch ausgesetzt wurde, die gleiche Stressreaktion wie ihre Vorgänger: Sie wurden unruhig, verstört und chaotisch. Diese Verhaltensreaktion setzte sich über Generationen hinweg fort.

Nicht verarbeitetes Trauma in der Ahnenreihe verursacht eine Bruchstelle, wie bei einer kaputten Wasserleitung. Sein Vorhandensein unterbricht den Fluss von Licht und Informationen durch den intergenerationalen Stammbaum bzw. das Familiensystem. Im weiteren Verlauf führen die nicht behobenen Blockaden zu dysfunktionalen Familienbeziehungen, was die familiären Bindungen zusätzlich beschädigt und Symptome hervorruft, die bezeichnenderweise in vielen historisch traumatisierten kulturellen Gruppen auf der ganzen Welt zu beobachten sind. Solange die ursprünglichen Wunden in der Ahnengemeinschaft nicht erkannt und aufgearbeitet werden können, müssen die nachfolgenden Generationen weiterhin die Last der historischen Krise tragen.

Überall dort, wo unsere Eltern, Großeltern oder Urgroßeltern durch großes Unglück gebrochen wurden, lebt die Signatur dieser Fragmentierung im Nervensystem weiter. Sie zeigt sich, wenn auch im Stillen, in unseren Körpern, unseren Verhaltensweisen, unseren emotionalen Strukturen, und damit auch in unseren Beziehungen. Das macht die Arbeit an der Ahnen-Integration so wichtig und vordringlich. Schließlich leben wir gerade in einer Zeit, die von uns verlangt, dass wir die gesündesten, geistig klarsten, weisesten und beziehungsfähigsten Menschen sein müssen, die wir nur sein können.

DR. EDUARDO DURAN: ÜBER DIE HEILUNG INDIGENER GEMEINSCHAFTEN UND DAS KONZEPT DER VIERZEHN GENERATIONEN

Auszug aus Dr. Durans Vorträgen beim Collective Trauma Summit 2021[4]

Schon früh in meiner Arbeit mit indigenen Gemeinschaften stellte ich fest, dass ich, während ich mit einer Person, einem Paar oder einer Familie in einem Gespräch beisammensaß, das Gefühl bekam, dass noch jemand anders [im Raum] anwesend war. Doch sobald meine Klienten gingen, verschwand das Gefühl wieder.

Dieses Gefühl wurde mit der Zeit immer stärker, bis ich dachte: *Vielleicht stimmt etwas nicht mit mir. Vielleicht bin ich zu gestresst. Diese Abschlussarbeit bringt mich dazu, mir Dinge einzubilden.* Es wurde aber immer stärker, und ich konnte es nicht einordnen. Vor meinen Patienten konnte ich dem Gefühl nicht nachgehen, dass da noch etwas anderes im Raum war, was niemand sehen konnte. Das wäre völlig unpassend gewesen. Ich fing an zu glauben, ich sei am falschen Ort. *Ich sollte wieder zurück zum Militär, wo all die Dinge ganz geregelt ablaufen und ich nicht dieses merkwürdige Gefühl bekomme,* dachte ich.

Aber dann tauchte eines Tages ein traditioneller Arzt auf, ein Medizinmann. Ich war ihm noch nie begegnet, wusste aber [aus der Gemeinde], dass seine Medizin sehr wirksam war. Man sagte mir, dass man ihm nicht einmal die Träume erzählen müsse. Er könne *dir* sagen, was du geträumt hast, und dann könne er dir sagen, was der Traum bedeute.

Wahnsinn! dachte ich. Sogar Carl Jung musste man zuerst den eigenen Traum erzählen. Ich war also ziemlich nervös, und ich wusste nicht, warum dieser Mann da war. Da ich aber meinem klinischen Betreuer verständlicherweise nichts von diesen Gefühlen erzählen konnte, entschied ich, dass ich vielleicht diesem Medizinmann davon erzählen konnte. Ich dachte: *Nun, selbst wenn er mich anzeigt, wird ihm keiner glauben. Er ist ein Trance-Doktor, und die Leute werden ihn für verrückt halten, also bin ich sicher.* [lachend] So erzählte ich ihm von meinen Wahrnehmungen. Ich habe wohl gehofft, er würde mir einfach eine Auszeit verschreiben, damit ich mich erhole.

Er tat genau das Gegenteil. »Der Grund, warum du dieses Gefühl hast«, sagte er, »ist, weil andere *da* sind.« »*Wer?!*«, fragte ich.

Er erklärte mir, dass über einen Zeitraum von dreißig Jahren, zwischen 1870 und 1900, in den Gemeinden, mit denen ich arbeitete, *achtzig Prozent* der indigenen Bevölkerung ausgerottet worden waren – durch militärischen Genozid und biologische Kriegsführung [mit ansteckenden Krankheiten].

Und wenn etwas Derartiges geschieht, erklärte er, so ein plötzlicher Völkermord, dann hätten die [Seelen der] Menschen keine Zeit, hinüberzugehen und mit den Ahnen in Einklang zu kommen. Aufgrund der Naturgesetze, sagte er, sei der einzige Ort, an dem die Heilung stattfinden könne, genau hier, an dem Ort, wo die Verletzung geschah.

Er sagte mir, dass das, was ich erlebte, die Ahnen und die Ungeborenen jenes Volkes waren, mit dem ich arbeitete. Sie kamen zu unseren Therapiesitzungen in der Hoffnung, dass ihre lebenden Verwandten anfangen könnten, sich selbst zu heilen, denn dann würde ihre Heilung an diejenigen in der geistigen Welt übermittelt werden. Die meisten indigenen Gemeinschaften, die ich auf der ganzen Welt besuchte, haben einen ähnlichen Glauben. Dass alles, was wir tun, sich auf sieben Generationen auswirkt.

»In der Seelen-Zeit und in der Traum-Zeit bewegt sich die Zeit nicht nur vorwärts«, sagte mir der Medizinmann. »Sie kann sich auch rückwärts bewegen.« Das bedeutete, dass sieben Generationen vor und sieben Generationen nach uns – also vierzehn Generationen – in diesem Augenblick zusammengekommen sind. [Sie kommen herein aus] der heiligen siebten Richtung, der Mitte des Herzens, wo die Medizin freigesetzt wird … damit die Ahnen befreit werden können.

Und das ermöglicht es den Ungeborenen, zu sagen: »Wir brauchen das nicht mehr zu wiederholen, wenn wir ins Leben treten.«

Wenn wir jetzt diese Heilungsarbeit leisten, werden jene, die in sieben Generationen geboren werden, dieses Gespräch niemals führen müssen.

So viel zur Idee der vierzehn Generationen.

DIE ANERKENNUNG DER AHNEN

Die Imago-Beziehungstherapie, die 1980 von Harville Hendrix und Helen LaKelly Hunt entwickelt wurde, geht von der These aus, dass sich viele Paare ursprünglich aufgrund ihrer nicht geheilten familiären Wunden zueinander hingezogen fühlen.[5] *Imago*, vom lateinischen Wort für »Bild« abgeleitet, bezieht sich auf »das unbewusste Bild einer vertrauten Liebe«. In seinem Buch zu diesem Thema behauptet Hendrix, die überwältigende Anziehung des Verliebtseins zwischen Fremden beruhe häufig auf dem unbewussten Erkennen eines gemeinsamen traumatischen Themas. Eine Beziehung, die sich aus einer solchen Verbindung entwickelt, ist oft mit großen Schwierigkeiten behaftet, doch gerade die Konfliktsituation kann beiden Individuen (und im weiteren Sinne auch ihrer Vorfahren- bzw. Nachkommen-Gemeinschaft) helfen, die ursprünglich erlittenen familiären Wunden zu erkennen und an deren Heilung zu arbeiten. Wie wir immer wieder sehen können, besteht das Gute am ungeheilten Schmerz darin, dass seine Symptome unablässig an die Oberfläche drängen und uns immer wieder daran erinnern, unsere Wunden zu heilen und unser Leben in Ordnung zu bringen.

Wenn Sie an Ihre Vorfahren denken, spüren Sie vielleicht eine starke Herzensverbindung. Vielleicht denken Sie häufig an sie oder reden mit ihnen, oder spüren sogar ihre Präsenz in Ihrem Leben oder im Leben Ihrer Kinder. Vielleicht gibt es familiäre Bräuche und Rituale, mit denen Sie Ihrer Ahnen an besonderen Jahres- und Festtagen gedenken und ihnen Ihre Dankbarkeit und Anerkennung für den Beitrag, den sie in Ihrem Leben leisteten, erweisen.

Für viele Menschen in unserer heutigen Gesellschaft fühlt sich die Vorstellung von den Ahnen allerdings ziemlich weit entfernt oder abstrakt an. Wenn sie an ihre Vorfahren denken, spüren sie, wenn überhaupt, eine große Distanz zu ihnen, als ginge es nur um ein weit herbeigeholtes Konzept, aber keine lebendige Energie. Das trifft häufig besonders dann zu, wenn die Vorfahren bekanntermaßen Einstellungen, Überzeugungen oder Verhaltensweisen hegten, die man heute als problematisch oder zutiefst unethisch ansieht.

Natürlich ist die Heilung der Ahnen nicht immer einfach. Oft haben wir es mit tiefen Traumata zu tun, mit zerbrochenen Familiensystemen, mit Hinterlassenschaften sozialer Unterdrückung, die mit den Verbrechen von Krieg, Gewalt und Machtmissbrauch einhergehen können. Die Narben, die solche Verletzungen hinterlassen, sind nicht leicht zu versöhnen, und verlangen von uns einen geschickten und kompetenten Umgang mit den Überresten der Vergangenheit. Das Wichtigste daran ist, dass wir es auf uns nehmen. Das müssen wir.

Psychotherapeutische Ansätze haben in vielerlei Hinsicht eine lange Wegstrecke hinter sich gebracht. Jetzt rücken endlich die Kindheitstraumata und Bindungsmodelle in den Fokus des Mainstream. Sie zeigen uns, wie wichtig Modelle gesunder Beziehungen für die menschliche Entwicklung, die Persönlichkeitsbildung und die körperliche und geistige Gesundheit über die gesamte Lebensspanne sind. Auf dieser Grundlage ist es allerdings an der Zeit, dass wir das Spektrum dahingehend erweitern, die tieferen Bereiche systemischer menschlicher Funktionen und Beziehungsnetze einzubeziehen.

VERWUNDETE VORFAHREN

Unabhängig davon, ob wir mit den Entscheidungen unserer Vorfahren einverstanden sind oder nicht, erben wir trotzdem die Schatten, die sie zu ihren Lebzeiten nicht ins Licht gerückt haben. Unter diesen Umständen ist der Weg zur Aufdeckung und Anerkennung unserer familiären Vergangenheit lebenswichtig, auch und gerade dann, wenn Gewaltausübung im Spiel war. Diese Arbeit erfordert Geschick und Sorgfalt und muss im richtigen Tempo angegangen werden. Die ungelösten Konflikte und moralischen Wunden der Vergangenheit sind in unseren lebenden Körpern noch präsent. Die Lösung und Integration komplizierter menschlicher Hinterlassenschaften erfordern eine sorgfältige und bewusste Beschäftigung mit den betäubten, abgespaltenen und abwesenden inneren Bereichen. Einfach lieber nichts davon wissen zu wollen, nichts zu fühlen und nicht wahrhaben zu wollen, wer wir einmal waren, ist eine Entscheidung, mit der wir unsere Wahrheit im Dunkeln verborgen halten. Nur mit dem Licht bewussten Gewahrseins können wir die Schatten erhellen und eine heilende Integration katalytisch herbeiführen.

Ich habe mit vielen deutschen Nachkommen von Nazi-Offizieren und Soldaten gearbeitet und konnte sehen, wie schwierig es für die Menschen sein kann, sich der Vergangenheit ihrer Vorfahren zu stellen und ihr zu begegnen. Distanzierung, Rückzug und Verleugnung sind allgemein verbreitete Abwehrreaktionen gegen die »Sünden der Väter«. Wenn wir uns aber weigern, die Folgen der Entscheidungen unserer Vorväter zu realisieren, werden wir sie einerseits weiter erleiden und andererseits selbst fortsetzen müssen.

Wenn wir mit Menschen arbeiten, ob einzeln oder in Gruppen, deren Vorfahren Gewaltverbrechen begangen haben, muss sich ein Großteil unserer Arbeit auf die natürlichen Abwehrmechanismen wie Verleugnung (Abstreiten) fokussieren. Dabei ist es wichtig, das Abstreiten oder jede andere Abwehrreaktion nicht als »falsch« hinzustellen; die Abwehr ist nicht der Feind. Unser Ziel besteht einfach darin, diese Menschen zu ermutigen, sich darauf einzulassen und zu erforschen, was passiert, wenn wir uns achtsam die Tatsache zusammen anschauen, dass wir unsere

Ahnen lieber nicht fühlen und ihre vergangenen Taten nicht zur Kenntnis nehmen wollen.

Wichtig ist dabei, dass wir nicht mit den destruktiven Überzeugungen oder Verhaltensweisen unserer Vorfahren einverstanden sein oder sie gutheißen müssen, um ihren Beitrag zu unserem Leben anerkennen zu können. Dies ist für viele ein erheblicher Konfliktpunkt, doch tief im Inneren kennen wir die paradoxe Wahrheit: Unsere Vorfahren haben uns das Leben geschenkt, und das ist heilig. Solange wir uns weigern, uns ihre damaligen moralischen Fehler einzugestehen, wird sich ihr vergangenes moralisches Versagen in Gestalt unserer eigenen Lebenskämpfe und sozialen Krisen wiederholen. Nur wenn wir uns entscheiden, die Verbrechen unserer Vorfahren bewusst zur Kenntnis zu nehmen und zu verarbeiten, steht es in unserer Macht zu verhindern, dass sie sich wiederholen.

Alles, was wir uns *nicht* bewusst machen, steuert uns und wird so zu unserem Schicksal. Egal, wie viel wir verdrängen, vermeiden und verleugnen, die Schatten sind unvermeidlich. Solange wir uneingestandene familiäre oder historische Traumata in uns tragen, können unsere Ahnen keinen Frieden finden. Das Ergebnis ist, dass unser lebendiges Nervensystem, und damit auch unser Geist und Körper, keinen gesunden Flow-Zustand aufrechterhalten können. Dann ist der Energie- und Informationsstrom, der durch das menschliche System geleitet wird, blockiert, vermindert und verzerrt. Es stimmt zwar, dass wir die Geschichte nicht ändern können, aber indem wir eine intime Nähe zu unseren Ahnen herstellen, *können* wir die Auswirkungen der Geschichte auf die Gegenwart tatsächlich ändern.

WIR HABEN DIE WAHL, WIE WIR ETWAS ERLEBEN WOLLEN

Wenn ich beschließe, dass ich *niemals* wie mein Vater werden will, entscheide ich mich im Grunde für das, was ich *nicht* sein will, weil es zu schmerzhaft ist – aber diese Entscheidung bindet mich genau an jene Eigenschaften meines Vaters, die ich ablehne. Wahrscheinlich werde ich genau diese Eigenschaften entwickeln, aber ohne mir dessen bewusst zu werden oder ihre Auswirkungen auf mein Leben zu erkennen.

Wenn ich mich jedoch bewusst für eine neue Beziehung zu meiner *Erfahrung* mit meinem Vater entscheide, kann ich vielleicht mehr Freiheit darin entdecken, wie ich dem, was mein Vater an mich weitergegeben hat, Ausdruck geben möchte. Diese Entscheidung bringt Licht in die Stärken und Gaben, die mir zur Verfügung stehen und schafft ein neues Potenzial für Heilung innerhalb meiner Familiengeschichte.

Das Öffnen der Tür zur Beziehung mit den Vorfahren kann eine Herausforderung sein. Es ist schwierig, etwas einzugestehen, wozu sie nicht in der Lage waren. Wenn wir uns jedoch mutig der Wahrheit ihres Lebens öffnen und bereit sind, auch unsere schwierigsten Geschichten zu integrieren, werden wir und alle unsere Verwandten mit der Zeit gemeinsam zu einer erleuchteten Welt erwachen. Dieser einfache Akt der Präsenz schafft Platz für neue Entscheidungen, neue Möglichkeiten, neue Zukunftsaussichten, neues Licht – für uns selbst, unsere Kinder und deren Kinder.

Das natürliche oder göttliche Gesetz bestimmt den Energiefluss über Hunderttausende von Lebensjahren. Karma ist lediglich ein Aufschieben von Erfahrungen. Integration ist der Akt der Klärung des Karmas, sodass Licht, Energie, Weisheit und Kraft an künftige Generationen weitergegeben werden – und möglicherweise sogar an die vorherigen.

DR. LAURA CALDERÓN DE LA BARCA ÜBER RASSISMUS, ERINNERUNG UND DIE EINLADUNG

Dr. Laura Calderón de la Barca ist eine Psychotherapeutin, Kulturanalytikerin, Autorin und Pädagogin aus Mexiko. Sie assistiert beim Timeless Wisdom Training *und ist ein geschätztes Mitglied von* The Pocket Project, *einer internationalen gemeinnützigen Organisation, die es sich zur Aufgabe gemacht hat, zur Heilung kollektiver und intergenerationaler Traumata beizutragen und deren schädigende Auswirkungen auf unsere globale Kultur zu verringern.*

Ich bin gemischter Abstammung, teils indigen, teils spanisch, und wuchs in einem Umfeld auf, das auf einer höheren sozialen Ebene angesiedelt war als das, aus dem meine Eltern stammten. Sie haben sehr hart gearbeitet, um sich in eine wirtschaftlich bessere Position zu bringen. Dadurch erhielten sie Zugang zu besseren Schulen für ihre Kinder als denen, die sie selbst besuchten. Sie haben uns also eine Tür geöffnet, waren aber nicht so gut gerüstet, um uns auch die nötige soziale Orientierung zu geben, damit wir uns in diesen Räumen zurechtfinden konnten.

Die Schule, die ich besuchte, gehörte vorwiegend zur oberen Mittelschicht. Ich erinnere mich noch gut daran, wie ich eines Tages, als ich etwa neun Jahre alt war, zur Schule kam und mit meiner Schultasche hineinging. Als ich das Tor passierte, stand dort ein älterer Junge, ein weißer Junge. Und als ich an ihm vorbei ging, kam dieser Junge ganz nah heran und zischte mir ins Ohr: *»Negra!«*

In dem Moment, als er das zu mir sagte, entlud sich eine gewaltige Energie in meinem Körper. Heute würde ich es Scham nennen. Plötzlich hämmerte mein Herz, und mein Atem wurde flach. Ich fing an, sehr schnell zu gehen. Ich wollte von ihm wegkommen, weg von dieser Szene und allen, die sie vielleicht miterlebt hatten. Ich spürte, wie mir die Tränen in den Augen brannten, aber ich erlaubte mir *nicht* zu weinen. Weinen hätte meine Scham noch schlimmer gemacht; es hätte allen gezeigt, dass die Schmähung des Jungen mich getroffen hatte. Wenn das geschehen wäre, hätte ich mich als Versagerin gefühlt.

Damals verstand ich das noch nicht ganz, aber zu weinen hätte sich wie ein Verrat an meiner Familie, meiner Abstammung angefühlt. Meine Tränen hätten ausgedrückt, dass ich glaubte, ich hätte kein Recht, dort an dieser Schule zu sein, obwohl ich wusste, dass ich jedes Recht dazu hatte, genauso wie der Junge. Natürlich war ich auch voller Wut, voll verletztem Stolz. Und voller Trauer, so viel Trauer. In jenem Moment brach mir das Herz, und ich konnte lange Zeit nicht aufhören zu zittern.

Ich fühlte, dass ich niemandem erzählen konnte, was passiert war, also habe ich es nicht getan. Als ich mein Klassenzimmer erreichte, tat ich das, was ich so oft getan habe: Ich vergrub mich hinter einem Buch und versuchte, so zu tun, als wäre ich beschäftigt, obwohl ich nur versuchte, um keinen Preis zu weinen. Unter dem Schock dieser Erfahrung hatte ich mich dissoziiert. Dass ich heute in der Lage bin, diese Erfahrung mit Euch zu teilen, ist das Ergebnis eines sehr langen Weges.

Als ich später promovierte, erzählte ich meinem Doktorvater von diesem Erlebnis. »Ich verstehe, dass dies eine sehr schmerzhafte Sache für Sie gewesen sein muss«, sagte er. »Aber ich kann die Reaktion, die ich jetzt bei Ihnen sehe, nicht ganz nachvollziehen. Ihre Reaktion fühlt sich viel größer an als das, was tatsächlich passiert ist.«

Die Antwort meines Doktorvaters empfand ich als Öffnung: eine Chance für mich zu erkennen, dass diese Erfahrung mich nicht verfolgte; dass mein Leben nicht in Gefahr gewesen war. Das war die Wahrheit. Dies zu erkennen, wurde zum Türöffner. Als ich die Intensität meiner eigenen Erfahrung hinterfragte, stieß ich auf die Schichten der *kollektiven* Erfahrung, der Ahnen und der Kultur, die ich in mir trage. Die wir alle in uns tragen, als Teil von uns.

Ich stamme zum Teil aus Mexiko; ich habe indigene Vorfahren. Sie wurden nicht nur diskriminiert, sondern auch verfolgt und misshandelt, weil sie so waren, wie sie waren. Mein heutiges Gefühl sagt mir, dass dieser historische Ahnen-Anteil von mir in meinem Körper mitschwang, als das neunjährige Mädchen diesen Ausbruch von Schmerz und Wut erlebte.

Auch wenn ich nicht direkter afrikanischer Abstammung bin, haben meine Vorfahren doch vieles gesehen und miterlebt, oder sogar mitgemacht, was Menschen afrikanischer Abstammung durchmachen mussten. Als also dieser weiße Junge mich mit diesem speziellen Schimpfwort, das mit der schwarzen Gemeinschaft in Verbindung gebracht wird, beleidigte, empfand ein Teil von mir Entsetzen. Das erkennen zu lernen war für mich schwierig und schmerzhaft. Es bedeutete zu sehen, dass ein Stück von der Geschichte des systemischen Rassismus auch in mir lebt. Darauf bin ich überhaupt nicht stolz. Darum meine ich, dass es so wichtig ist, hinzusehen. Wenn ich mich weigere, es mir anzuschauen, verrate ich meine Abstammung, denn damit lasse ich zu, dass diese Geschichte sich in mir fortsetzt. Darin besteht die Einladung.

DIE GABEN DER AHNEN

Die Schönheit der multigenerationalen Heilungsarbeit liegt in der tiefgehenden Erkenntnis, dass die Ahnen in der Tat unsere größte Ressource sind. Ihre Stärken, Fähigkeiten, Talente, ihr Einfallsreichtum, ihre Genialität, Resilienz und Weisheit stehen uns in der Gegenwart zur Verfügung. Wenn wir uns um die Verletzungen in unseren Ahnenreihen kümmern, schaffen wir einen neuen Raum, in dem die Gaben der Vorfahren zum Vorschein kommen und geweckt werden können. Und wir können diese Gaben und Ressourcen nutzen, um eine tiefgreifende Heilung der Vorfahren zu erreichen. In diesem Prozess fühlen wir uns tiefer unterstützt und stärker verbunden, und zwar auf eine Weise, die über Zeit und Ort hinausgeht. Sehen Sie, Heilung ist erst der Anfang; die wahre Belohnung der Ahnenaufarbeitung oder jedes anderen kollektiven Trauma-Integrationsprozesses ist die Kraft, die darin liegt, unser Bewusstsein vom »Ich« zum »Wir« zu führen, vom individuellen Fokus zum kollektiven Erwachen.

Sie sind die Zukunft Ihrer Vorfahren. Wenn Sie sich darauf einlassen, die Vergangenheit wirklich zu fühlen und nicht nur darüber nachzudenken, entdecken Sie, dass Sie die Macht haben, die fragmentierte Vergangenheit, das ungeheilte Trauma Ihrer Abstammungslinie mit dem gegenwärtigen Augenblick zu synchronisieren. Jedes Mal, wenn Sie dies tun, wird eingefrorene

Energie aus der Vergangenheit freigesetzt und wieder in den Lebensstrom integriert. Dies ist eine wirkungsvolle Heilkraft, die es ermöglich, dass die Zukunft die Vergangenheit verändert. Sie können das individuelle, das ahnenbezogene und das kollektive Nervensystem in Kohärenz bringen, können die Vergangenheit mit der Gegenwart synchronisieren, indem Sie den Schmerz freisetzen, den Ihre Vorfahren unterdrücken mussten, um überleben zu können. Indem wir die kollektive Vergangenheit reparieren und integrieren, generieren wir neues Lernen und Weisheit für heute.

Wenn Ihre Ahnen im Frieden sind, sind auch Sie im Frieden.

Wenn Sie anfangen, sich mit dem Erbe der Fragmentierung zu beschäftigen, das an Sie weitergegeben wurde, verändert sich Ihr Leben, und diese Veränderungen werden nach außen ausstrahlen. Die Heilung erstreckt sich rückwärts in der Zeit, als rückwirkende Befreiung der Vorfahren. Und sie entfaltet sich vorwärts in der Zeit als größeres Potenzial und mehr Möglichkeiten für die künftigen Leben Ihrer Nachkommen. Mehr noch, die strahlenden und funkelnden Energien der Wiederherstellung beginnen sich in Ihrer Gemeinschaft auszubreiten und wirken sich auf der subtilsten Ebene auf alle aus, die Sie kennen, und auf viele, die Sie nicht kennen.

Die Heilung der Ahnen belebt das kollektive Nervensystem und erneuert den Lichtstrom innerhalb der gesamten Gruppe. Dieses Licht wird benötigt für die Schaffung neuer, wichtiger Bewusstseinsstrukturen, die es der Menschheit ermöglichen, sich ihrer heiligen Verbindung zur Erde und zu allen anderen Lebensformen zu besinnen und sie wiederherzustellen. Es ist unsere Aufgabe, das kollektive Leiden in Einigkeit, Integration und Liebe umzuwandeln. Ich halte das für einen wesentlichen Teil unserer Aufgabe.

ÜBUNG: EINE EINFACHE AHNENHEILUNG

Du kannst die Heilung der Ahnen als eine kontemplative Innenreise unternehmen. Mit achtsamer Bewusstheit erweist sich das Lebendige als so mächtig, dass es bei der Wiederherstellung von Trauma-Energien der Vorfahren oder bei intergenerationaler Trauma-Heilung zu helfen vermag, indem es diese Energien in die Präsenz und Integration zurückbringt. Dies führt zu neuem Lernen, posttraumatischem Wachstum und Resilienz in der Ahnenreihe, was sich wiederum positiv auf andere in der Gemeinschaft auswirkt. Wenn du diesen Prozess als schwierig empfindest, führe ihn bitte nur im Beisein eines erfahrenen Therapeuten oder in einer angeleiteten Gruppe durch.

Wähle zunächst einen ruhigen Zeitpunkt und einen Ort, an dem du nicht gestört wirst, und mache es dir bequem.

Wenn du bereit bist, verbinde dich mit deinem Körper, indem du dich auf deine inneren Empfindungen, Gedanken und Gefühle einstimmst. Du wirst dieses innere Gewahrsein als Instrument der Verbindung einsetzen.

Setze zunächst die klare Absicht, dich mit einem bestimmten oder mehreren deiner Vorfahren zu verbinden. Sei dir dabei bewusst, dass dein körpereigenes Nervensystem imstande ist, sich auf Informationen über diesen Vorfahren einzustimmen, wo auch immer diese Weisheit in deiner Familie oder Geschichte lebt. Lausche einfach und schaffe Raum in dir, um zu empfangen, während du mit sanfter Konzentration deine Absicht locker beibehältst.

Nimm wahr, was auch immer als Gefühl, Emotion, Bild, Atmosphäre, Geschmack oder Erinnerung auftaucht. Dann bleibe bei diesem Eindruck und stimme dich tiefer darauf ein. Häufig wird sich der Eindruck vertiefen und dir mehr von sich preisgeben. Es ist wichtig, bei der sich entfaltenden Information zu bleiben, so wie sie ist. Versuche nicht, sie zu interpretieren oder zu verstehen.

Manche finden es hilfreich, über diesen Prozess ein Tagebuch zu führen, da das Schreiben einen intuitiven Informations- und Bewusstseinsstrom in Gang setzen kann. Achte darauf, dich nicht auf eine bestimmte Interpretation festzulegen, sondern bleibe einfach präsent, um genau das, was ist, wahrzunehmen.

Bloßes Nachdenken über das Trauma wird es weder bewegen noch verändern; die Trauma-Information muss *gefühlt* und *gespürt* werden. Intergenerationale Heilung findet statt, wenn du den abgespaltenen oder fragmentierten Energien des Traumas mit Präsenz und Verbundenheit begegnest, sodass sie wieder in den Lebensstrom integriert werden können.

UNTERSCHIED ZWISCHEN ERSPÜREN UND VORSTELLEN DER AHNEN

Es besteht ein wesentlicher Unterschied zwischen der bloßen *Vorstellung*, die Sie von den Vorfahren eines Klienten haben, und dem tatsächlichen *Erspüren* der Informationen, die über die Vorfahren des Klienten vorgebracht werden. Sie haben vielleicht ein gewisses Vorwissen über die Ahnen oder auch nur eine imaginierte Version von ihnen, aber was hier wirklich nötig ist, kann nur durch beabsichtigte Einstimmung gefunden werden: Nehmen Sie einfach wahr, was im

Körper, im Geist und in den Gefühlen auftaucht, wenn Sie an die Ahnen denken und sich auf sie einstimmen.

Wenn Sie sich beispielsweise auf Ihre eigene Urgroßmutter einstimmen, was nehmen Sie in Ihrem Körper wahr? In Ihren Gefühlen? Welche inneren Bilder oder Gedanken tauchen auf? Sobald Sie sich auf das erste Gefühl, die erste Empfindung oder das erste Bild eingestimmt haben, erhalten Sie Zugang zu weiteren, tiefer gespeicherten Informationen. Aber selbst wenn Sie lediglich ein Gefühl von Taubheit oder Abwesenheit wahrnehmen können, ist dies genau die Information, mit der Sie arbeiten müssen.

10

Heilung für das Kollektiv

Der Gefühlstonus des Körpers orchestriert die Symphonie des Bewusstseins …

– MARIA POPOVA

Wir wissen nie, was wir für andere werden können durch unser Sein.

– MARTIN HEIDEGGER

Wenn Sie auf ein Virus, einen Giftstoff oder ein gewöhnliches Umweltallergen treffen, reagiert das Immunsystem Ihres Körpers unmittelbar auf die potenzielle Bedrohung und löst eine Kaskade von intelligenten Immunantworten aus, die dazu dienen, Ihr Überleben zu sichern und Ihre Gesundheit wiederherzustellen. Es handelt sich um hervorragende evolutionäre Mechanismen, die über Millionen von Jahren verfeinert wurden.

Das Gleiche gilt für das menschliche Kollektiv. Als komplexes System weist ein Kollektiv Selbstähnlichkeit auf; wesentliche Merkmale, die Individuen zu eigen sind, werden in menschlichen Gruppen (Organisationen, Gemeinschaften, Gesellschaften und der Menschheit insgesamt) in großem Umfang reproduziert. Infolgedessen weisen auch kollektive menschliche Systeme eine evolutionäre selbstheilende und selbstregulierende Immunfunktion auf. Es gibt eine genial inszenierte Ordnung innerhalb des größeren Systems, die sich direkt unter der Oberfläche des menschlichen Bewusstseins befindet. Und wie wandelnde Antikörper oder weiße Blutkörperchen nimmt jeder von uns an der kollektiven Immunfunktion teil, wenn auch auf eine Weise, die wir vielleicht nie ganz erkennen oder verstehen werden.

Genauso wie die körpereigene Immunreaktion potenziell überreagieren oder nach hinten losgehen kann – und damit im Grunde ihren eigentlichen Zweck verfehlt, indem sie überschießend agiert und den Körper selbst angreift –, kann dies auch das kollektive Immunsystem. Denken Sie daran, dass ein Trauma nicht das schockierende Ereignis ist, das Ihnen widerfahren ist, sondern Ihre *Reaktion* auf das, was Ihnen widerfahren ist. Sie können sich so sehr in Ihre Reaktionen auf reale oder vermeintliche Bedrohungen verstricken, dass Sie nicht in der Lage sind, sich angemessen mit Ihren Reaktionen auseinanderzusetzen und sie zu verarbeiten. Oder schlimmer noch, *Sie selbst* können zur Bedrohung werden. Und genauso verhält es sich mit Gemeinschaften – oder sogar Nationen.

Anfang 2022 brach innerhalb der Grenzen der Ukraine der größte Landkrieg in Europa seit dem Zweiten Weltkrieg aus. Allein während der ersten Wochen des Konflikts flohen schätzungsweise 3,2 Millionen Menschen aus dem Land, und viele weitere sollten folgen. Zusätzlich zu der Flut von Migranten, die nach Polen, in die Slowakei, nach Ungarn, Rumänien und in andere Länder strömten, gab es bis zur dritten Woche des Konflikts bereits schätzungsweise 6,5 Millionen Binnenvertriebene[1] – Menschen, die sich noch in der Ukraine aufhielten und aufgrund der Invasion ihres Heimatlandes durch russische Streitkräfte nicht mehr in ihren Häusern und Städten in der Region bleiben konnten. Viele von ihnen waren bereits 2014 nach der

Annexion der Krim durch Russland und in der folgenden Zeit von russischen Separatisten aus der Donbas-Region gewaltsam vertrieben worden. So wurden in kurzer Folge unzählige Bürger der Ukraine und andere, die innerhalb der ukrainischen Grenzen lebten, zu Kriegsflüchtlingen – viele von ihnen nicht zum ersten Mal – und damit zu zentralen Opfern einer wachsenden humanitären Krise.

Nach Angaben der Flüchtlingsorganisation der Vereinten Nationen gab es Ende 2020 weltweit 82,4 Millionen Menschen, die aus ihren Häusern und Gemeinwesen vertrieben wurden aufgrund von »Verfolgung, Konflikten, Gewalt, Menschenrechtsverletzungen und die öffentliche Ordnung massiv störenden Ereignissen«.[2] Wie die wachsende Anzahl von Kriegsflüchtlingen aus der Ukraine – in der Mehrheit Frauen, Kinder und ältere Menschen –, sind Vertriebene vier großen Kategorien von Traumata ausgesetzt: *traumatischem Stress, Akkulturationsstress, Umsiedlungsstress* und *Isolation.*[3] Selbst wenn es den Migranten gelingt, die nationalen Grenzen sicher zu überqueren (keine Garantie) und eine vorübergehende oder längerfristig sichere Unterkunft zu finden (ebenfalls keine Garantie), ist ihr Trauma damit noch nicht zu Ende. In vielerlei Hinsicht fängt es vielleicht gerade erst an.

Angesichts der zunehmenden Unbeständigkeit, Ungewissheit, Komplexität und Vieldeutigkeit des heutigen Lebens müssen wir die Verschärfung durch weitere umfangreiche soziale Herausforderungen mit in Betracht ziehen.

Ich begann dieses Buch mit einem Blick aus der Vogelperspektive auf die vielleicht größte zivilisatorische Krise unserer Zeit, den globalen ökologischen Notstand. Der Klimawandel hat bereits eine unüberschaubare Anzahl von Flüchtlingen hervorgebracht, und wird dies auch weiterhin tun: Massenmigrationen von Menschen, die gezwungen sind, vor den sich häufenden Naturkatastrophen – Überschwemmungen, Bränden, Hungersnöten, Krankheiten und anderen Gefahren – an den klimatischen »Krisenbrennpunkten« auf der ganzen Welt zu fliehen. Schon jetzt gibt es eine große Zahl von Klimaflüchtlingen in Nord- und Südamerika, Afrika, Europa, Asien, Australien und anderswo – und es wird erwartet, dass die Zahl noch weiter steigt, vielleicht sogar exponentiell.[4]

Die zentrale Wahrheit, um die es hier geht, ist folgende: Wo immer sie hingehen, bringen die Vertriebenen das Trauma ihrer Erfahrungen mit, und leider werden ihnen auch viele neue begegnen. Wie schon erwähnt, gibt es im kollektiven Unbewussten ein riesiges Trauma-Feld, das uns alle miteinander verbindet. Es vernetzt jeden Venezolaner mit jedem Kasachen, jeden Senegalesen mit jedem Schweden. Jeder Konflikt oder jedes Unglück in einem Land steht in engem Zusammenhang mit jedem anderen, denn das Trauma, das jeder von uns empfindet, lebt in uns allen.

Ebenso sind wir alle Teil derselben Erde, und überall dort, wo es ökologisches Leid gibt – von den verwüsteten, abbrennenden Regenwäldern im Amazonasgebiet bis zu den durch Plastik und Chemikalien bedrohten Korallenriffen in Indonesien – geht dieses Leid uns alle an. Trotz unserer Illusion des Getrenntseins sind wir in Wirklichkeit *eine* Welt. Die gegenseitige Verflechtung ist keine idealistische Metapher, sondern eine unumstößliche Tatsache. Und weil wir so tief miteinander verbunden sind, haben alle, die dazu in der Lage sind, die Pflicht, das kollektive Immunsystem aktivieren zu lernen und gemeinsam die menschliche Fähigkeit zu wecken, die unglaublichen Herausforderungen und schlimmen Probleme unserer Zeit zu bewältigen. Um auch nur ein einziges systemisches Problem zu lösen, bedarf es weit mehr als sorgfältiger Planung und strategischer Maßnahmen. Wenn unser *un*bewusstes Verhalten die Grundsubstanz für systemisches Versagen darstellt, können Lösungen nur mit einem klaren und aktivierten Bewusstsein gefunden werden.

Zuallererst müssen wir dazu bereit sein, mit Präsenz und Zeugenbewusstsein die Erscheinungsformen von Schattenanteilen, Unwissenheit und Trauma in uns selbst und in anderen zu *fühlen*, zu *spüren* und zu *sehen*. Auf den ersten Blick kann dies entmutigend oder gar unnötig erscheinen. Jene Konsenskultur, in der die systemischen Zusammenbrüche grassieren, will uns weismachen, solche Ideen seien unseriös, undurchführbar und sinnlos. Doch diese Haltung ist selbst symptomatisch für eine traumatisierte Gesellschaft, die den Dämmerzustand fördert, aus dem wir aufwachen müssen.

Um die Dringlichkeit zu verstehen, der wir uns gegenübersehen, sollten wir uns vor Augen halten, was passiert, wenn wir uns weigern, die Symptome unseres kollektiven Schattens anzuerkennen, geschweige denn, sie mit präsenter, fühlender Bewusstheit anzugehen. »In der archetypischen Psychotherapie, die ich praktiziere«, so schreibt der spirituelle Autor und Psychotherapeut Thomas Moore, »sagen wir immer: *Folge dem Symptom.* Ich suche nicht nach schnellen Auswegen aus dem Schmerz oder nach guten Ablenkungsmöglichkeiten. Ich versuche mir vorzustellen, wie ein Symptom … auf eine neue Art und Weise interpretiert und sogar ausgelebt werden könnte.«[5] Symptome sind Echos des Ursprungstraumas, Teile eines Prozesses, der in Zeit und Raum stecken geblieben ist. Unsere Arbeit besteht darin, tiefer zu gehen und den Ursprung des Echos zu entdecken, damit es endlich geheilt werden kann.

Neunzig Jahre, bevor die Souveränität der Ukraine 2022 im russisch-ukrainischen Krieg verletzt wurde, haben dort Gräueltaten eines unfassbaren Ausmaßes stattgefunden, deren düsterer Schatten bis heute die Bevölkerung der Ukraine und ihrer russischen Nachbarn und Verwandten miteinander verstrickt hält. Im

Holodomor,[6] der »Hungersnot des Schreckens«, wurden Millionen ethnischer Ukrainer binnen eines Jahres zu Tode gehungert – ein vom damaligen sowjetischen Diktator Josef Stalin inszenierter Völkermord.[7]

In den Jahren 1932–1933 waren die Verwüstungen des Holodomor in der Ukraine überall sichtbar. Dennoch hat die damalige Sowjetunion ein halbes Jahrhundert lang geleugnet, dass diese Hungersnot jemals stattgefunden habe, und bezeichnete jede Erwähnung des Holodomor als »antisowjetische Propaganda«. Tatsächlich wurden sämtliche Informationen über die Hungersnot und die Millionen Todesopfer so sehr unterdrückt, dass es bis 1987 keine offizielle öffentliche Erwähnung dieses Geschehens gab.[8] Während dieser ganzen Zeit erwartete man von den Ukrainern, dass sie verleugneten oder vergaßen, wie man ihr eigenes Volk – ihre Vorfahren, geliebten Verwandten, Gemeindemitglieder und Landsleute – kaltblütig ausgelöscht hatte.

Nach Ansicht von Gelehrten war der Holodomor Stalins brutaler und extremistischer Vorstoß zur Unterdrückung der ukrainischen Unabhängigkeit. Andere behaupten, die Hungersnot sei das entsetzliche Resultat einer weit verbreiteten Apathie, bürokratischen Inkompetenz und der Kollektivierungsmaßnahmen der Kommunistischen Partei gewesen, in deren Verlauf die Regierung das Land, den persönlichen Besitz und viele Häuser der armen Bauern und Landarbeiter beschlagnahmte und damit die ukrainische Selbstversorgung auslöschte, was die Region in eine sich verschlimmernde Nahrungsmittelknappheit, unvermeidliche Hungersnot und eine soziale Katastrophe stürzte.

Der Holodomor war nicht der erste Schrecken, der die ukrainische Bevölkerung heimsuchte, und auch nicht der letzte, der sich in der dazwischenliegenden Zeit zugetragen hat, aber er ist ein anschauliches und wichtiges Beispiel, das man verstehen muss. Unabhängig von den Motiven Stalins oder den wahren

Ursachen dieses Horrors ist es nicht schwer, die grundlegenden Themen zu erkennen, die heute noch in der Region präsent sind, auch wenn ihre Energien weitgehend im Schatten verborgen bleiben. In Wahrheit ist der Krieg nie ein Problem unvereinbarer politischer oder wirtschaftlicher Interessen. Er ist die Folge abgelehnter Schatten und der verleugneten, nicht behandelten Wunden der Vergangenheit, die naturgemäß immer wieder auftauchen müssen – so lange, bis wir uns gemeinsam darauf einigen, sie anzuerkennen und zu bereinigen.

GLOBAL SOCIAL WITNESSING

Der Krieg ist nichts Neues. Gewaltsame Konflikte sind eine uralte, beziehungsfeindliche Gewohnheit, die fast alle menschlichen Gesellschaften kennen. Was tatsächlich neu ist an Kriegen und anderen Massentraumatisierungen im 21. Jahrhundert, ist die Präsenz des Internets und der sozialen Medien, und damit die Leichtigkeit und Wirkmacht, mit der so viele Menschen heute Bilder und Videos vom Schlachtfeld in Echtzeit hochladen können.

Zum ersten Mal in der Geschichte der Menschheit können wir – egal wo und egal wie weit weg wir uns befinden –, Zeuge sein und darauf reagieren, was in aktiven Konfliktgebieten oder an Katastrophenschauplätzen auf der ganzen Welt geschieht. Selbst wenn wir uns dafür entscheiden, die sozialen Medien und die Online- oder Fernsehnachrichten zu meiden, wird es für die meisten kaum möglich sein, *nicht* mitzubekommen, was um sie herum geschieht. Schlechte Nachrichten sind allgegenwärtig, wie Klatsch – und sie *verbreiten sich*: eine anpassungsfähige Strategie der Evolution, die das Überleben fördert, aber bei längerer Dauer soziale Funktionsstörungen und Zusammenbruch nach sich ziehen kann. Trotz des beispiellosen Zugangs zu Informationen sind wir oft nicht besonders gut informiert, sondern eher überfordert. Und wenn nicht überfordert, dann wahrscheinlich desensibilisiert, gefühllos, zynisch oder verschlossen.

In den modernen Medien werden Nachrichten über Gewalt, Bedrohung und Gefahr zu Sensationsmeldungen, die von der Angst der Menschen profitieren und die Polarisierung der Gesellschaft vorantreiben. Der massive Ansturm polarisierender Daten, die wir konsumieren, ist nicht sofort verdaulich. Tatsächlich kann der ungehinderte Zugang zu Informationen über ein aktives Trauma vor allem bei hochgradig einfühlsamen Menschen zu dem führen, was Forschende als stellvertretende oder Secondhand-Traumatisierung bezeichnen.[9] Zumindest können die ständigen Meldungen über menschliche Konflikte, Gewalt und Unglück zu Burn-out und Mitgefühlsmüdigkeit führen. Doch je abgestumpfter wir gegenüber dem Leiden anderer werden, desto weniger sind wir in der Lage, mit Unterscheidungsvermögen und klugem Handeln einzugreifen, um weiteres Leiden auf der Welt zu beenden oder zu verhindern. Ohne es zu wissen, machen wir uns möglicherweise mitschuldig an der fortwährenden Wiederholung der dunkelsten kulturellen Traumata der Menschheit, indem wir unbewusst die verheimlichten Energien aktivieren, die ein Trauma überhaupt erst möglich machen.

WIE WÜRDEN TRAUMA-INFORMIERTE MEDIEN AUSSEHEN?

Sensationelle Schlagzeilen und kontroverses Verhalten im Internet mobilisieren Trauma-Muster im kollektiven Unbewussten, was einerseits die Abstumpfung und Gleichgültigkeit fördert und andererseits die emotionale Zerrissenheit verstärkt. Die Webseiten der Nachrichtenmedien und Apps der sozialen Medien sind auf »hohe Teilnahme« programmiert, denn mehr Klicks bedeuten mehr Geld für die Aktionäre. Um dieses schwerfällige und unethische Finanzmodell zu unterstützen, sind die Algorithmen der künstlichen Intelligenz darauf ausgelegt, immer extremere Kontroversen, Ängste und Anfeindungen zu schüren und somit »aufrührerische Inhalte zu bevorzugen [und] eine Reiz-Reaktions-Schleife zu schaffen, die den Ausdruck von Empörung fördert«.[10]

Im Endergebnis sehen wir eine zunehmende gesellschaftliche Polarisierung und Konfliktbereitschaft, die Verschlechterung der psychischen Gesundheit und eine weitere Verschärfung der wirtschaftlichen Ungleichheit. Ist es da verwunderlich, dass Depressionen, Angstzustände, Suchtverhalten und Selbstverletzungen unter jungen Menschen explosionsartig zunehmen?

Wie könnte eine Trauma-informierte Medienlandschaft aussehen? Diese Frage verdient eine kritische Untersuchung. Eines ist doch klar: Die heutige Gesellschaft sollte der Heilung und Gesundheit mindestens ebenso viel Aufmerksamkeit schenken wie der Steigerung des Bruttoinlandsprodukts. Stellen Sie sich eine neue Medien- und Wirtschaftslandschaft vor, die wissenschaftlich fundiert, professionell und ethisch einwandfrei ist und deren Führungskräfte die Gesundheit der Menschen über den persönlichen Profit stellen. Stellen Sie sich globale Nachrichtenmedien vor, die *durch* ihre Meldungen und Berichte weltweit zu mehr Verständnis und Mitgefühl beitragen.

Wie Sie sehen, ist das kollektive Trauma keine akademische Abstraktion oder gar ein soziologisches Konzept. Im wahrsten Sinne des Wortes handelt es sich um die Ansammlung von nicht umgewandelter Energie, die in uns und um uns herum als Folge von toxischem Stress, Unheil, Schock und Traumata vorhanden ist. Auch wenn wir uns dessen nicht bewusst sind, wirkt die Energie des Massentraumas auf uns ein. Auf jeden von uns. Sie prägt unser Leben und verändert unsere Beziehungen, unsere Gemeinschaften, unsere natürliche Umwelt. Nichts bleibt vom kollektiven Trauma unberührt. Es ist so allgegenwärtig, und seine Auswirkungen sind so heimtückisch, dass wir es inzwischen als »normal« betrachten: *So sind nun einmal die Dinge. Familien sind eben so. So sind eben die Menschen. So ist nun einmal die Welt.*

Doch nichts könnte weiter entfernt sein von der Wahrheit. Die Integration ermöglicht es uns, die eingefrorenen, abgelehnten Energien der Vergangenheit zurückzugewinnen und sie für die Erhellung unserer Sichtweise in der Gegenwart zu nutzen.

Wie der große deutsche Dichter und Schriftsteller, Wissenschaftler und Staatsmann Johann Wolfgang von Goethe bemerkte: *»Der Mensch kennt nur sich selbst, insofern er die Welt kennt, die er nur in sich und sich nur in ihr gewahr wird. Jeder neue Gegenstand, wohl beschaut, schließt ein neues Organ in uns auf.«*[11] Indem wir uns für die Erforschung der Auswirkungen von Trauma in uns und um uns herum öffnen, erfahren wir mehr über uns selbst, über die Welt und über einander. Schließlich kann nur das, was wir anerkennen, integriert werden – und so wird die Integration unserer Traumata zur posttraumatischen Lernerfahrung.

Darüber hinaus fördert die Heilung der ethischen Verstöße der Vergangenheit unser heutiges Ethikbewusstsein. Dieses Wissen ist unerlässlich, wenn wir den ethischen Herausforderungen unserer Zeit begegnen wollen: den Fragen zu künstlicher Intelligenz, Nanotechnologie, Gentechnik, Cyberkriegsführung, neuen Massenvernichtungswaffen und anderen evolutionären Problemen. Möglicherweise wird man eines Tages den Auftrag zur Aufarbeitung und Heilung historischer und kollektiver Traumata in den Verfassungen der Nationen schriftlich verankern.

Um das Phänomen des kollektiven Traumas an der Wurzel zu packen, habe ich eine bewusstseinsbasierte Praxis namens *Global Social Witnessing* (GSW, »Globales soziales Zeugenbewusstsein«) entwickelt. GSW ist eine soziale Achtsamkeitspraxis, die uns die Grenzen unserer Fähigkeit aufzeigt, präsente Zeugen von Ereignissen – auch und insbesondere von traumatischen Ereignissen – zu sein, über die in unserer Gesellschaft berichtet wird. Wenn wir GSW über längere Zeit praktizieren, beginnen wir die Lücken wahrzunehmen – jene Stellen, an denen wir die Fakten der von uns konsumierten Nachrichten zwar intellektuell verstehen, aber deren Gefühlsinhalt wir gar nicht verarbeiten können, sodass wir – überwältigt von emotionalem und körperlichem Stress – entweder abschalten oder uns taub stellen, vielleicht ohne zu bemerken, dass wir den Bezug verloren haben. Wenn das passiert, sind wir nicht mehr im Zeugenbewusstsein. Die Lücke selbst repräsentiert die Distanz (oder Widersprüchlichkeit) zwischen unserem inneren und äußeren Erleben und verweist auf das unverarbeitete kollektive Trauma, das wir in uns tragen. Deshalb praktizieren wir GSW, um das kollektive Trauma-Feld sichtbarer zu machen und Schritt für Schritt mit der Integration der inneren Fragmentierung beginnen zu können, die wir alle in uns tragen.

In seiner einfachsten Form ist GSW der Akt des bewussten Wahrnehmens, Bezeugens, Spürens und Fühlens der verdichteten Energien von aktuellen schlimmen Ereignissen – sei es die Flut alarmierender Narrative, die tagtäglich über unseren Nachrichten-Ticker laufen, oder der plötzliche Ausbruch eines Krieges in Osteuropa.

Global Social Witnessing kann sowohl als individuelle Praxis eingeführt als auch im Gruppenkontext moderiert werden, auch mit sehr großen Gruppen. Und es ist so konzipiert, dass man es dosiert einsetzt; als Praktizierende nehmen wir uns jeweils immer nur ein negatives aktuelles Ereignis vor.

Um ein Trauma aufzuarbeiten, müssen wir an seine Wurzel gehen. Wir müssen uns darin üben, das Unbewusste bewusst zu machen. Wir müssen uns bewusst dafür entscheiden, die Energien wahrzunehmen, zu fühlen und zu verdauen, die wir sonst instinktiv ablehnen, unterdrücken, vermeiden, verleugnen und abstreiten. *Global Social Witnessing* als Übungspraxis hat zum Ziel, mit den problematischen Energien traumatischer Großereignisse in der uns umgebenden Welt *präsent zu sein* – angefangen von den anhaltenden Kriegen in Ländern wie Afghanistan, Syrien, Jemen, Äthiopien und anderen, über die zunehmende Kartellgewalt in Süd- und Mittelamerika, die anhaltenden Bürgerunruhen, Waffengewalt und Menschenrechtsverletzungen in Burkina Faso, Kamerun, Myanmar, der Republik Kongo und anderen Ländern, die Unterdrückung und den Genozid am Volk der Uiguren in China, bis hin zu den unzähligen anderen menschlichen und planetaren Wunden, die nach unserer Zuwendung und Aufmerksamkeit schreien. Ohne diese werden die Traumata unvermindert fortbestehen und sich weiter verdichten. Die Achtung und Wahrung der Menschenrechte können nur durch echte Verbundenheit gewährleistet werden. Es ist der Mangel an Verbundenheit, der die Verletzung der Menschenrechte erst möglich macht.

Global Social Witnessing ist eine Art Erforschung in Dialogform, die ein Gelehrter als »Werkzeugkasten des Diskurses in der Aktivität des Lernens« definierte[12], wobei wir gemeinsam das kollektive Feld in die Präsenz holen, um die globalen Ereignisse mit verkörpertem Bewusstsein wahrzunehmen. In der Praxis ist GSW ein Modell, das es uns ermöglicht, die unsichtbaren, unser Leben beeinflussenden Kräfte sichtbar zu machen, damit wir sie begreifen und verändern können.

ÜBUNG:
GLOBALES SOZIALES ZEUGENBEWUSSTSEIN

Wähle eine beunruhigende Nachricht über ein aktuelles Ereignis – etwa eine Schlagzeile oder einen Zeitungsartikel –, die du für diese Übung heranziehen willst. Es sollte eine Information mit schwierigem oder verstörendem Inhalt sein, soll dich aber nicht überfordern. Die Geschichte, die du auswählst, könnte von einer Schießerei in einer Schule handeln, von einem örtlichen Gewaltverbrechen oder einer Reportage über den Klimawandel – was auch immer dir wichtig genug erscheint, den Fokus darauf zu richten.

Nun setze dich hin, und während du die Nachrichtenschlagzeile liest, nimm deinen Körper wahr und achte auf alle auftauchenden Empfindungen, Gefühle, Bilder oder Eindrücke. Liest du die Schlagzeile intellektuell, fühlst dich aber emotional oder körperlich gefühllos oder distanziert? Spürst du, wie in dir Angst, Stress oder Bestürzung aufsteigen? Oder entdeckst du ein Gefühl von Verbundenheit mit dem Geschehen?

Der Sinn dieser Übung besteht nicht darin, das Ereignis fühlen oder spüren zu können, sondern zu erkennen, wo unsere Grenzen sind. Wir üben GSW, um uns der »Grenzlinie« bewusst zu werden, wo die Fähigkeit unserer verkörperten Zeugenschaft aufhört.

Das Ende unserer Fähigkeit, zu spüren und zu fühlen, markiert den Beginn des kollektiven Unbewussten oder der kollektiven Abwesenheit. Der überwältigende Charakter der Informationen setzt die Fähigkeit zur kollektiven Zeugenschaft oder Präsenz herab, wodurch die Energie dieser

Ereignisse nicht verarbeitet oder in Einklang gebracht werden kann und sich deshalb wiederholen muss.

Die allgegenwärtige Nutzung des Internets und mobiler Geräte lässt uns glauben, wir seien bestens informiert, aber Empfindungslosigkeit, Abwesenheit und Überforderung sind ungeheuer verbreitet. Diese Reaktionen auf kollektive Traumata hindern uns daran, die aufgenommenen Informationen vollständig zu verarbeiten. Wir alle können jedoch achtsamer damit umgehen, *wie* wir die Nachrichten aufnehmen, und dabei die 3-Sync-Methode anwenden.

Eine GSW-Praxis kann auch in Gruppen kraftvoll sein, wo die Mitglieder der Gruppe ihre innere Erfahrung mit anderen teilen, die ihre Einstimmung, ihre Präsenz und ihr Zeugenbewusstsein in das Ganze einbringen.

Global Social Witnessing lädt uns ein, unsere jeweilige Innenwelt in einen größeren kollektiven und intersubjektiven Rahmen zu bringen. Beim Üben teilen wir miteinander die Absicht, uns gleichzeitig auf uns selbst und andere, auf die innere und äußere Welt einzustimmen. Die GSW-Praxis stärkt unsere Fähigkeit, den Anderen in uns aufzunehmen, ihn mit offenem Herzen zu umarmen. Durch die GSW-Praxis werden wir zu gereifteren Weltbürgern, die besser gerüstet sind, gemeinsam neue Ideen und Ansätze zu entwickeln, um die dichte Störenergie für künftige Innovationen in Lebenskraft zu verwandeln.

Als Weltbürger sind wir aufgerufen, unsere Weltbürgerschaft auch zu manifestieren. Dazu sollten wir unsere gemeinsame Grundverantwortung als Menschen erkennen, die darin besteht, die dunklen Energien menschlichen Leidens in die Bewusstheit zu bringen, damit sie verdaut, integriert und in den Lebensfluss des

Zukunftspotenzials zurückgeführt werden können. Ganze Staaten sind aufgefordert, die sozialen Wunden zu heilen, die durch Krieg, Kolonialismus, Rassismus, Antisemitismus, geschlechtsspezifische Gewalt oder Umweltzerstörung entstanden sind. Wenn diese Arbeit ernsthaft betrieben wird, stellt sie den Fluss des Lichts, d. h. das bewusste Gewahrsein, im kollektiven Körper wieder her und trägt zu einer gesunden und nachhaltigen Gesellschaft bei.

Gus Speth, ein amerikanischer Umweltanwalt und ehemaliger leitender US-Berater für den Klimawandel, sagte einmal: »Früher dachte ich, die größten Umweltprobleme seien der Verlust der biologischen Artenvielfalt, der Zusammenbruch der Ökosysteme und der Klimawandel. Ich dachte, dreißig Jahre guter Wissenschaft würden diese Probleme lösen können. Ich habe mich geirrt. Die größten Umweltprobleme sind der Egoismus, die Gier und die Apathie. Um sie zu lösen, brauchen wir einen kulturellen und spirituellen Wandel.«[13]

Speth hat natürlich recht. Dabei muss man allerdings bedenken, dass der Egoismus, die Gier und die Apathie, von denen er spricht, in Wahrheit auch wieder nur *Symptome* eines größeren Problems sind: unseres unbewältigten kollektiven Schattens, der nicht geheilten kollektiven Traumata. Es liegt an unserer Bereitschaft, diese Grundursachen wahrzunehmen, zu erleben und zu transformieren – und dies wird den kulturellen und spirituellen Wandel herbeiführen, den Speth vorschlägt.

Wir können uns das globale Immunsystem als eine verfeinerte Resonanzkapazität vorstellen. Es repräsentiert die wesentlichste, uralte und evolutionäre Weisheit für den Umgang mit den reaktiven mentalen, emotionalen und psychosozialen Aspekten, die in uns als Reaktion auf die traumatischen Rückstände und die immer rascher fortschreitende Zerrüttung um uns herum entstehen.

Unabhängig davon, wie weit wir physisch von den sich ausbreitenden Unruhen oder Gräueltaten entfernt sein mögen – in der Ukraine, im Jemen, in Äthiopien, Haiti, Myanmar, Israel, Palästina und anderswo auf der Welt –, sind wir deswegen nicht weniger davon betroffen. Und gerade weil wir von diesen Ereignissen berührt werden, liegt es in unserer Macht, sie zu verändern. Die kollektive Heilung beginnt mit der Immunreaktion – den Erfahrungen, die in uns hochkommen, wenn wir mit den Realitäten vor Ort oder mit den Medienberichten und Bildern konfrontiert werden, die während eines aktiven Konflikts verbreitet werden. Selbst als entfernte Beobachter können wir uns durch diese Ereignisse aufgewühlt und aktiviert fühlen, was sich in vielerlei Formen äußern kann: in Angst, Schrecken, Wut, Empörung, Gefühllosigkeit oder Abschottung.

Es liegt jedoch in unserer Macht, unsere Gefühle und Reaktionen gleichzeitig zu *fühlen* und *bewusst zu beobachten* und ermöglicht es uns, ein gewisses Maß an Trauma-Energie zu verdauen und zu integrieren. Darin besteht die kollektive Immunreaktion in ihrem bewusstesten und partizipativsten Zustand. Und es ist lebenswichtig, dass wir lernen, an der kollektiven Selbstheilung teilzunehmen.

Das globale Immunsystem ist das Organ, über das wir durch eine Störung im Feld aktiviert werden, aber es ist auch das Instrument, mit dem wir uns bewusster auf die Welt um uns herum einstimmen können, um die Störung zu integrieren und das Gleichgewicht des lebendigen Systems wiederherzustellen. Nur eine kleine Anzahl von uns, eine kritische Masse, wenn Sie so wollen, muss sich engagieren, bevor eine neue Ebene kollektiver Kohärenz in mitfühlender Resonanz entsteht, die wie eine Stimmgabel das Feld in Schwingung setzt und die ganze Welt einlädt, mitzuschwingen.

INTEGRATION VON KOLLEKTIVEM TRAUMA ZUR HEILUNG DER WELT

Viele erkennen allmählich, wie ein nicht geheiltes persönliches Trauma die Entwicklung beeinträchtigen und sich in langfristigem Leiden und Beziehungsproblemen manifestieren kann. Was vielleicht weniger gut verstanden wird, ist die Tatsache, dass unbehandelte kollektive Traumata eine ähnliche Belastung für die Gesundheit und Entwicklung von menschlichen Gemeinschaften, Kulturen, Organisationen, Institutionen und Gesellschaften darstellen. In dem Maße, in dem wir Verletzungen, Missstände, Korruption oder Verfall in unseren Schulen, religiösen Einrichtungen, Unternehmen, Gesundheitssystemen, der Infrastruktur und der Umwelt beobachten, sehen wir die weitreichenden Auswirkungen der nicht behandelten kollektiven Wunden.

Wie ich in *Kollektives Trauma heilen* geschrieben habe, ist es meine Überzeugung, dass ungelöste systemische und multigenerationale Traumata die Entwicklung der Menschheitsfamilie verzögern, die Natur schädigen und die Weiterentwicklung unserer Spezies verhindern. Uns *nicht* um die verborgenen Wunden des kollektiven Menschenkörpers zu kümmern, bringt unseren Planeten weiter in Gefahr und stellt ein großes Risiko für das Überleben unserer Spezies dar.

Im Laufe vieler Jahre, in denen ich Gruppenveränderungsprozesse begleitet habe, darunter auch solche zwischen großen Gruppen von Deutschen und Israelis – zwei Gruppen mit einer wohlbekannten Erblast an gegenseitigen traumatischen Beziehungen –, bin ich zu einer Methode gelangt, mit der ich die Menschen durch einen zutiefst heilenden, bewusstseinsbasierten Prozess hindurch geleiten konnte, den *Collective Trauma Integration Process* (Kollektiven Trauma-Integrations-Prozess, CTIP).[14] Die Methodik hinter CTIP entwickelte sich durch die aufrichtigen und erhellenden Bemühungen jeder einzelnen teilnehmenden Person (und das sind inzwischen viele Tausende), die hingebungsvolle therapeutische Unterstützung all derer, die mich im Moderationsprozess begleitet haben, und durch sorgfältiges Studium der Pionierforschung und der bahnbrechenden wissenschaftlichen Erkenntnisse über Trauma.

Aus Kapitel 8 werden Sie sich erinnern, dass das Ziel von CTIP darin besteht, uns zu helfen, unsere gemeinsamen kulturellen und historischen Traumata zu bezeugen, zu erfahren und zu integrieren. Das Herzstück von CTIP, der erste und wesentlichste Bestandteil, der für die Verwirklichung dieses Ziels notwendig ist, besteht in der relationalen Kohärenz der Gruppe. Ausschlaggebend ist der Zusammenhalt der Gruppe, was nicht dasselbe ist wie die »Gleichheit« der Teilnehmenden und auch nicht von der Vertrautheit zwischen den Gruppenmitgliedern abhängt. Kohärente Beziehungen sind Ausdruck einer gemeinsamen Absicht und eines verkörperten Bewusstseins, und sie sind das Ergebnis einer geschickten Moderation.

Wenn echte Kohärenz entsteht, wird die höhere kollektive Intelligenz oder Weisheit der Gruppe aktiviert und nimmt auf eine Art und Weise Gestalt an, die wir vorher nicht planen oder konstruieren konnten.

Auf diese Art ist CTIP ein grundlegend *emergenter* (sich neu entwickelnder) Prozess des Gruppenbewusstseins, der gegenseitigen Verbundenheit und des gemeinsamen Zeugnis Ablegens. Wir könnten es als eine »*Wir-Raum*-Praxis« betrachten, denn das ist es.

Das CTIP-Modell entfaltet sich in sechs grundlegenden Phasen bzw. Wellen:

Welle 1: Beziehungskohärenz wird hergestellt und aufrechterhalten durch verkörpertes Gewahrsein und angeleitete transpersonale Moderation.

Welle 2: Während wir das Feld in die Präsenz holen (*Presencing*) mit der Absicht, kollektives Trauma zu erspüren, beginnen sich Symptome von Verleugnung oder Unterdrückung des Traumas bei den Mitgliedern der Gruppe zu zeigen. Zum Beispiel können einige zu gähnen anfangen oder ihre Fokussierung verlieren. Andere bemerken vielleicht, dass sie sich schläfrig oder irgendwie gereizt fühlen. Diese Befindlichkeiten werden als Symptome unseres Widerstands gegen das Trauma verstanden. Wenn bei den Gruppenmitgliedern Symptome auftauchen, sprechen wir dies auf sanfte Weise an und geben den Hinweis, mit allem, was auftaucht, präsent zu bleiben.

Welle 3: Wenn die Energie des Widerstands verarbeitet und geklärt ist, kann es zu einer neuen, kraftvolleren Energiewelle kommen. Diese Welle nimmt oft die Form eines Energieausbruchs an, der mit dem kollektiven Trauma zusammenhängt, das wir angehen wollen. Die Teilnehmenden können starke Emotionen empfinden, und es können historische oder überlieferte Gruppenerinnerungen zum Vorschein kommen

Welle 4: Während wir diese Energien gemeinsam verarbeiten, werden bestimmte Teilnehmende zu einem Kanal, durch den die kollektive Vergangenheit ausgesprochen, zum Ausdruck gebracht, anerkannt und von der Gesamtheit bezeugt werden kann. Gemeinsam gehen wir der Besonderheit dieser individuellen und kollektiven Stimmen nach, die unsere Arbeit verdeutlichen und uns dabei helfen, uns zu orientieren.

Welle 5: (Kleingruppenarbeit) Teilnehmende werden durch die 3-Sync-Übung geleitet, um Körper, Geist und Emotionen zu synchronisieren. Die Arbeit an der Gruppenintegration beginnt.

Welle 6: (Metaprozess) Die Kleingruppen kommen wieder als Ganzes zusammen, um sich weiter auszutauschen und transpersonales Zeugnis abzulegen sowie den Integrationsprozess innerhalb der Gruppe zu beginnen.

Damit der CTIP sicher und effektiv durchgeführt werden kann, stehen geschulte Assistenten bereit, um denjenigen zu helfen, die von den aufkommenden Emotionen überwältigt werden könnten. Wenn ich CTIP-Gruppen moderiere, sind ausgebildete Therapeuten, die mit mir zusammenarbeiten, immer anwesend und verfügbar, um jedem, der es benötigt oder wünscht, Einzelunterstützung zu geben, bis er sich bereit fühlt, wieder an der Gruppe teilzunehmen. Dies ist für die ethische Durchführung der Trauma-Integration in der Gruppe unerlässlich.

Die obigen Ausführungen sind eine stark komprimierte Beschreibung einer sehr viel tiefer gehenden Praxis des Gruppen-Presencing. Die Durchführung des CTIP erstreckt sich oft über mehrere Tage, da ein fachkundiger Prozess dieses Ausmaßes viel Sorgfalt und Zeit erfordert und im Allgemeinen nicht zu den in der heutigen Kultur gewünschten schnellen Lösungen passt. (Man hat mich gebeten, Artikel in der Art von »Fünf einfache Schritte zur Heilung von Traumata in der Gemeinschaft« für die Mainstream-Medien zu schreiben. Ich wünschte, es wäre so einfach!) Tiefenarbeit lässt sich selten an einem einzigen Nachmittag erledigen. Dennoch ist es immer wieder bewegend, die Heilung zu erleben, die selbst in einer Woche möglich ist, vor allem, wenn man das historische Ausmaß der Wunden bedenkt, mit denen wir es zu tun haben.

Das CTIP-Modell wurde vor dem Hintergrund der Trauma-Wissenschaft entwickelt und wird nach den folgenden Grundsätzen fachkundig durchgeführt:

Prävention ist unser erstes Ziel. In dem Maße, wie wir das Wesen und die Auswirkungen kollektiver Traumata besser verstehen, können wir uns als globale Gesellschaft besser darauf einstellen, die systemischen Störungen, die zu diesem Phänomen führen, von vornherein zu verhindern.

Wir sind es künftigen Generationen schuldig, uns mit dem kollektiven Trauma in unserer heutigen Welt auseinanderzusetzen. Wir müssen bereit sein zu untersuchen, wie sich ahnenbezogene, historische und transgenerationale Traumata überschneiden und wie sie auf der Ebene des kollektiven Unbewussten wirken, einschließlich der Art und Weise, wie sie viele unserer unhinterfragten sozialen Konzepte, Gewohnheiten und kulturellen Vereinbarungen prägen.

Die langfristigen Auswirkungen eines kollektiven Traumas sind nicht immer offensichtlich, und auch seine Ursache ist nicht immer klar. Viele der Folgen treten nicht unmittelbar nach dem traumatischen Ereignis auf, sondern entfalten sich erst im Laufe der Zeit. Ebenso ist die Trauma-Quelle nicht immer offensichtlich, wie es bei Naturkatastrophen oder bewaffneten Konflikten der Fall wäre. Stattdessen kann es mehrere und komplexe soziale Faktoren geben, die sich im Laufe der Zeit auswirken und zu einem kommunalen Trauma beitragen – beispielsweise problematische Polizeimethoden, Versagen des Bildungs- oder Gesundheitssystems sowie krisengeschüttelte Gemeinschaften. (Beispielsweise sind historisch traumatisierte Gemeinschaften oft als Erste und am härtesten von Klimaveränderungen betroffen bzw. sehen sich mit Problemen umweltbedingter Ungerechtigkeit übermäßig belastet).

Wir müssen besonders darauf achten, das Leiden – und die Weisheit – historisch traumatisierter Gruppen zu beachten und daraus zu lernen. Es liegt zwar nicht in ihrer Verantwortung, andere aufzuklären, aber wir können in einer Weise zusammenarbeiten, die dem Ganzen zugutekommt, insbesondere dort, wo aufrichtige Bemühungen um ausgleichende Gerechtigkeit willkommen und wirksam sind.

Auch wenn die Auswirkungen eines ungelösten Traumas schwerwiegend sein können, so verfügen doch alle Menschen und kollektiven menschlichen Systeme über einen eingebauten Mechanismus zur Heilung. Wenn ein sicherer, achtsamer Beziehungskontext angeboten wird und eine Trauma-informierte Betreuung gegeben ist, kann sich Heilung entfalten, und traumatische Erfahrungen können in Widerstandskraft, Stärke, Weisheit und ein größeres gemeinschaftliches Erwachen umgewandelt werden.

Wenn wir so viel wie möglich über die kurz- und langfristigen Auswirkungen von Traumata auf Menschen, Familien, Gemeinschaften und die Gesellschaft lernen, sind wir besser gerüstet, um künftige Krisen zu entschärfen und radikal neue Möglichkeiten zu manifestieren. Trauma-informierte Menschen, Gemeinschaften und Kulturen sind viel besser in der Lage, die kulturellen Kräfte und gesellschaftlichen Strukturen zu verändern, die andernfalls weitere Traumata fördern würden.

Im Wesentlichen ist CTIP ein kollektives Werkzeug, mit dem wir in das lebendige Bewusstseinsfeld hineinspüren und die fragmentierte Vergangenheit wieder zusammenfügen können. Diese

Arbeit wird uns nicht nur helfen, alte Wunden zu heilen, sondern vermag auch radikal neue menschliche Fähigkeiten in uns zu erwecken. Sie ist eine Einladung, unsere Gaben des Seins und Werdens voll und ganz wahrzunehmen. Dadurch ist nichts weniger als die Verwirklichung einer tieferen Verbundenheit möglich – ein lebendiger neuer Raum kollektiver Intelligenz und menschlicher Entfaltung.

DIE RESSOURCEN DER AHNEN

Wenn das Trauma eines Individuums oder einer Gemeinschaft besonders schwerwiegend ist, kann die Aussicht auf eine heilende Veränderung weit entfernt, wenn nicht gar unerreichbar scheinen. Doch jede Einschränkung des Heilungspotenzials ist an sich schon eine Verzerrung, denn der Körper eines jeden lebenden Menschen beinhaltet die gesammelten Erkenntnisse und die Intelligenz von unzähligen Jahrtausenden.

In einem ganz realen Sinne sind Ihre Vorfahren in Ihnen präsent. Ohne deren Existenz wären Sie nicht hier. Und obwohl es wahr ist, dass die unbewältigten Traumata Ihrer Vorfahren an Sie weitergegeben wurden, ist es ebenso wahr, dass deren Stärke und Resilienz, deren Gaben und Talente, deren Weisheit und Erkenntnisse jetzt in Ihnen verfügbar sind. Behalten Sie das im Auge, wenn Sie sich um Ahnenheilung bemühen – für sich selbst oder für andere –, und bauen Sie auf diese Ressourcen, wenn Sie sie brauchen.

Denken Sie über die Worte der Schriftstellerin Ella Frances Sanders nach, aus ihrem wunderschön illustrierten Buch *Alles ist aus Sternenstaub:*

> Der Kohlenstoff in dir, der etwa 18 Prozent von dir ausmacht, könnte in einer unendlichen Zahl von Lebewesen

> oder Naturkatastrophen existiert haben, bevor er zu dir fand …
>
> Weißt du, so weich bist du gar nicht; du bist Fels und Welle und die abblätternde Rinde der Bäume; du bist Marienkäfer und der Duft eines Gartens nach dem Regen. Wenn du dein Bestes gibst, schaffst du auch die Nordseite eines Berges.[15]

Das ist wahr. Und selbst der am meisten Zersplitterte, Gebrochene und Traumatisierte unter uns ist nicht weniger als ein Berg oder ein Stern.

WACHSEN ZUM LICHT

Ich habe das beschrieben, was ich als »das Licht der Zukunft« bezeichne, das strahlende Leuchten des Göttlichen, das sich in tiefe Augenblicke raumvoller Präsenz ergießt und profunde neue Potenziale für Kreativität und heilsamen Wandel beleuchtet. Das ist die *wahre* Zukunft, sehr verschieden von all den »Morgen«, für die wir Pläne schmieden, die wir dann aber als bloße Wiederholungen von vergangenen Mustern und unerlöstem »Gestern« ausleben.

Wie Zimmergärtner wohl wissen, richten heliotrope Pflanzen und Blüten ihr Wachstum in Richtung des Leben spendenden Sonnenlichts aus. Stellt man eine Zimmerpflanze in Fensternähe, wenden sich ihre Blätter und Zweige schon bald dem hereinströmenden Licht zu. David L. Cooperrider, Autor und Mitbegründer der Theorie der *Appreciative Inquiry* (wertschätzenden Erkundung), macht den »faszinierenden Vorschlag, dass menschliche Systeme ihrem Wesen nach weitgehend ›heliotrop‹ sind, was bedeutet, dass sie eine beobachtbare und weitgehend automatische Tendenz aufweisen, sich in Richtung positiv zu erwartender Zukunftsbilder zu entwickeln«.[16] Laut Cooperrider »entwickeln sich soziale Systeme in Richtung der positivsten Bilder, die sie von sich selbst hochhalten – also auf das, was ihnen Leben und Energie gibt«. Und genau das hält das Licht einer wahrhaftigeren und schöneren Zukunft für uns bereit. Wir sind es uns selbst schuldig – und uns allen miteinander und diesem heiligen Planeten, den wir Heimat nennen – uns auf dieses Licht auszurichten. Ihm *entgegen* zu wachsen.

Stellen Sie sich vor, wie unsere Welt aussehen könnte, wenn wir das täten: eine Welt, in der unsere Institutionen, Organisationen und natürlichen Ökosysteme ein Ausdruck von Resilienz und Gleichgewicht sind. In der wir kollektive Intelligenz und Beziehungsweisheit praktizieren und faire, partizipative und harmonische Gemeinschaften bilden. Ein Ort, an dem wir gerne und unserer Verantwortung bewusst als Eltern, Partner, Führungskräfte und Bürger agieren. Wo Lehrer, medizinische Fachkräfte, Ersthelfer und andere ebenso unterstützt und betreut werden, wie sie ihre Gemeinschaften unterstützen und betreuen. Eine Welt, in der wir die Natur als heilig erachten und uns für den Schutz der natürlichen Ökosysteme und Ressourcen einsetzen. Wo wir daran arbeiten, Mangel zu beseitigen, wirtschaftliche und soziale Ungleichheit auszugleichen und zu reparieren, und jedem Einzelnen seinen ehrenvollen Platz innerhalb des großen Ganzen zurückzugeben.

Wie wir in diesem Buch erforscht haben, ist Einstimmung der Akt, mehr Licht zu bringen – mehr Bewusstsein, Raum und Präsenz, um kohärente Beziehungen herzustellen und die Selbstheilungsfunktion zu verbessern oder zu reparieren. Die kollektive Einstimmung ist der Akt, mit dem wir mehr Licht in das soziale Feld bringen, um das ausgedehnte Beziehungsgeflecht zusammenzuhalten und das Gleichgewicht wiederherzustellen für die große Kette immer komplexer werdender menschlicher Familien, Gemeinschaften, Kulturen und Nationen – und damit vielleicht das zu erfüllen, was Teilhard de Chardin einst beschrieb als »ein System, dessen Einheit mit einem Anfall harmonischer Komplexität einhergeht«.[17]

Dies ist die glänzende Vision von der Zukunft der Menschheit, die ich als Leitbild hochhalte.

Ich habe auch dargelegt, was ich für unsere angeborenen Menschenrechte halte: *Sein, Werden, Zugehörigkeit.* An diese heiligen Rechte ist natürlich auch eine große Verantwortung geknüpft: die Pflicht, im Einklang mit der Gesundheit und dem Wohlergehen aller Wesen zu handeln. Wir leben in einer Zeit erstaunlicher Umwälzungen und unvorstellbarer Verheißungen. Die zutiefst komplexen Herausforderungen, vor denen wir stehen – schier unlösbare soziale Probleme, geopolitische Konflikte, existenzielle Bedrohung durch den planetaren Klimawandel –, erfordern eine neue Ebene menschlicher Zusammenarbeit. Jeder von uns hat die Chance, an dieser lebenswichtigen Aufgabe teilzunehmen: unseren Teil an Licht und heilender Kohärenz beizutragen für unsere Welt im Umbruch. Dieses Werk fordert uns auf, unsere Wahrnehmung und unser Verhältnis zu den Verwerfungen und Störungen, den Rückständen vergangener Traumata in uns und um uns herum zu erweitern – genauso wie unsere gegenseitige Wahrnehmung und unser Verhältnis zueinander. Dieser Moment bietet uns eine einzigartige Chance, widerstandsfähigere Gemeinschaften und Kulturen zu kreieren, die stark *und* sensibel zugleich, widerstandsfähig *und* flexibel, neugierig *und* weise genug sind, um den globalen Herausforderungen frontal zu begegnen und sie mit einem neuen Grad an Einigkeit und Kreativität zu bewältigen.

Wenn wir unsere heilige Verantwortung für die Integration von Traumata wahrnehmen, beseitigen wir in der Tat unsere Anteile aus dem kollektiven Trauma-Feld und verringern so die

Gesamtlast des Leidens für andere. Das ist nicht nur etwas, das ein paar von uns tun sollten – es ist eine Aufgabe, die wir alle, wenn wir bewusst und dazu in der Lage sind, erfüllen *müssen.*

Ich bitte Euch innig, es zu versuchen.

Nachwort

Jenseits aller Technik sind es die Beziehungen, die heilen.

– LEWIS MEHL-MADRONA

Menschen sind Geschichtenerzähler, das heißt, wir sind Sinnstifter. Die Geschichten, die wir darüber erzählen, wer wir sind, woher wir kommen und welche Dinge uns wichtig sind, vermitteln uns ein reiches Gefühl von Zugehörigkeit, Verstehen, Sinn und Orientierung. Trauma sprengt unsere Geschichten. Traumata machen die Sicherheit alter kultureller Narrative zunichte und beschädigen unser Gefühl von gemeinsamer Identität, Zugehörigkeit und Sinnhaftigkeit. So führt kollektives Trauma in eine Sinnkrise.

Vor dem Trauma wussten wir, wer wir waren. Wir fühlten uns sicher, verbunden und zielbewusst. Nach dem Trauma fühlen wir uns entwurzelt, abgekoppelt, ungeborgen und verunsichert. Um wieder ein Gefühl von Sicherheit und Sinnhaftigkeit zu gewinnen, lernen wir, unsere kulturelle Identität auf den historischen Bezugsrahmen unseres gemeinsamen Leidens und Überlebens auszurichten – und vielleicht eines Tages auf unsere unversehrte Ganzheit. So schreibt Gilad Hirschberger, Professor für Sozialpsychologie an der israelischen Reichman University:

> Für die Opfer mag das Erinnern des Traumas helfen, um als Gruppe zu überleben; es kann aber auch eine erhöhte existenzielle Bedrohung darstellen, die den Anstoß gibt für eine Sinnsuche und die Bildung eines Generationen-übergreifenden kollektiven Selbst. Für die Täter stellt die Erinnerung an das Trauma eine Bedrohung ihrer kollektiven Identität dar, der durch Verleugnung der Geschichte, Verharmlosung der Schuld am begangenen Unrecht, Umgestaltung der Erinnerung an das Ereignis und Verbarrikadierung der Tür zur Geschichte begegnet werden kann – oder durch Übernehmen der Verantwortung.[1]

Besteht die Verleugnung der historischen Tatsachen weiter fort, kommt dies einer erneuten Auslöschung der Gruppe von Überlebenden gleich – eine schreckliche Retraumatisierung. Verleugnung bedeutet aber auch eine unbewusste Einwilligung zur Regression, und somit zur Verweigerung des eigenen inneren Wachstums und der Weiterentwicklung. Wenn sie aber ihre Verantwortung übernehmen, distanzieren sich die Täter eines kollektiven Traumas, wie auch ihre Nachkommen, von dem Narrativ, das sie prägte, und identifizieren sich schließlich nicht mehr mit ihrem früheren Gruppenselbstbild. Sie finden zu einem neuen Gefühl der Gruppenwertschätzung, indem sie ihre gemeinsamen Narrative neu erzählen: mit Eigenverantwortung, Rechenschaftslegung, Wahrhaftigkeit und einem Gefühl vertieften Verstehens und Einbezogenseins. Aus einer Haltung von Verantwortung gegenüber den Traumatisierten, der gesamten Kultur und dem eigenen künftigen Nachwuchs erwächst neuer Sinn, entstehen neue Zielsetzungen, neue Geschichten. Wie Hirschberger schreibt: »Es handelt sich um einen Identitätsfindungsprozess, der die Gefühle von Selbstachtung, Kontinuität, Einzigartigkeit, Zugehörigkeit, Wirkmächtigkeit und letztlich das Gefühl von Lebenssinn einschließt.«[2]

Trauma an sich ist ein Zustand von Abwesenheit: die Abwesenheit von einem ausreichenden Maß an Sicherheit, Unterstützung, Ressourcen und Liebe, die Abwesenheit von verkörperter Beziehung. Was daher in Zeiten der Traumatisierung am meisten gebraucht wird, sind Großzügigkeit, Sicherheit, Präsenz, Einfühlung, Fürsorge und verkörpertes In-Beziehung-Sein. Das sind die Voraussetzungen, die es uns ermöglichen, aus unserer Trauma-Erfahrung einen Sinn, neues Wachstum und Weisheit zu gewinnen. Zu dieser Weisheit gehört auch die Fähigkeit, sich tiefer einstimmen und mehr von der Welt in sich aufnehmen zu können, womit ich die Fähigkeit meine, mit der Welt innerhalb und außerhalb von uns selbst in Beziehung bleiben zu können. Den Weltenraum eines anderen Menschen in sich zu beherbergen ist ein äußerst intimer und beziehungsvoller Akt. Im Grunde ist es ein Ausdruck von Liebe. Indem wir lernen, mehr von der Welt in uns aufzunehmen – mehr von ihrer Unordnung, ihrer Traurigkeit, ihrer Verwirrtheit, ihrer Schönheit –, wächst in uns die einzigartige göttliche Fähigkeit zu lieben.

Wenn wir uns fühlen können, in aktiver Beziehung zueinander und zu unserer natürlichen Umwelt, dann wird unser Geist zum Instrument, mit dem die Seele ihre Schönheit ausdrückt. Und das ist die Liebe, die sich ständig ereignet und immer präsent ist. In diesem dynamischen Fluss erwachen wir zu uns selbst als leuchtende Ausdrucksformen des Lebens und spüren – immer, als wäre es das erste Mal – unsere angeborene Vertrautheit mit der heiligen, zeitlosen und liebevollen Präsenz, die dich in einem Kosmos verkörpert, der vor Bewusstsein strahlt. Auch das ist Liebe.

Die Liebe ist im Mittelpunkt von allem. Sie ist die Wurzel und das Herz, die Basis und das Feuer. Sie ist die Quelle unserer tiefsten Sehnsucht nach Verbindung und Beziehung, nach Wachstum und Heilung, nach Sein und Werden und Dazugehören. Dies sind die einfachsten und wesentlichsten Bestandteile der heilenden Beziehung, und sie sind auch ihr Endprodukt: die höheren Fähigkeiten, die uns als *Resultat* der gemeinsamen Heilung zuteilwerden.

Ich glaube, wir sind zu einer neuen Ära der Heilungsarbeit aufgerufen: Wir sollen nun lernen, die persönliche Heilungsarbeit mit der Ahnenheilung und der kollektiven Heilung zu verbinden. Dazu bedarf es einer globalen Heilungsbewegung, die sich mit der komplexen, systemischen Beschaffenheit des menschlichen Leidens auf diesem Planeten auseinandersetzt. Um dies zu verwirklichen, müssen wir an die Wurzel gehen. Wir müssen lernen, uns selbst als mehr zu betrachten, als voneinander getrennte Individuen, mehr als unsere Stammesidentitäten, unsere politischen und nationalen Identitäten. Wir müssen unsere fundamentale Verantwortung in Beziehung zu anderen Menschen und zur Natur anerkennen. Wir müssen zu dem Bewusstsein unserer tiefgreifenden – und zutiefst heiligen – Interdependenz erwachen. *Nicht* aufzuwachen ist keine Option mehr; unser Überleben hängt davon ab.

Mit zunehmender Komplexität der Zivilisation werden die Krisen, mit denen wir konfrontiert sind, immer heimtückischer, unlösbarer und gefährlicher. Die Menschheit hat allerdings schon zahllose andere Epochen überlebt, die von Krisen und radikalen Veränderungen geprägt waren. In unserem Körper ist die kodierte Intelligenz unzähliger Generationen enthalten, das Licht von Jahrmillionen an Leben. Deshalb bin ich sehr zuversichtlich, dass wir die vor uns liegenden Herausforderungen überwinden werden.

Mögen wir neue Pfade der eingestimmten Beziehung und heilenden Integration entwickeln. Mögen wir zu einer neuen Geschichte des Seins, des Werdens und der Zugehörigkeit heranreifen. Mögen wir uns beherzt und zuversichtlich auf das funkelnde Licht unserer evolutionären Zukunft zubewegen und entdecken, dass wir bereits ganz sind – und es schon immer waren.

Dank

Dieses Buch hätte nie realisiert werden können ohne die Hunderttausenden Menschen, die an meiner Arbeit in den letzten mehr als zwanzig Jahren mutig teilgenommen, sie unterstützt und ihren Beitrag dazu geleistet haben. Ihnen allen gilt mein herzlicher Dank. Sie haben die Arbeit, die in diesem Buch beschrieben wird, entscheidend geprägt.

Jedem Einzelnen, dessen harte Arbeit und Geist der Zusammenarbeit geholfen haben, dieses Buch zur Welt zu bringen, schulde ich meinen aufrichtigsten Dank. Julie Jordan Avritt, ich danke Dir nochmals dafür, dass du Dein Handwerk und Deine sprachliche Raffinesse in das Schreiben dieses Buches eingebracht hast; ich bin dankbar für den Reichtum, der sich in unserer Zusammenarbeit entfaltet. Ebenso möchte ich Tami Simon für das Vertrauen in meine Arbeit danken, sowie allen bei Sounds True, die dazu beigetragen haben, dass mein Werk gedruckt werden konnte, wie Jennifer Brown, Sarah Stanton, Gretel Hakanson, Jade Lascelles und insbesondere Laurel Kallenbach, deren brillantes Feedback diesen Seiten zu Glanz und Feinschliff verhalf. Auch möchte ich Lori Shridhare danken für ihren brillanten redaktionellen Einblick und ihren selbstlosen Beitrag zu meiner Arbeit, und Amy Fox für ihre tiefe, herzliche Freundschaft ebenso wie für ihre Mitarbeit und redaktionelle Unterstützung.

Dieses Buch im Speziellen und meine Arbeit im Allgemeinen sind unermesslich bereichert worden durch die Weisheit, Einsichten und zahlreichen tiefgehenden und inspirierenden Gespräche, die ich mit anerkannten Experten in den Bereichen Trauma und menschliche Beziehungen führen konnte. Mein tief empfundener Dank gilt Reverend angel Kyodo williams, Kamilah Majied, Ruby Mendenhall, Angel Acosta und Karen Simms für deren Weisheit, Orientierung und Partnerschaft bei der Arbeit zur Bewältigung ethnischer Traumata und zur Vertiefung der Vielfalt in unserer Gemeinschaft. Ihre Brillanz und Großzügigkeit haben wesentlich zur Vertiefung meiner Arbeit beigetragen. Außerdem möchte ich Eduardo Duran, Peter A. Levine, Gabor Maté, Stephen Porges und Dan Siegel danken, deren Expertise zum Thema Trauma mein Denken und meine Arbeit geprägt hat. Danke für die vielen brillanten Gespräche und die großzügige Mitwirkung am alljährlichen Collective Trauma Summit.

Mein Dank geht auch an Kosha Joubert, CEO des Pocket-Projekts, und an all die hervorragenden Teammitglieder und das Beratungsgremium, die mitgeholfen haben, die Mission und Vision dieser Organisation zu verwirklichen. Eure unermüdliche Courage, Euer Engagement und Euer Beitrag zur Erforschung und zum Verstehen von kollektivem Trauma sind wesentliche Bausteine für die Zukunft der kollektiven Heilung. Meine aufrichtigste Dankbarkeit schulde ich auch den Mitgliedern des Kernteams – Laura Calderón de la Barca, Hilorie Baer, Markus Hirzig und Heidi Wohlhüter – für ihre einzigartigen Beiträge zu diesem Buch und für die Arbeit, die wir zusammen machen. Danke auch an die außergewöhnlichen Ute Kostanjevec, Stacey Marvel, Claire Lanyado, Ami Singh, Karen Ben Baruch, Mathias Weitbrecht, Alli Brooks sowie alle, die bei Inner Science, LLC, Sharing the Presence, GmbH, und der Academy of Consciousness Evolution, Ltd. mitwirken. Eure besondere Meisterschaft und Euer Engagement sind ein unschätzbarer Beitrag. Vielen Dank auch an die vielen Mentoren und Assistenten, die geholfen haben, das Timeless Wisdom Training auf die Beine zu stellen und zu organisieren.

Ich entbiete meine Dankbarkeit im Gedenken an Terry Patten. Mögest Du in Frieden ruhen, mein lieber Freund. Und meinem lieben Freund und spirituellen Mentor David Ifergan schulde ich besonderen Dank für seine profunde Begabung für Einstimmung und mystische Weisheit, die sehr tief reichen.

Und schließlich mein zutiefst empfundenes Dankeschön an meine Frau Yehudit Sasportas und unsere Tochter Eliya, meine wichtigsten Lehrerinnen in der Kunst der Einstimmung, der tiefen Beziehung und Liebe.

Anmerkungen

[Anmerkung des Verlags] Alle Zitate in diesem Buch wurden von Hanna R. Müller übersetzt.

EINLEITUNG

1. Joan Halifax, *The Fruitful Darkness: A Journey Through Buddhist Practice and Tribal Wisdom* (San Francisco: Harper Collins, 1993), xvi.
2. Radhika Deshmukh, et al., »Diverse Metabolic Capacities of Fungi for Bioremediation«, *Indian Journal of Microbiology* 56, Nr. 3 (Sept. 2016), 247–264.
3. Beatrice Bruteau, *God's Ecstasy: The Creation of a Self-Creating World* (New York: Crossroad, 1997).
4. Cynthia Bourgeault, *Personal Transformation and a New Creation: The Spiritual Revolution of Beatrice Bruteau,* Hrsg. Ilia Delio (Maryknoll, NY: Orbis Books, 2016), 77–78.
5. Hildegard von Bingen, *Meditations with Hildegard of Bingen*, Hrsg. Gabriele Uhlein (Santa Fe, NM: Bear & Company, 1982), 41.
6. Thomas Berry, *Evening Thoughts: Reflecting on Earth as a Sacred Community* (Berkeley, CA: Counterpoint, 2015), 17–18.
7. Brigid Brophy, *Black & White: A Portrait of Aubrey Beardsley* (New York: Stein and Day, 1969).

KAPITEL 1: URALTE PRINZIPIEN, EVOLUTIONÄRE ERKENNTNISSE

1. Manjit Kumar, *Quantum: Einstein, Bohr and the Great Debate about the Nature of Reality* (London: Icon Books, 2014), 312.
2. Robert Lanza mit Bob Berman, *Biocentrism: How Life and Consciousness Are the Keys to Understanding the True Nature of the Universe* (Dallas, TX: BenBella Books, 2010).
3. Malcolm W. Browne, »Far Apart, Two Particles Respond Faster than Light«, *The New York Times*, Juli 22, 1997: C, 1.
4. F. Fröwis, P.C. Strassmann, A. Tiranov, et al., »Experimental certification of millions of genuinely entangled atoms in a solid«, *Nature Communications* 8, Nr. 907 (2017): 1.
5. Mark DeWolfe Howe, Hrsg., *Holmes-Pollock Letters: The Correspondence of Mr. Justice Holmes and Sir Frederick Pollock, 1874–1932* (Cambridge, MA: Harvard University Press, 2. Aufl., 1961), 109.
6. Jean Gebser, *The Ever-Present Origin, Part One: Foundations of the Aperspectival World and Part Two: Manifestations of the Aperspectival World,* übersetzt ins Englische von Algis Mickunas und Noel Barstad (Athens, OH: Ohio University Press, 2020).
7. David A. Kunin, *Kaddish* (New York, NY: New Paradigm Matrix, 2016), 384.

KAPITEL 2: GRUNDLEGENDE PRINZIPIEN DER MENSCHLICHEN ENTWICKLUNG

1. Peter Levine, *Trauma and Memory: Brain and Body in a Search for the Living Past* (Berkeley, CA: North Atlantic Books, 2015), 74–94.
2. Katherine Gould, »The Vagus Nerve: Your Body's Information Superhighway«, *LiveScience* (12. Nov. 2019), Zugriff Jan. 2020, https://tinyurl.com/tbdchcg.
3. Sarah Beutler, et al. »Trauma-related dissociation and the autonomic nervous system: a systematic literature review of psychophysiological correlates of dissociative experiencing in PTSD patients«, *European Journal of Psychotraumatology* 13:2 (Nov. 2022). DOI: 10.1080/20008066.2022.2132599.
4. Stephen W. Porges, »The polyvagal perspective«, *Biological Psychology* 74, Nr. 2 (Feb. 2007), 116–143.
5. »Tend-and-befriend response«, *APA Dictionary of Psychology*, American Psychological Association (2018), Zugriff Jan. 2020, https://tinyurl.com/thkyqwh.
6. George Santayana, *Reason in Common Sense: The Life of Reason, Volume 1* (Mineola, NY: Dover Publications, 1980).

KAPITEL 3: DIE KUNST DER EINSTIMMUNG

1. Daniel J. Siegel, *Mindsight: The New Science of Personal Transformation* (New York: Bantam Books, 2010), 10, 27.
2. Jini Patel Thompson, »Hawks vs. Horses for Human Therapy & Energy Training«, YouTube-Video, 35:01. Publ. 10. Nov. 2019, youtube.com/watch?v=jfJ7aRqZJKg.

KAPITEL 4: DIE KUNST DER TRANSPARENTEN KOMMUNIKATION

1. Rupert Sheldrake, *Dogs That Know When Their Owners Are Coming Home* (New York: Random House, 1999), 303.
2. John Hogan, »Scientific Heretic Rupert Sheldrake on Morphic Fields, Psychic Dogs, and Other Mysteries«, *Scientific American* Blog (Juli 2014), tinyurl.com/ybs-knytg.
3. Peter Senge, Otto Scharmer, Joseph Jaworski, Betty Sue Flowers, »Awakening Faith in an Alternative Future«, *Reflections: Society for Organizational Learning Journal* 5, Nr. 7 (2004), 3.
4. Robin Wall Kimmerer, *Gathering Moss: A Natural and Cultural History of Mosses* (Corvallis, OR: Oregon State University Press, 2003), 11.
5. Cynthia Bourgeault, *Personal Transformation and a New Creation: The Spiritual Revolution of Beatrice Bruteau*, Hrsg. Ilia Delio (Maryknoll, NY: Orbis Books, 2016), 85.
6. Rupert Sheldrake, *Dogs That Know*, 24.
7. Robert Lanza, *Beyond Biocentrism: Rethinking Time, Space, Consciousness, and the Illusion of Death* (Dallas, TX: BenBella Books, 2016), 153, 73.
8. Richard Tarnas, *Cosmos and Psyche: Intimations of a New World View* (New York: Viking/Penguin Group, 2006), 448.

KAPITEL 5: PRESENCING DES SCHATTENS

1. Christopher Uhl, *Developing Ecological Consciousness* (Washington, C: Rowman and Littlefield Publishers, 2013), 206.
2. Edward Edinger, *Transformation of the God-Image: An Elucidation of Jung's Answer to Job* (Scarborough, ON: Inner City Books, 1992), 70–71.
3. Marcie Boucouvalas, *Creativity, Spirituality, and Transcendence: Paths to Integrity and Wisdom in the Mature Self,* Hrsg. Melvin Miller und Susanne Cook-Greuter (Stamford, CT: Ablex Publishing, 2000), 210.
4. Beena Sharma, »Midwifing the New Unity«, Unity Leaders.org (März 2013), Zugriff August 2020, tinyurl.com/y3hd3tuh.
5. »Embodied Cognition«, *Stanford Encyclopedia of Philosophy* (Juni 2011), Zugriff Juli 2021, tinyurl.com/zpj4ck4d.
6. Ana Lucía Valencia und Tom Froese, »What binds us? Inter-brain neural synchronization and its implications for theories of human consciousness«, *Neuroscience of Consciousness* 3030, 6(1): doi: 10.1093/nc/niaa010.
7. Jorge Ferrer, *Revisioning Transpersonal Theory: A Participatory Vision of Human Spirituality* (Albany, NY: State University of New York Press, 2002), 2–3.

KAPITEL 6: DIE AUSWIRKUNGEN VON TRAUMA

1. Janna Levin, *Black Hole Survival Guide* (New York: Knopf, 2020), 5.
2. Es ist unklar, wie viele Männer, Frauen und Kinder bei Primo Levis Transport von Italien nach Auschwitz überlebten. Einige Quellen geben an, Levi sei nur einer von dreien gewesen; die meisten schätzen, dass es zwanzig waren. Laut Berel Lang, dem Autor von *Primo Levi: The Matter of a Life* (New Haven, CT: Yale University Press, 2013), überlebten vierundzwanzig.
3. Primo Levi, *The Reawakening*, übersetzt ins Englische von Stuart Woolf (London: The Bodley Head, 1965), 207.
4. Elie Wiesel, »Con l'incubo che tutto sia accaduto invano« [»Mit dem Albtraum, dass alles vergebens geschah«], *La Stampa* Turin, 14. April 1987, 3.
5. William Faulkner, *Requiem for a Nun* (New York: Vintage Books, 1951), 73.
6. »What is Psychological Trauma?« Penn Center for Trauma Response and Recovery, Perelman School of Medicine, University of Pennsylvania, Zugriff 16. Februar 2023, mentalhealth.cityofnewyork.us/wp-content/uploads/2021/04/033121-TraumaSupport-Guide-FINAL.pdf.
7. Peter A. Levine, *Healing Trauma: A Pioneering Program for Restoring the Wisdom of Your Body* (Boulder, CO: Sounds Truc, 2008), 2.
8. Peter Levine, *Healing Trauma,* 13.
9. »Child Trauma Effects«, *The National Child Traumatic Stress Network*, Zugriff 1. Januar 2020, tinyurl.com/yanccf5n.

10. Clara Mucci, *Beyond Individual and Collective Trauma: Intergenerational Transmission, Psychoanalytic Treatment, and the Dynamics of Forgiveness* (New York: Routledge, 2013), 2.
11. Werner Bohleber, »Remembrance, trauma, and collective memory: The battle for memory in psychoanalysis«, *The International Journal of Psychoanalysis* 88, Nr. 2 (2007): 335.
12. »ACEs and Toxic Stress«, *Harvard University Center on the Developing Child*, Zugriff Dezember 2020, tinyurl.com/y7nm7ajj.
13. Ibid.
14. Maria Yellow Horse Brave Heart, »The historical trauma response among natives and its relationship with substance abuse: a Lakota illustration«, *Journal of Psychoactive Drugs* 35, Nr. 1 (Januar-März 2003), 7.
15. Helen Epstein, *Children of the Holocaust: Conversations with Sons and Daughters of Survivors* (New York: Penguin, 1988), 185–90.
16. Martha Henriques, »Can the Legacy of Trauma Be Passed Down the Generations?« *BBC Future* (26. März 2019), BBC.com/future/article/20190326-what-is-epigenetics.
17. Ibid.
18. Exodus 34: 6–7 (King James Version).
19. Bessel van der Kolk, Alexander McFarlane und Lars Weisaeth, *Traumatic Stress: The Effects of Overwhelming Experience on Mind, Body, and Society* (New York: Guilford Press, 1996), 4.
20. Cathy Caruth, Hrsg., *Trauma: Explorations in Memory* (Baltimore, MD: Johns Hopkins University Press, 1995), 11.

21. Ausschnitt eines Interviews mit Hilorie Baer, das Julie Jordan Avritt im November 2021 zum Thema Ahnenheilung führte.
22. Clara Mucci, *Beyond Individual and Collective Trauma* (New York: Routledge, 2013), 4.
23. Kai T. Erickson, *Everything in Its Path: Destruction of Community in the Buffalo Creek Flood* (New York: Simon & Schuster, 1976), 154.
24. George Musser, »The Most Famous Paradox in Physics Nears Its End«, *Quanta Magazine* (29. Oktober 2020), Zugriff 1. Januar 2021, tinyurl.com/yxdcoscf.

KAPITEL 7: DIE KRAFT DER HEILENDEN BEZIEHUNG

1. Stephen Mitchell, *Laotse: Tao Te King*, übersetzt ins Englische von Stephen Mitchell (New York: HarperPerennial, 1988), 63.
2. Daniel Siegel, *Mindsight.* (New York: Bantam, 2010), 9–10.
3. Einleitung zu *Multisystemic Resilience*, Hrsg. Michael Ungar (Oxford University Press, 2001), 1.
4. Richard Tedeschi und Lawrence Calhoun, »Posttraumatic Growth: Conceptual Foundations and Empirical Evidence«, *Psychological Inquiry* 15, Nr. 1 (2004): 1–18.
5. Stephen Mitchell, *Laotse: Tao Te King*, 25.

KAPITEL 8: ANLEITUNG FÜR PROZESSBEGLEITENDE DER HEILUNG

1. Andreas Weber, »Skincentric Ecology«, *Minding Nature* 14 (Frühjahr 2021), Nr. 1, humansandnature.org/skincentric-ecology.

2. Andrew Garner und Michael Yogman, »Preventing Childhood Toxic Stress: Partnering with Families and Communities to Promote Relational Health«, Policy Statement, *American Academy of Pediatrics* 148, Nr. 2 (2021).
3. Ibid.
4. *The Surgeon's Cut: Saving Life Before Birth*, Regie: Andrew Cohen und James Van der Pool. BBC-Studios für Netflix, 2020.
5. Mein Buch *Kollektives Trauma heilen: Persönliche und globale Krisen verstehen und als Chance nutzen*, deutsche Ausgabe 2021 (München: Irisiana Verlag, Penguin Random House, 2021), erschien 2020 auf Englisch unter dem Titel *Healing Collective Trauma: A Process for Integrating Our Intergenerational and Cultural Wounds* bei Sounds True.
6. Dr. Gabor Maté wurde gefeatured in dem Film *The Wisdom of Trauma*, Regie: Zaya und Maurizio Benazzo, Science & Nonduality (2021): 16:18 Min.
7. J. F. Le Goff, »Boszormenyi-Nagy and Contextual Therapy: an overview«, *The Australian and New Zealand Journal of Family Therapy* 22, Nr. 3): (2001): 147–57.
8. Arnold Mindell, *River's Way: The Process Science of the Dreambody* (Portland, OR: Deep Democracy Exchange, 2011), 11.
9. Joy Harjo, *Poet Warrior: A Memoir* (New York: W. W. Norton & Company, 2021), 20.
10. Joy Harjo, 53.

KAPITEL 9: DIE HEILUNG DER AHNEN

1. Birago Diop, »Spirits«, in *The Negritude Poets: An Anthology of Translations from the French*, Hrsg. und übersetzt ins Englische von Ellen Conroy Kennedy (New York: Viking Press, 1975), 152–4.
2. Daniel Foor, *Ancestral Medicine: Rituals for Personal and Family Healing* (Rochester, VG: Bear & Company, 2017), 21.
3. Ewen Callaway, »Fearful memories haunt mouse descendants«, *Nature* (1. Dezember 2013), nature.com/articles/nature.
4. Aus »An Indigenous Lens on Psychotherapy as a Soul Healing«, Vortrag von Dr. Eduardo Duran im Oktober 2021 beim *Collective Trauma Summit 2021: Collective Healing in Action*.
5. Harville Hendrix, *Getting the Love You Want: A Guide for Couples* (New York: Henry Holt & Company, 1988).

KAPITEL 10: HEILUNG FÜR DAS KOLLEKTIV

1. Jamey Keaten, »UN: 6.5 million people displaced inside Ukraine due to war«, *Associated Press News* (18. März 2022).
2. »Figures at a Glance«, *UNHCR: The UN Refugee Agency*, Zugriff März 2022, unhcr.org/en-us/figures-at-a-glance.html.
3. »About Refugees«, *The National Child Traumatic Stress Network (NCTSN)*, Zugriff März 2022, tinyurl.com/mv7jafu2.
4. »Five Facts on Climate Migrants«, *United Nations University: Institute for Environment and Human Security* (2015), Zugriff März 2022, tinyurl.com/3x7wawxt.

5. Thomas Moore, »A Dark Night of the Soul and the Discovery of Meaning«, *Kosmos Quarterly* (Frühjahr/Sommer 2015), tinyurl.com/mr3dh76k.
6. Der Begriff *Holodomor* ist abgeleitet von den ukrainischen Wörtern für Hunger (*holod*) und Auslöschung, Ausrottung (*mor*).
7. Anne Applebaum, *Red Famine: Stalin's War on Ukraine* (New York: Doubleday, 2017).
8. Andrea Graziosi, »The Soviet 1931–1933 Famines and the Ukrainian Holodomor: Is a New Interpretation Possible, and What Would Its Consequences Be?« *Harvard Ukrainian Studies*, 27 (1–4): 97–115.
9. Samantha Marriage und Keith Marriage, »Too Many Sad Stories: Clinical Stress and Coping«, *The Canadian Child and Adolescent Psychiatric Review* (November 2005) 14, Nr. 4: 114–117.
10. Luke Munn, »Angry by Design: Toxic Communication and Digital Architectures«, *Humanities and Social Sciences Communications* 7, Nr. 53 (2020), doi.org/10.1057/s41599-020-0050-7.
11. Johann Wolfgang von Goethe, »Bedeutende Fördernis durch ein einziges geistreiches Wort«, Kunsttheoretische Schriften und Übersetzungen [Band 17–22], Berliner Ausgabe. Hrsg. Siegfried Seidel (Berlin: Aufbau, 1960 ff.), S. 385.
12. Gordon Wells, *Dialogic Inquiry: Towards a Sociocultural Practice and Theory of Education* (Cambridge, UK: Cambridge University Press, 1999), vii.
13. Gus Speth, *Practicing Sustainability*, Hrsg. Guruprasad Madhavan et al. (New York: Springer Science & Business Media, 2012).

14. Der Kollektive Traumaintegrationsprozess (CTIP) wird von mir ausführlicher beschrieben in *Kollektives Trauma heilen.* (Siehe auch Kapitel 8, Anm. 5).
15. Ella Frances Sanders, *Eating the Sun: Small Musings on a Vast Universe* (New York: Penguin Books, 2019).
16. David L. Cooperrider, »Positive Image, Positive Action: The Affirmative Basis of Organizing«, *Appreciative Management and Leadership: The Power of Positive Thought and Action in Organization* (New York: Crown Cover Publishing, 1999), 2.
17. Teilhard de Chardin, *The Phenomenon of Man*, übersetzt ins Englische von Bernard Wall (New York: Harper Perennial, 1959 and 2002), 262.

NACHWORT

1. Gilad Hirschberger, »Collective Trauma and the Social Construction of Meaning«, *Frontiers in Psychology* (August 2018) 9: 1141, doi.org/10.3389/fpsyg.2018.01441.
2. Ibid.

Quellen & Ressourcen

Hier finden Sie eine komprimierte Liste von Veröffentlichungen, Medien und Kursen (Online und persönlich), die für Lesende dieses Buches hilfreich sein könnten.

WERKE VON THOMAS HÜBL

Hübl, Thomas, mit Julie Jordan Avritt. *Kollektives Trauma heilen: Persönliche und globale Krisen verstehen und als Chance nutzen.* München: Irisiana Verlag, 2021.

Hübl, Thomas. *The Power of We: Awakening in the Relational Field.* Boulder, CO: Sounds True, 2014. Audio CD.

Hübl, Thomas. *Introduction to Global Social Witnessing.* The Pocket Project, 2022. Video, 55:23 Minuten. Diese Video-Einführung in Thomas Hübls Praxis des »Globalen Sozialen Zeugenbewusstseins« (GWS) ist zugänglich über: pocketproject.org/videos/global-social-witnessing-introduction-mindfully-attending-the-world/.

Hübl, Thomas, und Lori Shridhare. »The »Tender Narrator« Who Sees Beyond Time: A Framework for Trauma Integration and Healing.« *Journal of Awareness-Based Systems Change* 2(2) (November 2022). Doi.org/10.47061/jasc.v2i2.4937. Dieser Aufsatz behandelt den »sanften Erzähler«

als Forschungsmodell zum Verständnis der Rolle des Erzählten beim Äußern von Trauma als Teil des Heilungsprozesses, insbesondere bei Gruppen-Settings.

Shridhare, Lori. »Collective Action for Collective Healing« (F&A mit Thomas Hübl). *The Harvard Gazette* (3. Dezember 2020). In diesem Interview spricht Hübl über Gemeinschafts- und Welt-Traumata – und wie sie geheilt werden können. news.harvard.edu/gazette/story/2020/12/moving-from-individual-to-collective-healing/.

ANDERE QUELLEN

Die folgenden bibliografischen Quellenangaben verweisen auf einige wichtige Autoren und Forschende, deren Arbeit mir als Informationsgrundlage beim Schreiben dieses Buches diente. Ich verneige mich vor ihrem Genie.

Matoba, Kazuma. (2021). »Global Social Witnessing: An Educational Tool for Awareness-Based Systems Change in the Era of Global Humanitarian and Planetary Crisis.« *Journal of Awareness-Based Systems Change*, 1(1), 59–74. https://doi.org/10.47061/jabsc.v1i1.548.

Matoba, Kazuma. »Measuring« Collective Trauma: A Quantum Social Science Approach.« *Integrative Psychological and Behavioral Science* (30. April 2022). https://doi.org/10.10007/s12124-022-09696-2

Mollica, Richard F., und Thomas Hübl. »Numb from the news? Understanding why and what to do may help.« *Harvard Health.* (18. März 2021). Dr. Richard Mollica, Psychiatrie-Professor an der Harvard Medical School, ist ein Pionier der internationalen Forschung über Flüchtlings-trauma. Er ist auch Leiter des Harvard-Programms über Flüchtlingstrauma (HPRT) am Massachusetts General Hospital. health.harvard.edu/blog/numb-from-the-news-understanding-why-and-what-to-do-may-help-2021031822176.

STUDIUM MIT THOMAS HÜBL

Näheres über Online-Kurse, Praxisgruppen, Graduierten-Progamme und mehr erfahren Sie über:

thomashuebl.com
pocketproject.org
timelesswisdomtraining.com

Um Informationen über weitere Quellen und Ressourcen sowie eine Liste der zertifizierten ITIP-, ATIP- und CTIP-Trainer und Prozessbegleitenden zu erhalten, schreiben Sie bitte an: Thomas Hübl, thomashuebl.com/contact.

Über den Autor

Thomas Hübl ist ein anerkannter Lehrer, internationaler Prozessbegleiter und Autor des Buches *Kollektives Trauma heilen: Persönliche und globale Krisen verstehen und als Chance nutzen* (Irisiana Verlag, München, 2021), der in seiner Arbeit die Kernaussagen der großen Weisheitstraditionen mit den Erkenntnissen heutiger Wissenschaft vereinigt.

Nachdem er zuerst neun Jahre als Rettungsassistent tätig war, studierte er vier Jahre lang Medizin an der Universität Wien, gab dann aber sein Studium auf, um sich für vier Jahre in Meditation zurückzuziehen. Dies führte ihn auf einen neuen Lebensweg, der darauf fokussiert war, Meditation und auf Achtsamkeit beruhende Bewusstseinspraktiken zu unterrichten.

Seit den frühen 2000er-Jahren leitet Thomas Hübl Kurse und internationale Workshops, führt als Prozessbegleiter durch umfangreiche Heilungs-Retreats, die konzipiert sind, Heilung zu bewirken für ungeheilte, kollektive Traumata, die zu den schmerzhaftesten Schockerlebnissen der Menschheit zählen. Im Rahmen seiner groß angelegten Gruppen-Veränderungsprozesse entwickelte Thomas Hübl den *Collective Trauma Integration Process* (CTIP), eine Modellstruktur, die einen sicheren Rahmen für Sharing und Reflexion bietet, zur Unterstützung von radikaler Offenheit, transparenter Kommunikation, Achtsamkeit und einfühlsamem Gewahrsein in offenen, heilsamen Beziehungen. Gemeinsam mit seiner Frau Yehudit Sasportas gründete er das *Pocket Project*, eine Nonprofit-Organisation mit der Mission, zur Erforschung und Heilung von kollektivem Trauma auf der ganzen Welt beizutragen.

Hübls Großveranstaltungen haben Tausende von deutschen und jüdischen Teilnehmenden aus der ganzen Welt zu einem intensiven, gemeinsamen Heilungsprozess zusammengeführt, um den kulturellen Schatten, der nach dem kollektiven Holocaust-Trauma zurückgeblieben ist, anzuerkennen, sich ihm zu stellen und ihn heilend zu integrieren. In den letzten zehn Jahren haben sich seine Events, die in den Vereinigten Staaten, Israel, Deutschland, Spanien, Argentinien und an anderen Veranstaltungsorten stattfinden, speziell auf die Transformation der Massentraumatisierung konzentriert, die durch Rassismus, Unterdrückung, Kolonialismus, Genozid, geschlechterspezifische Gewalt, die Klimakrise und andere geschichtliche und aktuelle Probleme verursacht wird.

Seit 2019 ist Thomas Hübl Gastgeber des alljährlich stattfindenden *Collective Trauma Summit*, an dem mehr als hundert Referierende und 350 000 Teilnehmende aus mehr als 120 Ländern teilgenommen haben. Außerdem leitet er Workshops und Trainingsprogramme an der Harvard Medical School, dem California Institute of Integral Studies, dem Mobius Institute, der Ubiquity University, der Science and Nonduality Conference und dem Garrison Institute.

Seine 2008 gegründete Organisation *Academy of Inner Science* brachte Studienprogamme für Master- und Doktorgrade in Zusammenarbeit mit Universitäten in Europa und den Vereinigten Staaten auf den Weg. 2022 wurde Hübl ein Doktorgrad (PhD) in Wisdom Studies von der Ubiquity University verliehen.

Der interdisziplinäre Charakter von Hübls Tätigkeit umfasst das Praktizieren in Arbeitsgruppen und Partnerschaften mit Ärzten, Psychologinnen und Therapeuten aus den Vereinigten Staaten, Deutschland, Israel, Kanada und anderen Ländern. Diese Fachleute haben sich unter seiner Anleitung und Begleitung Kompetenzen erworben, mit denen sie ihre Patientinnen und Klienten unterstützen, während sie sich gleichzeitig dafür engagieren, das Gesundheitswesen in ihrem jeweiligen Betätigungsfeld innovativer, empathischer und mehr Trauma-informiert zu gestalten.

Als Coach und Berater hat Thomas Hübl mit Führungskräften globaler Organisationen, Beratungsunternehmen und Regierungsorganisationen zusammengearbeitet. Er bildet regelmäßig Therapeutinnen, Coaches, Mediatoren und Prozessbegleitende aus und bietet diesen Gruppen fortlaufende Supervision an. Falls Sie Interesse haben, über diese Angebote mehr zu erfahren oder Sie eine Liste der ausgebildeten Therapeuten und Prozessbegleiterinnen erhalten möchten, melden Sie sich bitte über die Kontaktseite von thomashuebl.com.

Der gebürtige Österreicher Thomas Hübl lebt heute in Tel Aviv, Israel, zusammen mit seiner Frau Yehudit Sasportas, einer preisgekrönten israelischen Künstlerin und Lehrerin, und mit ihrer beider Tochter Eliya.

Über die Ko-Autorin

Julie Jordan Avritt ist professionelle Ghostwriterin, Textbegleiterin, Buch-Coach und integrale Denkerin, die mit globalen Erneuerern, kulturellen Senkrechtstartern und Einzelkämpfern mit einer Botschaft zusammenarbeitet, um die Menschheit in dieser Zeit großer Veränderungen zu inspirieren. Ihre Kunden publizieren an der Schnittstelle zwischen Wissenschaft und Spiritualität und haben erfolgreiche Werke hervorgebracht, die es auf die Bestsellerlisten der *New York Times* und der *Washington Post* geschafft haben.

Sie lebt in den südlichen Appalachen mit ihrer Tochter Journey und zwei weiteren Familienmitgliedern, den Katzen Truman Capote und Esther, der Weltenzerstörerin.